耶鲁大学博士写给孩子的科学漫画

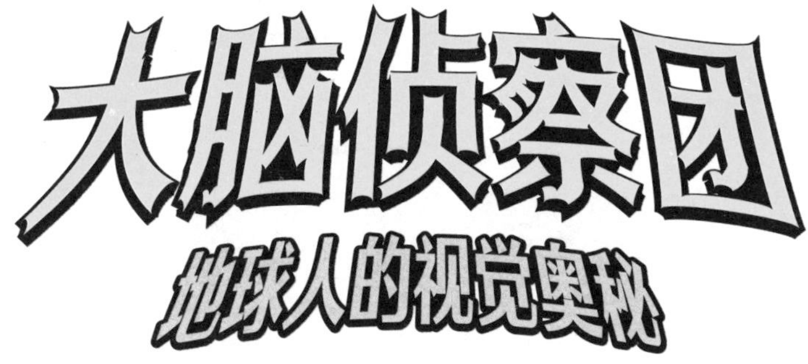


# 大脑侦察团 1 地球人的视觉奥秘

Human Exploration Report

[韩] 郑在恩 李高恩 / 著 [韩] 金铉珉 / 绘
[韩] 郑在乘 / 编 赵子媛 / 译

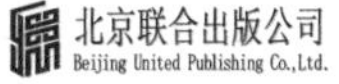

# 目录



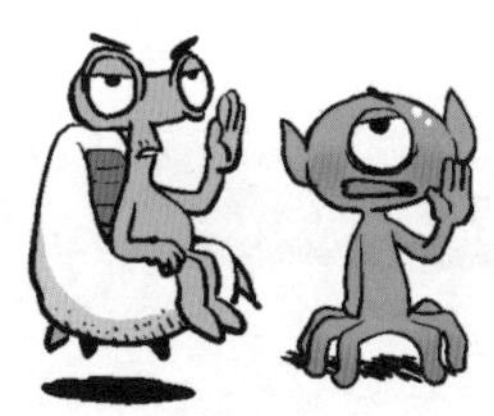

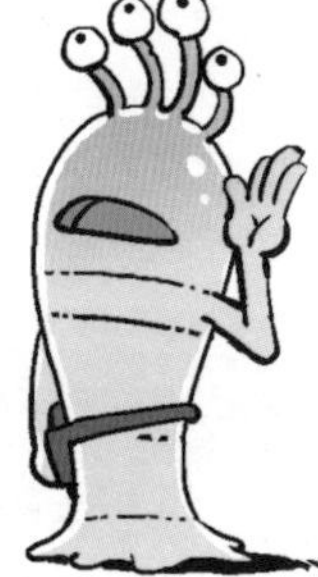



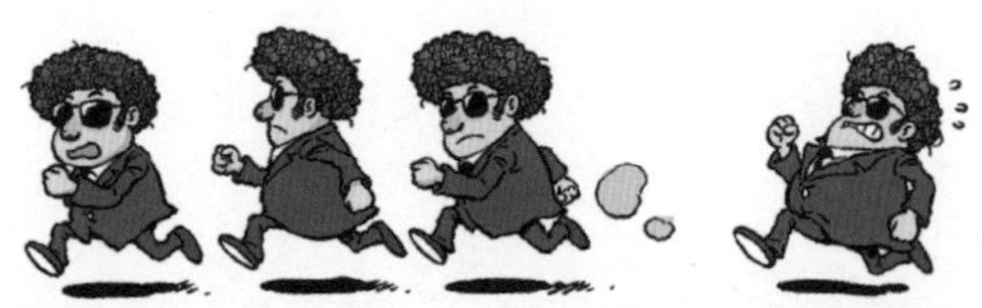

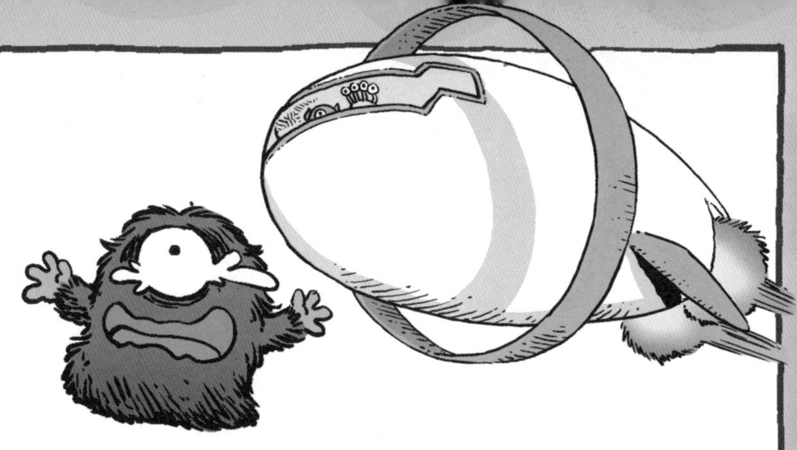



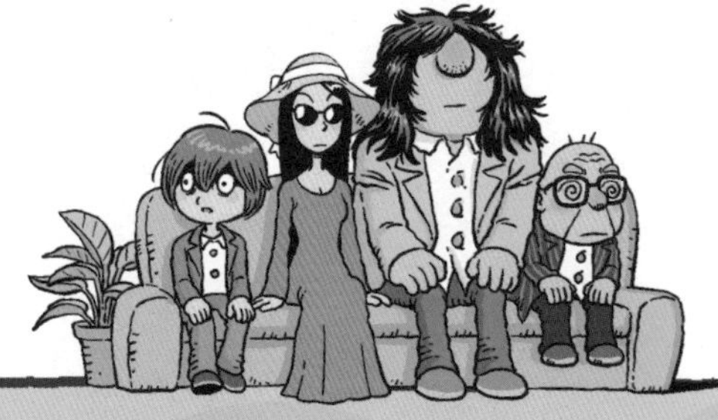

# 如何让青少年了解“大脑的神奇之处”

如果要推荐给儿童及青少年一本书，我觉得应该是一本关于“人类的科学”的书。这门科学专门研究人类为什么要进行这样的行动或思考，我们也可以称之为“心灵的科学”。小时候的我们最好奇、最苦恼的事情，大部分都是以我、家人、朋友还有邻居们的内心为中心的。

为什么越是妈妈不让我们做的事情，我们反而越想做？为什么爸爸多照顾哥哥一点儿，我们就会忌妒，甚至讨厌哥哥？为什么一到考试的时候，我们偏偏更想看教材以外的书？面对自己心仪的女生，本来要更好地照顾对方，为什么反而更喜欢捉弄人家呢？这些现象真的很神奇对吧！

## 孩子们的心灵科学

作为探索心灵的科学，大脑学和心理学能够通过生动有趣的方式带领我们了解人类的思维、判断以及行动。过去150年间，神经学家和心理学家揭示了许多关于“人类大脑如何运作，如何

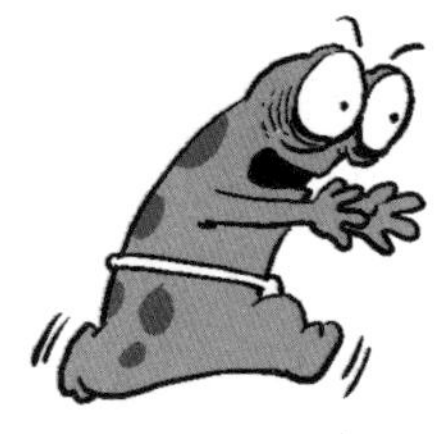

创造出‘心灵’”的奥秘。对于小学生和中学生来说，虽然学习其他国家的语言或者学习复杂的数学公式非常重要，但他们最应该学习的其实是“心灵的科学”：我是谁？我们是怎样的存在？人类社会为什么会这样发展？科学家们已经揭示出的这些奥秘，我们应该告诉孩子，因为这些才真正对他们有所帮助。

然而令人惊讶的是，我国（韩国）学生直到高中毕业为止，几乎没有学习大脑科学或心理学的机会。除了在生物课上简单教过“我们的大脑是被叫作‘神经元’的神经细胞与突触相连接而成的巨大网状物，神经元在相互传递电信号的同时产生惊人的精神作用”，没有教过孩子们“大脑和心灵”。

我有三个女儿。我曾想，如果我能为我上小学的女儿们出一本书，那应该就是有关“儿童与青少年的脑科学”的书。基于这样的原因，这本书诞生了。我从十年前就开始准备，历经种种波折，现在它终于和大家见面了。处于充满好奇的幼年时期的与处于烦恼多多的青春期的孩子们，愿这本书能够成为你“人生的亲切指南”，大脑科学和心理学将引导你进入有益的自我反省当中。

## 用陌生视角观察人类生活

本书讲述的是无法继续在奥莱行星上生活的外星人，为了找寻适合迁移的外星，派阿萨、巴巴、奥罗拉、拉胡德来到地球上观察支配地球的主体——人类，并决定是将人类打败后占领地球，还是与人类在地球上共存的故事。本书从外星人的视角，通过有趣的故事来探索人类的奥秘。

对于第一次见到智人*的奥莱人来说，人类的所有行为都是值得细细观察品味的。比如，地球人总是过于执着于脸上长的各不相同的眼睛、鼻子、嘴，他们记性很差，总喜欢突然发火，抑制不住冲动，等等。这些现象对他们来说既神奇又有趣，即便人类有这么多缺点，他们依旧自称为"智人"，因此，行为完全不理智的人类在奥莱人眼中十分愚蠢。但是，相信奥莱人通过观察和了解，最终一定会发现我们的长处，让我们共同期待吧！

当孩子们翻开第一页时，将会以阿萨等奥莱侦察团外星人的

* "智人"是人属下的唯一现存物种，由直立人进化而来。早期智人过去叫古人，晚期智人是解剖结构上的现代人。——编者注

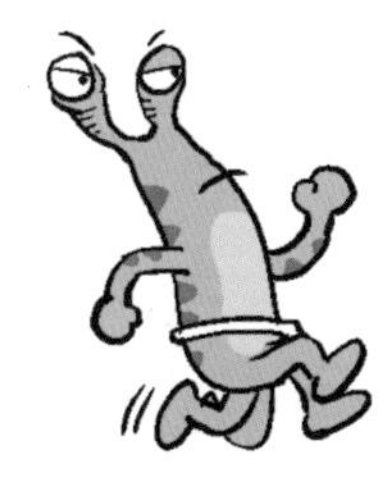

视角观察人类，然后获得独特的阅读体验，同时参与到观察人类、编写探索报告书并发送给奥莱行星的过程中。在这个过程中，孩子们将会对本以为平凡而理所当然的日常生活感到陌生。就像观察昆虫之后写观察日记一样，我们将观察人类的日常生活，写探索报告，反观我们自身。

## 人类——一种可爱又神奇的生命体

只有在这个过程中，孩子们才会真正地“理解”人类，就像外星人拉胡德一样，起初认为“人类简直是无法理解的奇怪动物”，但最后还是理解了我们。虽然人类的记忆中枢不牢固，甚至有时刚看过的东西都记不清，但为了解决这一问题，我们拥有了判断“什么东西一定要记住，什么东西最珍贵”的能力，这种能力让人类的存在变得更有意义。看到朋友买的衣服，自己也想买；看到哥哥在吃东西，就算自己不饿也想吃几口；看到弟弟在哭，自己也会忍不住流泪。人类就是“奇怪的跟屁虫”。也多亏了这些，我们人类才能对别人的情感产生共鸣，才能共同克服悲伤，战胜困难，走出逆境。通过这本书，小朋友们也能像奥莱侦察团一样真正领悟到人类存在的奥秘。

虽然我们最终总是容易做出不合常理的事情，爱冲动，甚至有点暴力，但我希望奥莱人在真正了解人类的真实内心后，能够认识到人类是多么可爱的存在。希望奥莱行星的外星人不要再试图支配我们，而是陷入人类的可爱魅力当中。

最重要的是，我希望小朋友们能明白，人类的大脑是由理性和感性共同支配的“双头马车”，正是这一神奇的器官在为了让我们的生活变得更加美好而不断努力着。我们既拥有谨慎严谨的“科学”，又具备五彩缤纷的“艺术”，感性与理性并存，正如我们既能创造出梵蒂冈西斯廷教堂的《创世纪》*，又能够证明宇宙起源于大爆炸，并于138亿年前形成。

## 人类之林的挑战性探险

奥莱侦察团将陆续发送《人类侦察报告书》到奥莱行星，直

* 由文艺复兴时期伟大的艺术家、画家、雕塑家、建筑师米开朗琪罗创作，取材于《圣经》，一共有9幅主体画和众多装饰画，涉及343个人物。——编者注

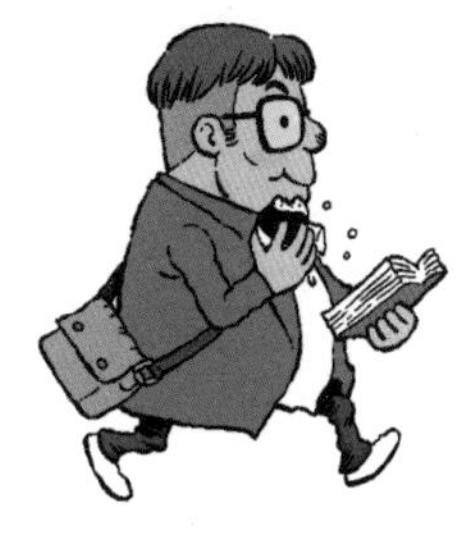

到外星人将人类了解透彻，能够充分理解人类的大脑所拥有的惊人能力和可爱魅力。相信在这个过程中，小朋友们也会对人类有更深刻的了解吧。希望通过奥莱人有趣的《人类侦察报告书》，小朋友和青少年们能够获得神奇的体验。实际上，《人类侦察报告书》并非奥莱行星的征服者们为了支配人类社会而写，它是外星探险家为了探索人类这片森林而写的挑战报告书。现在，就让我们一起开启这场有趣的人类探索之旅吧！

郑在乘

耶鲁大学医学院博士，韩国科学技术院生命科学及脑工程系教授

# 人物介绍　奥莱人

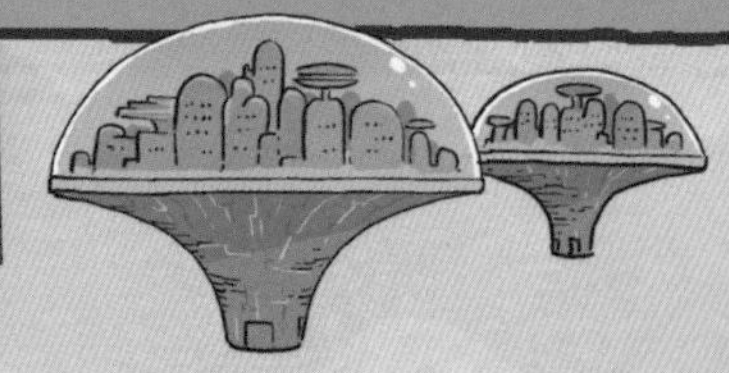

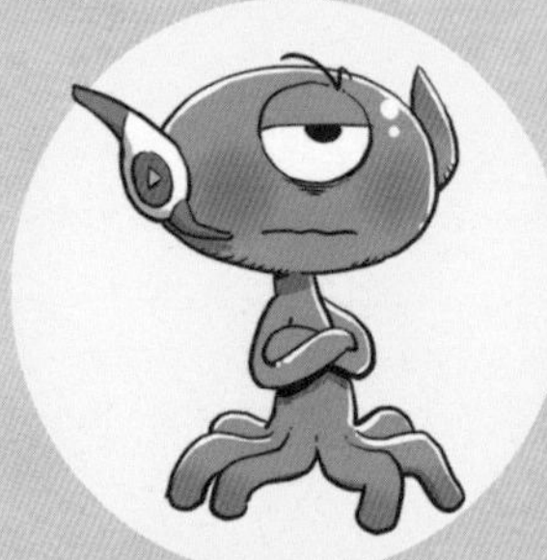

**阿萨**

- 块头小，头脑好。
- 科学家，尤其是科学和数学领域的天才。
- 视力不好但听力非常优秀，连地球人的自言自语都能听得一清二楚。
- 因外貌出众，从第一天开始就受到人们的关注。
- 同时，由于拥有超越地球人的科学和数学能力，被称为天才少年。
- 虽然对他人的事毫不关心，但总被卷入其中。

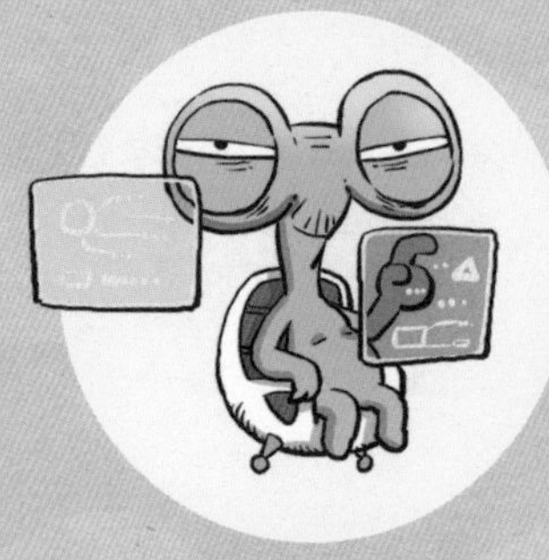

**巴巴**

- 奥莱行星的科学家。
- 具备优秀的尖端设备操作能力。
- 负责外星与奥莱行星之间的通信。
- 习惯坐在椅子上，不习惯像人那样用两条腿走路，所以决定变身为拄拐杖的老爷爷。相比两条腿，用三条腿走路更方便。
- 通过从奥莱行星上带来的功能磁共振成像眼镜，能够读出地球人的大脑活动。

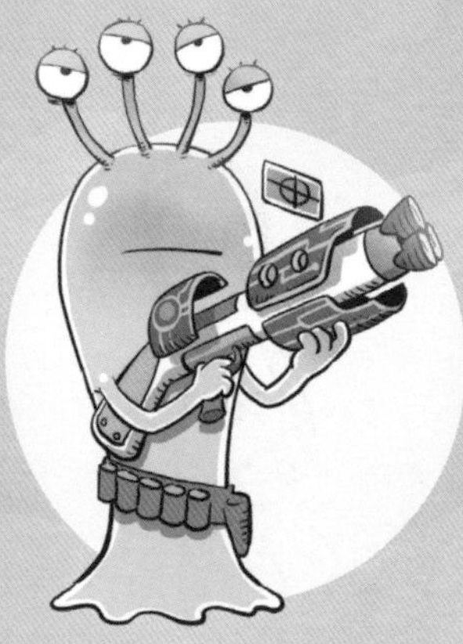

- 奥莱行星的军人。
- 有计划，有目标。
- 用四只眼睛观察行星各处，调查可疑情况。
- 由于受过间谍训练，能够自然潜入地球人当中。
- 虽极度讨厌与地球人接触，但由于行为举止严谨正直，给人一种干练、正派的感觉。

## 奥罗拉

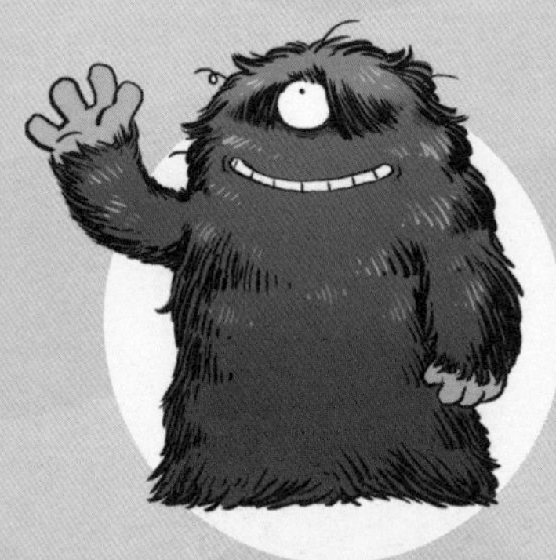

- 奥莱行星的外星文明探险家。
- 自从开始寻找适合迁移的外星，就一直在保护网以外的地方探索外星文明。
- 在侦察团里，他比任何人都关注地球人，并希望接近地球人。
- 可以长时间走路，但走得很慢。
- 喜欢坐着安静思考。
- 非常闷骚，令人厌烦。

## 拉胡德

奥莱行星的物品

### 哈拉哈拉

奥莱人带来的外星物品，将想要的东西进行扫描就可以做出一个一模一样的，除此之外还能做些什么还是未知数。

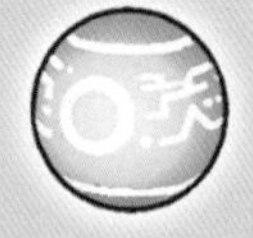

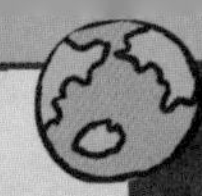

# 人物介绍 地球人

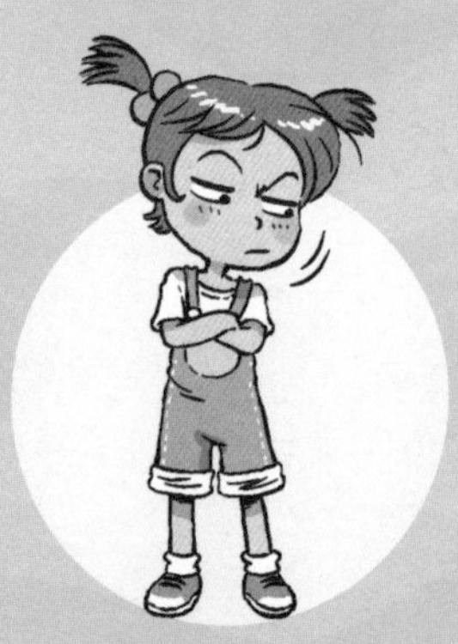

## 珊妮

性格活泼的五年级小学生，认为自己有义务照顾新搬来的邻居，于是和邻居一起上学。虽然自己只是单纯地想提供帮助而已，但周围人都认为她是因为阿萨长得帅才帮助他的。

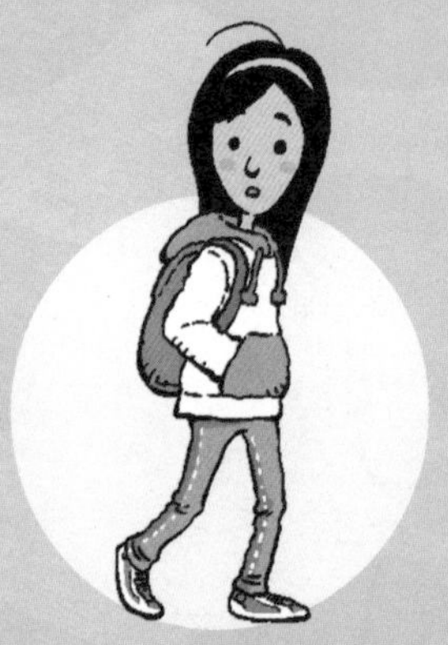

## 尤妮

对减肥、外貌和潮流非常关心的初二学生，热爱大众文化。虽然想成为艺人，但不知为何总觉得不太可能实现，因此希望自己成为偶像经纪人。

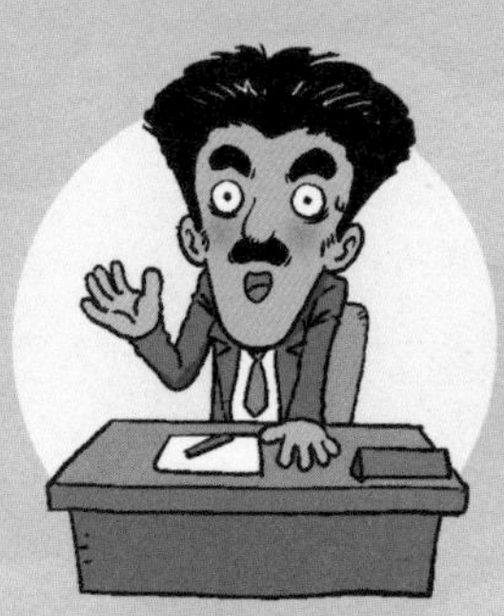

## 金老板

中介老板，温妮的丈夫，拾捡奶奶的女婿，认为草鞋成双论是对的，每家都有适合自己的邻居，所以几个月来都一直没找到合适的邻居。

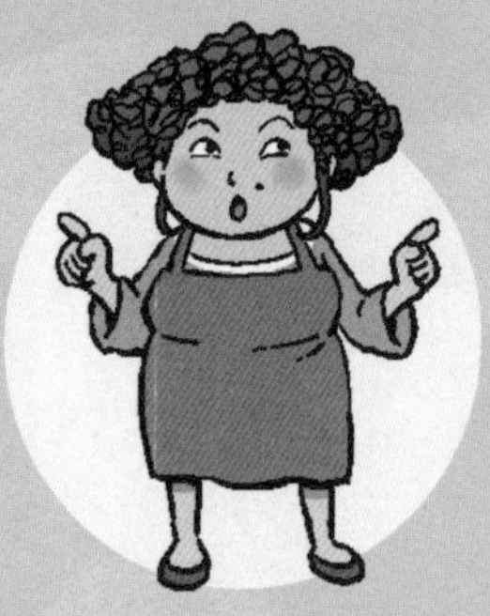

## 温妮院长

温妮理发店的老板，不愿放过小区里的任何一条小道消息。(自认为)有眼光，对第一次见面的人就能够一下子猜中对方的职业。在招聘理发店员工时，认为第一印象非常重要。

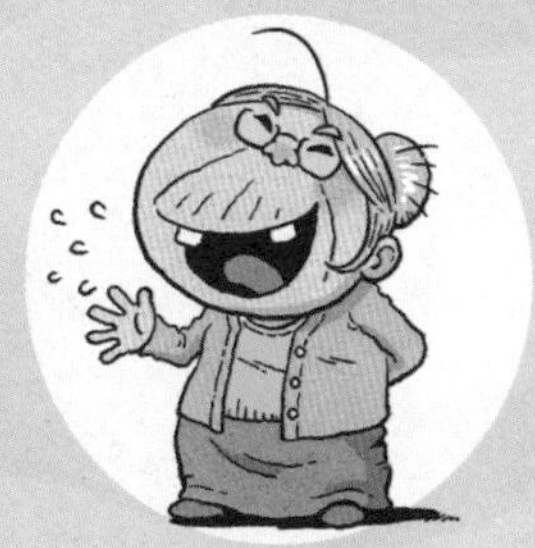

## 拾捡奶奶

温妮院长的母亲。经常在小区各个角落里拾捡还能用的东西，然后堆放在地下仓库里，这既是爱好也是工作，所以被大家叫作拾捡奶奶。她相信老年人的眼光，因为老年人有丰富的人生经验。

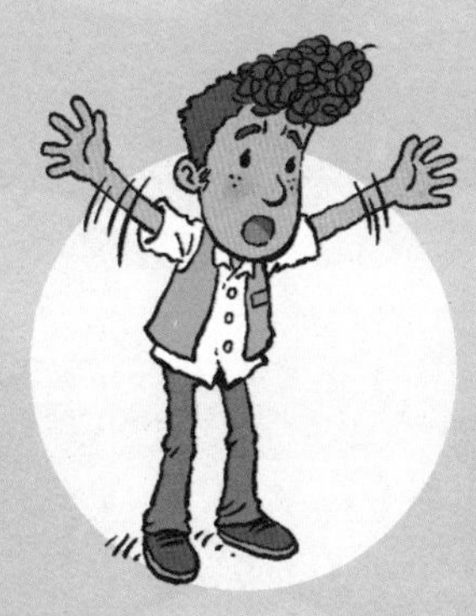

## 路易

便利店兼职生，无数次就业面试都失败了，是一个阴谋论者，认为外星人已经入侵地球并藏身于地球人当中。在便利店兼职越来越无聊的时候，发现了可疑人物。

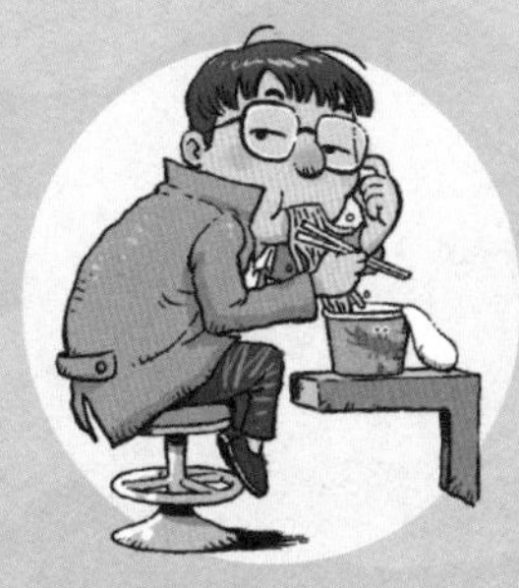

## 郑博士

几乎每天晚上都要去路易兼职的便利店吃泡面的奇葩科学家。关于自己的研究，总是讲些让人摸不着头脑的话。对于打工仔路易来说，郑博士的话听起来像是外星语。

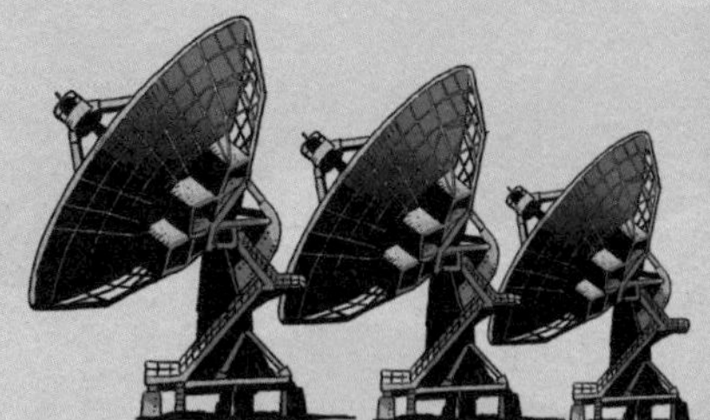

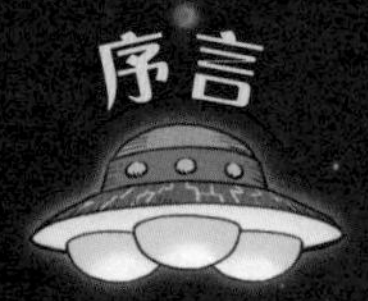


# 奥莱侦察团成立

## 发现外星文明存在的证据

地球存在于太阳系当中，而太阳系被整个宇宙包围，穿过宇宙的虫洞，就能看到太阳系外的银河系。当中的很多行星诞生出新的文明，甚至有些行星比地球早几千年就有了自己的文明。

银河系上离地球数百光年有一颗科学和医学都非常发达的行星，生活在那儿的成员们拥有着几千年的寿命，对于生活了数千年的他们来说，时间过得非常缓慢，如今他们迎来了需要进行改变的时期。从几百年前开始，掉落到行星上的宇宙尘埃越来越多，行星的各个角落都被损坏，能够居住的地方只剩下被人工保护网覆盖的地区。该行星的名字叫“奥莱”。

生活在奥莱行星上的奥莱人，数百年来一直为了实现行星迁移而不断进行着研究，但即便拥有着能够自由往返于黑洞和虫洞的宇宙飞船，他们也未能发现新的行星。虽然考察过很多行星，

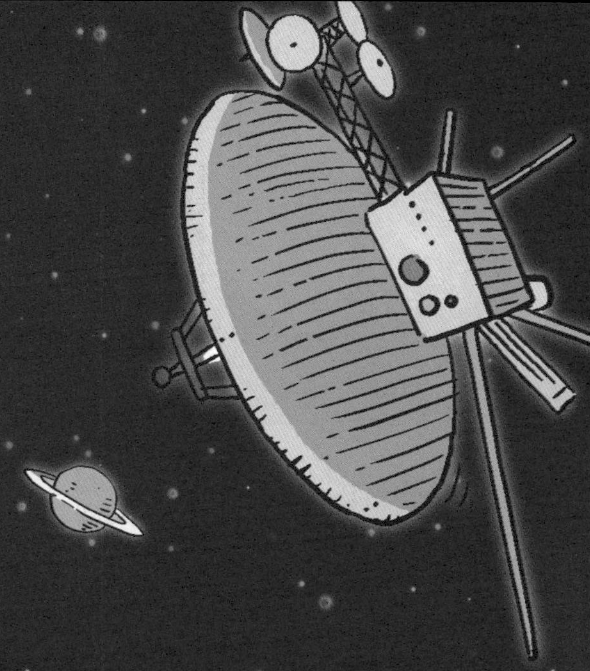

但大部分都不适合奥莱人居住，有的太热，有的太冷，有的行星上的生命体太过凶悍，而有的行星上没有水，很难找到像奥莱行星这样具备空气和水的行星——比想象中要难得多。直到2013年，脱离太阳系的“旅行者1号”穿过虫洞到达奥莱行星……

*“旅行者1号”：1977年美国NASA发射的无人探测器。2013年脱离太阳系后航行得很远，它装载着地球拟向外界文明传送的各种信息、照片和声音。

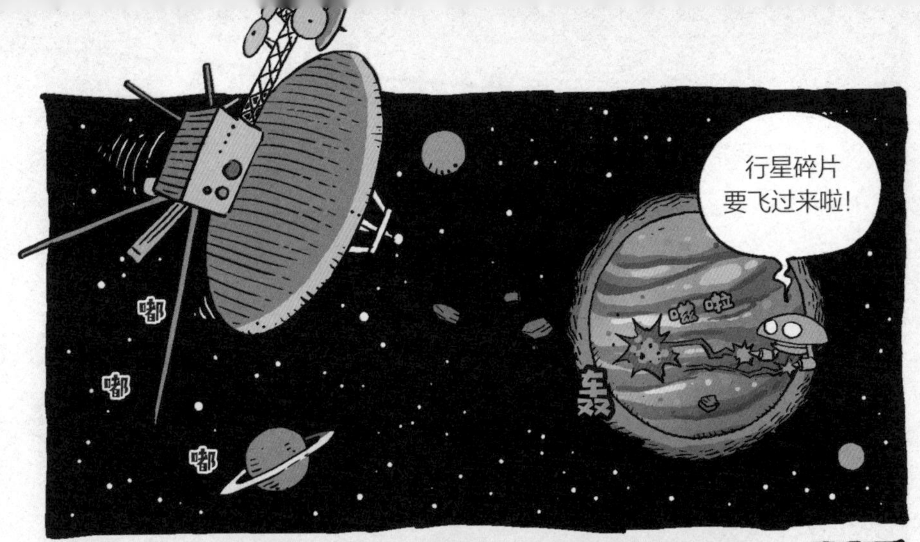
嘟
嘟
嘟
行星碎片
要飞过来啦！
嗞啦
轰

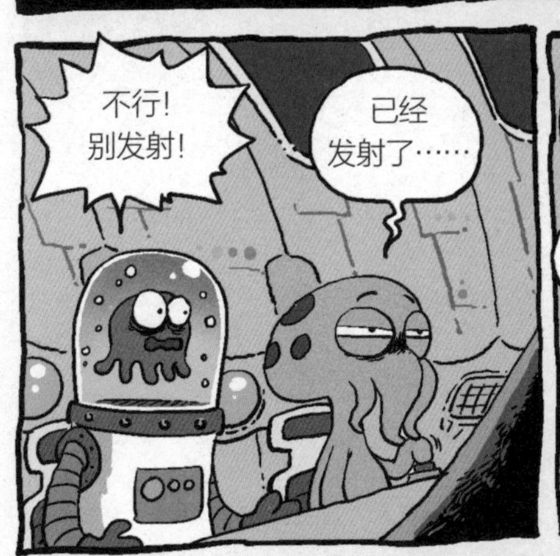
不行！
别发射！
已经
发射了……

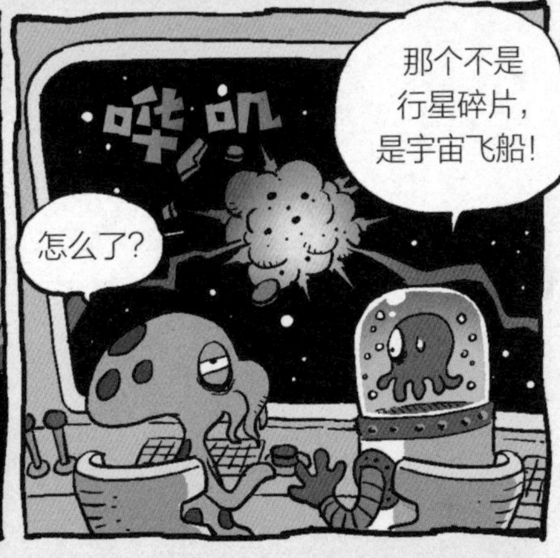
咔叽
怎么了？
那个不是
行星碎片，
是宇宙飞船！

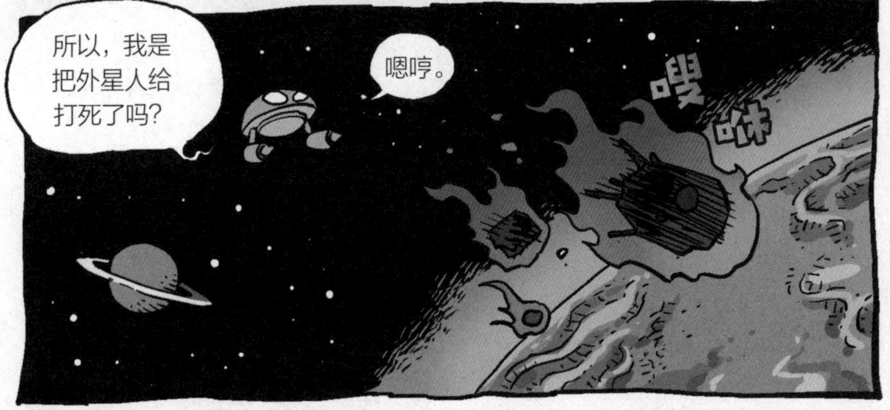
所以，我是
把外星人给
打死了吗？
嗯哼。
嗖
咻

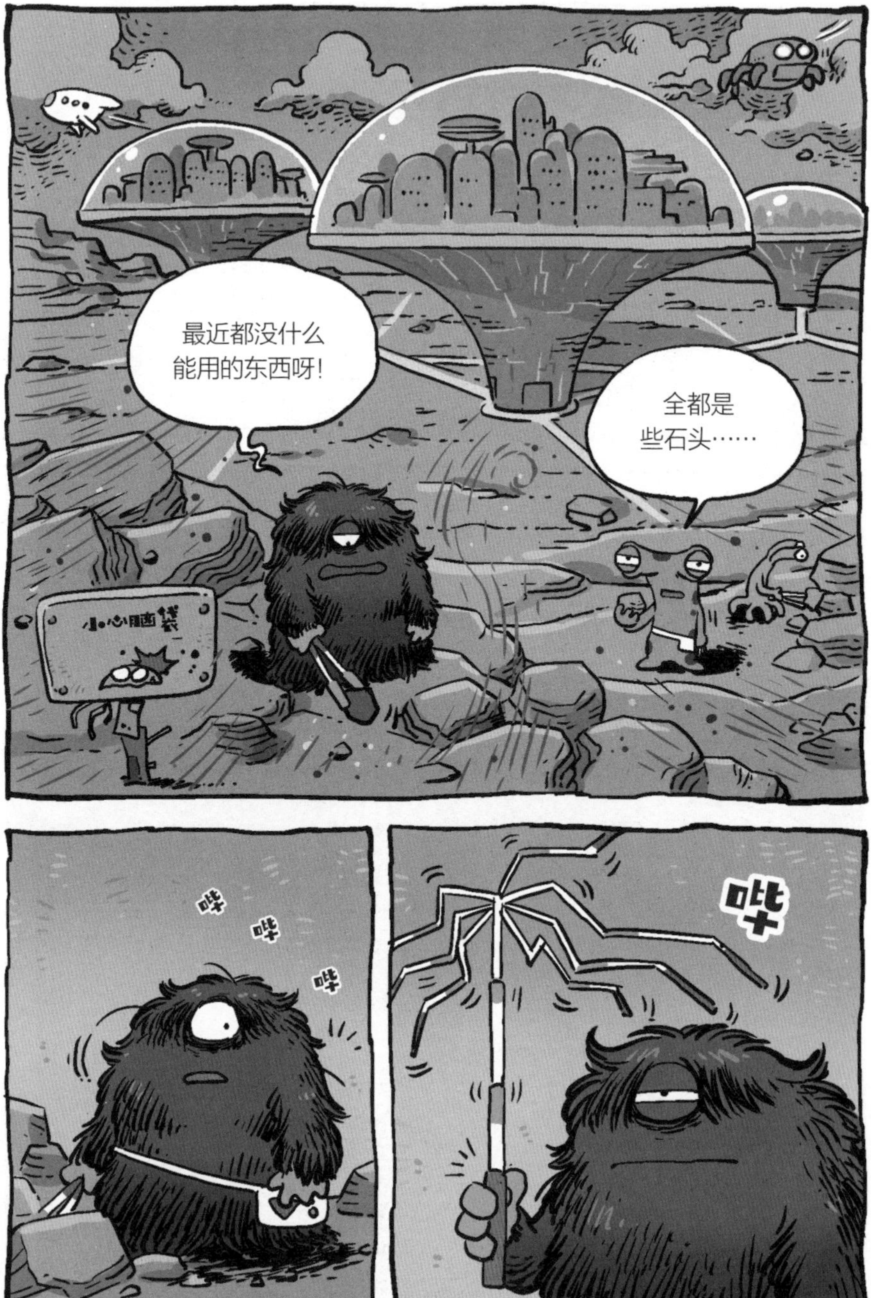

最近都没什么
能用的东西呀！

全都是
些石头……

小心脑袋

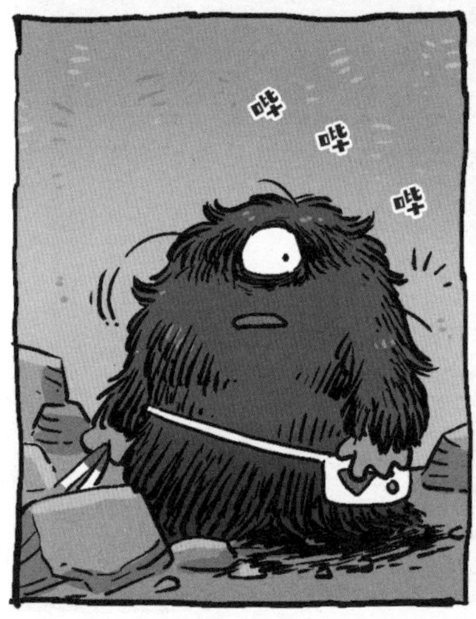


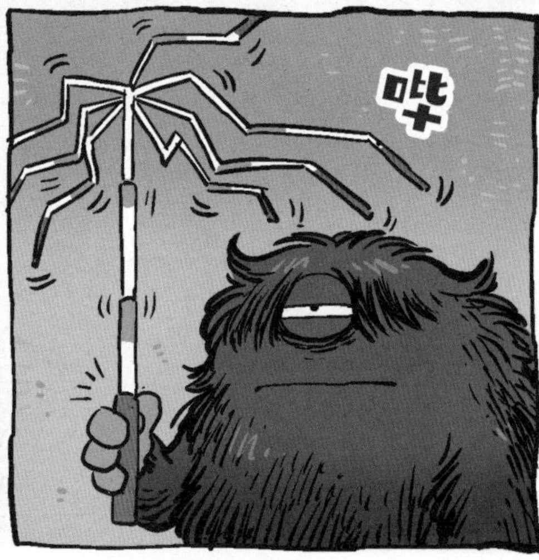

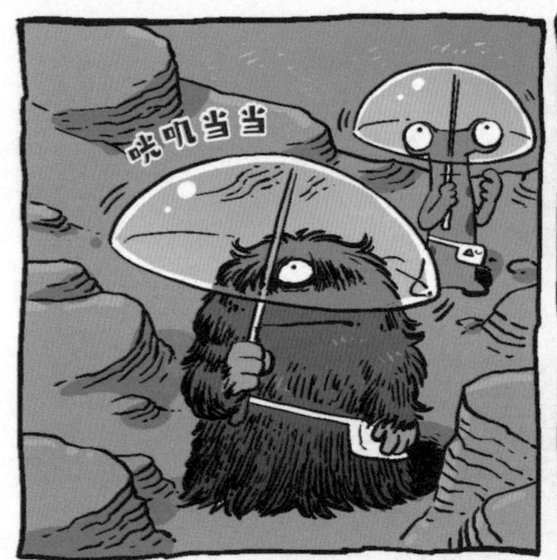
咣叽当当

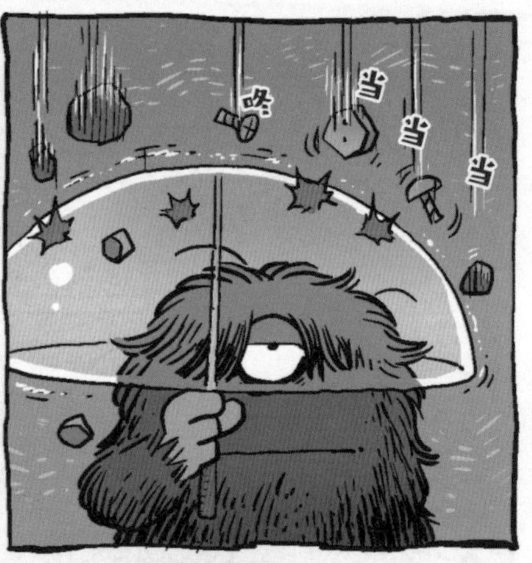
咚
当
当
当

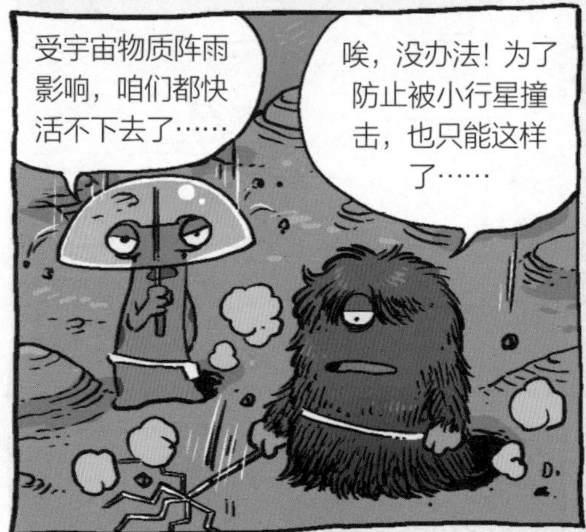
受宇宙物质阵雨影响，咱们都快活不下去了……
唉，没办法！为了防止被小行星撞击，也只能这样了……

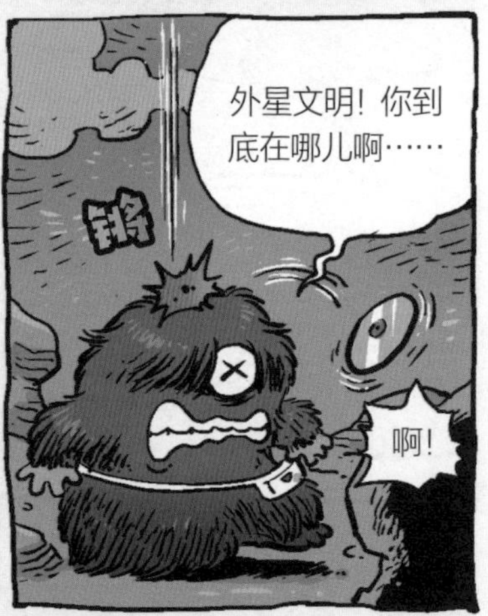
外星文明！你到底在哪儿啊……
啊！

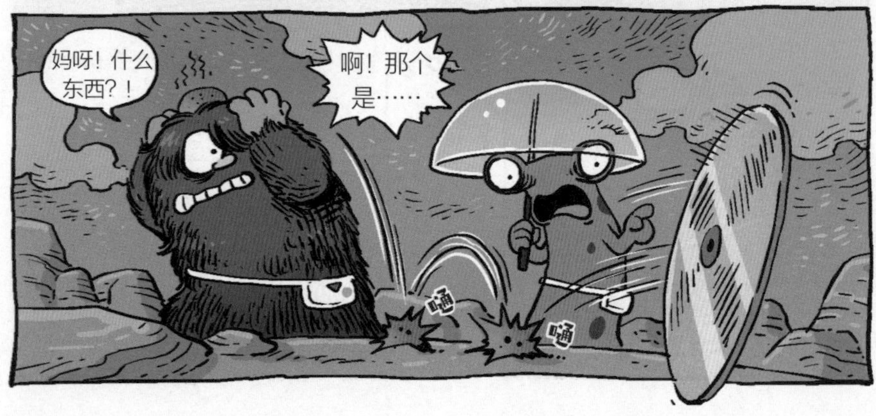
妈呀！什么东西？！
啊！那个是……

嗵
嗵

捉住了！
当心宇宙辐射！
嘟
嘟

仔细看

这个不是星际物质*形成的。
那……这难道真是来自外星的东西吗？

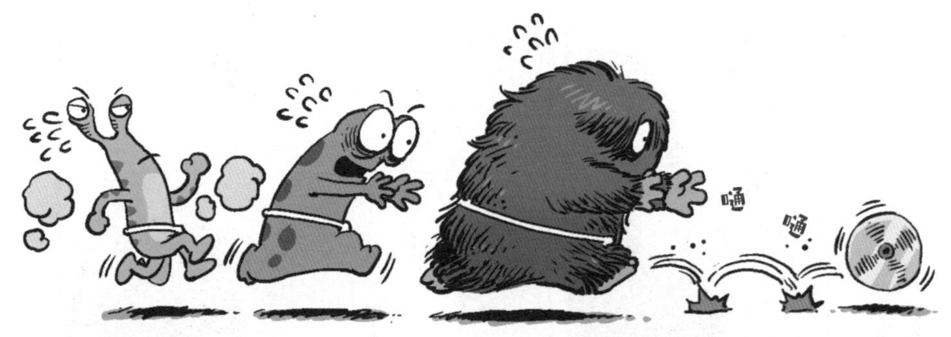

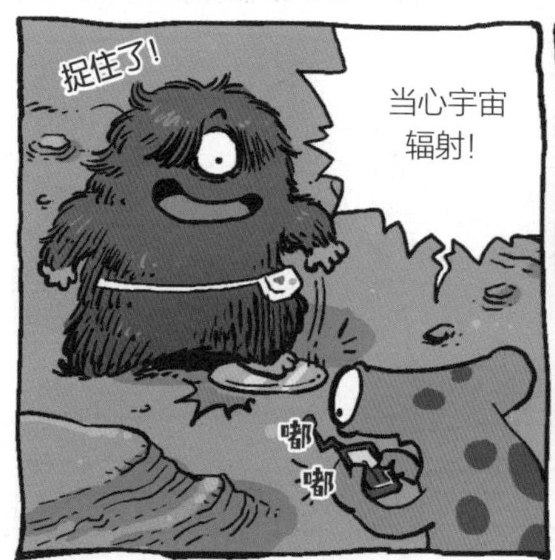

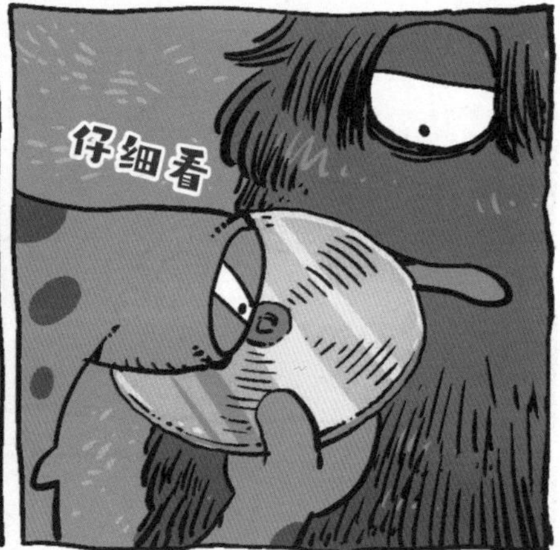

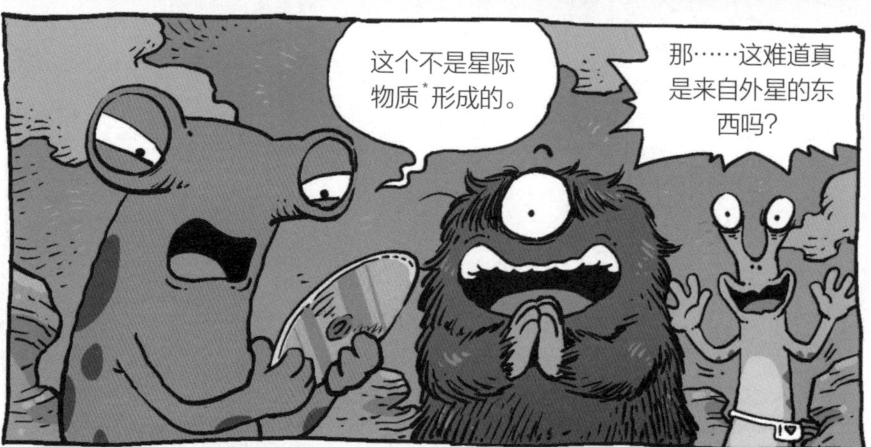

*星际物质：散落在宇宙空间的小颗粒状物质。

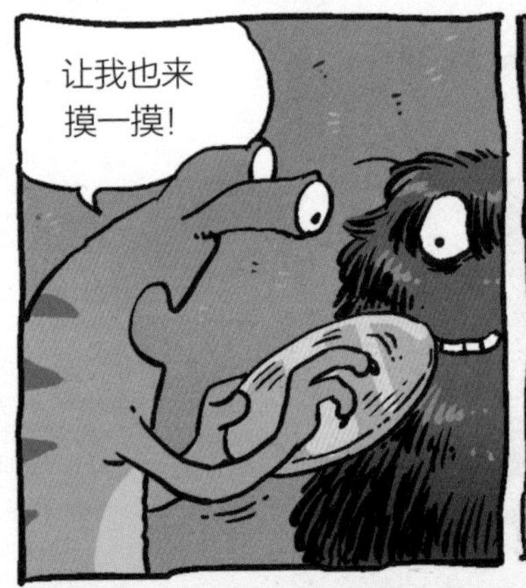
让我也来
摸一摸！

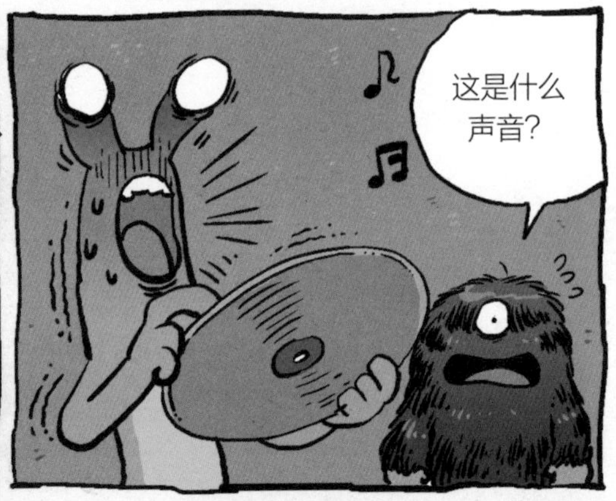
这是什么
声音？

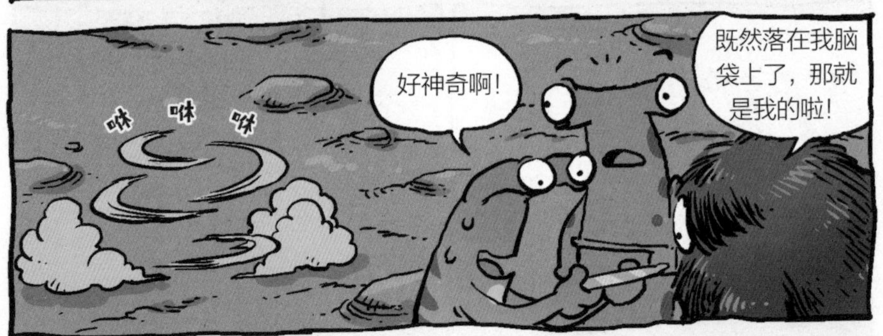
咻
咻
咻
好神奇啊！
既然落在我脑
袋上了，那就
是我的啦！

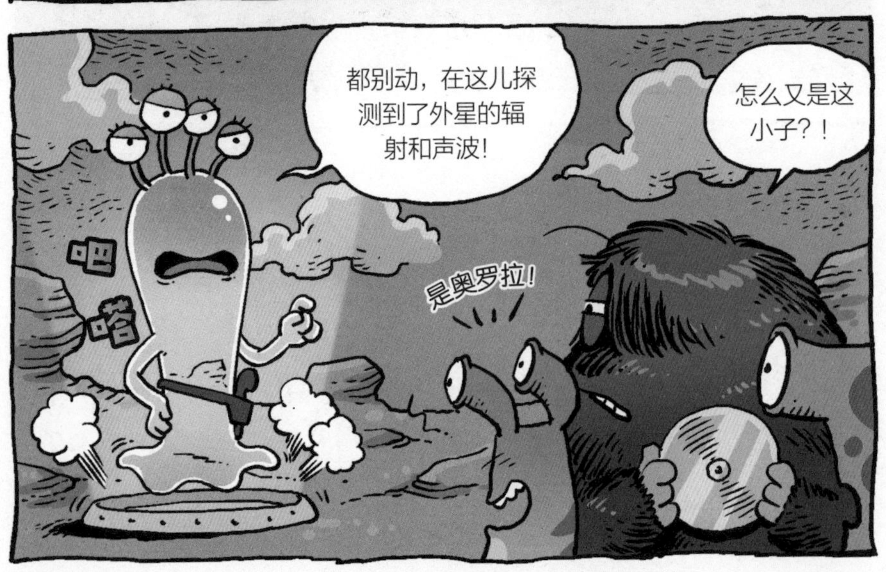
都别动，在这儿探
测到了外星的辐
射和声波！
怎么又是这
小子？！
吧
嗒
是奥罗拉！

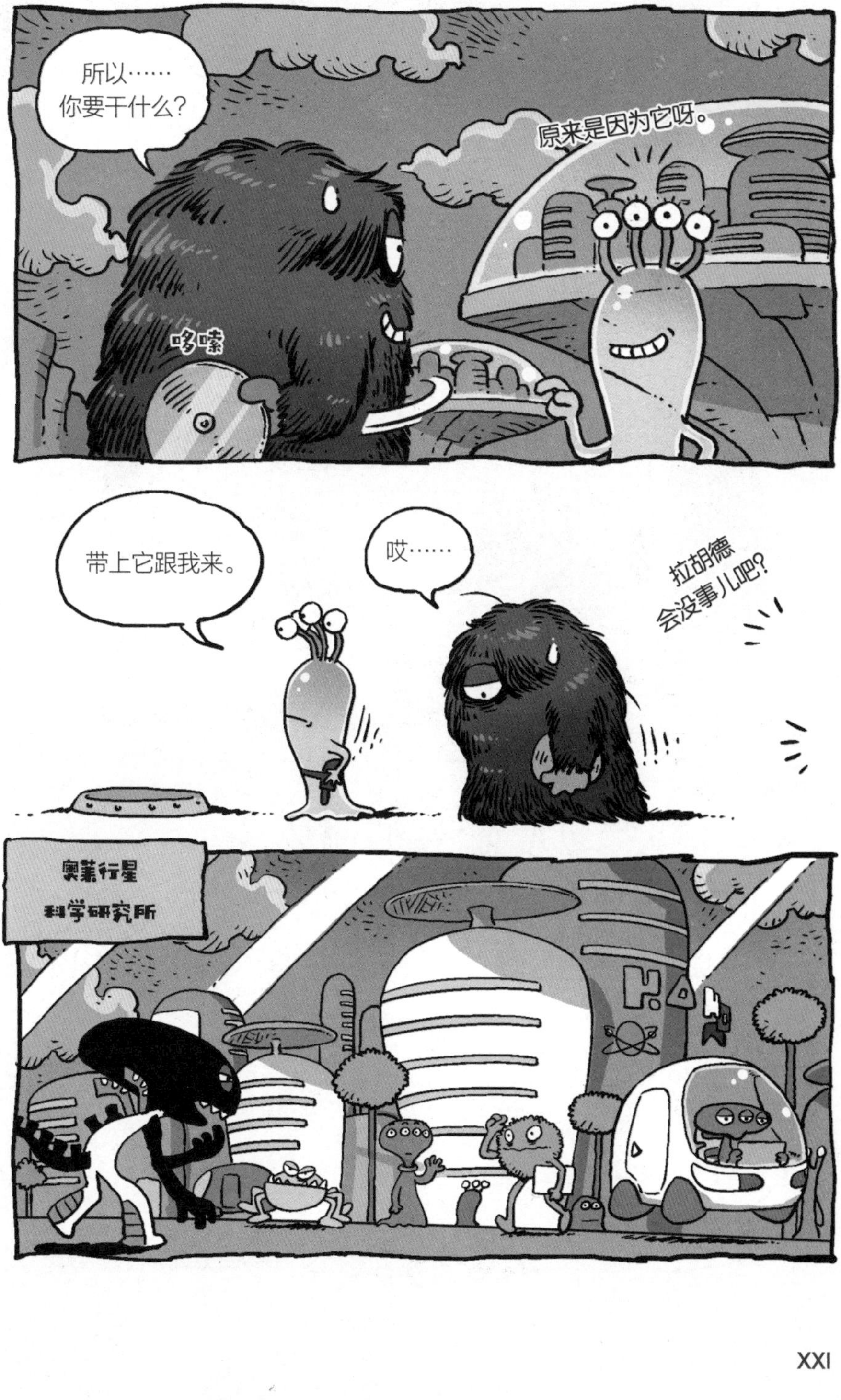

所以……
你要干什么？

原来是因为它呀。

哆嗦

带上它跟我来。

哎……

拉胡德
会没事儿吧？

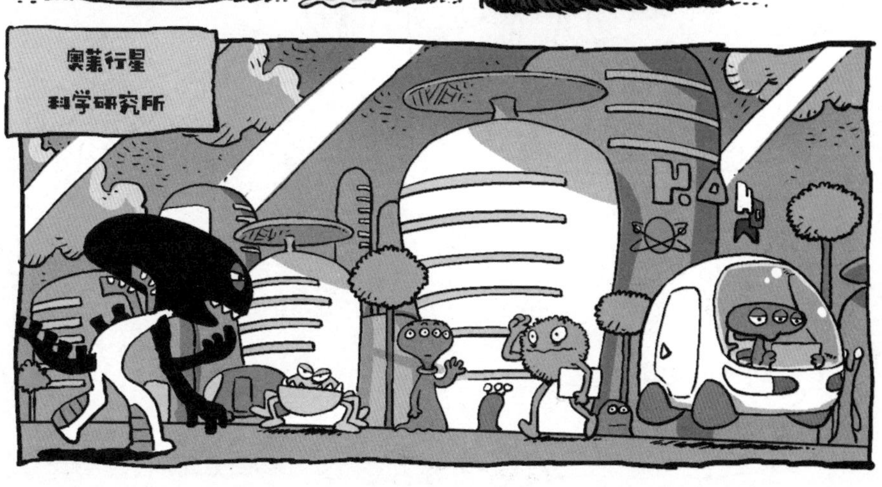

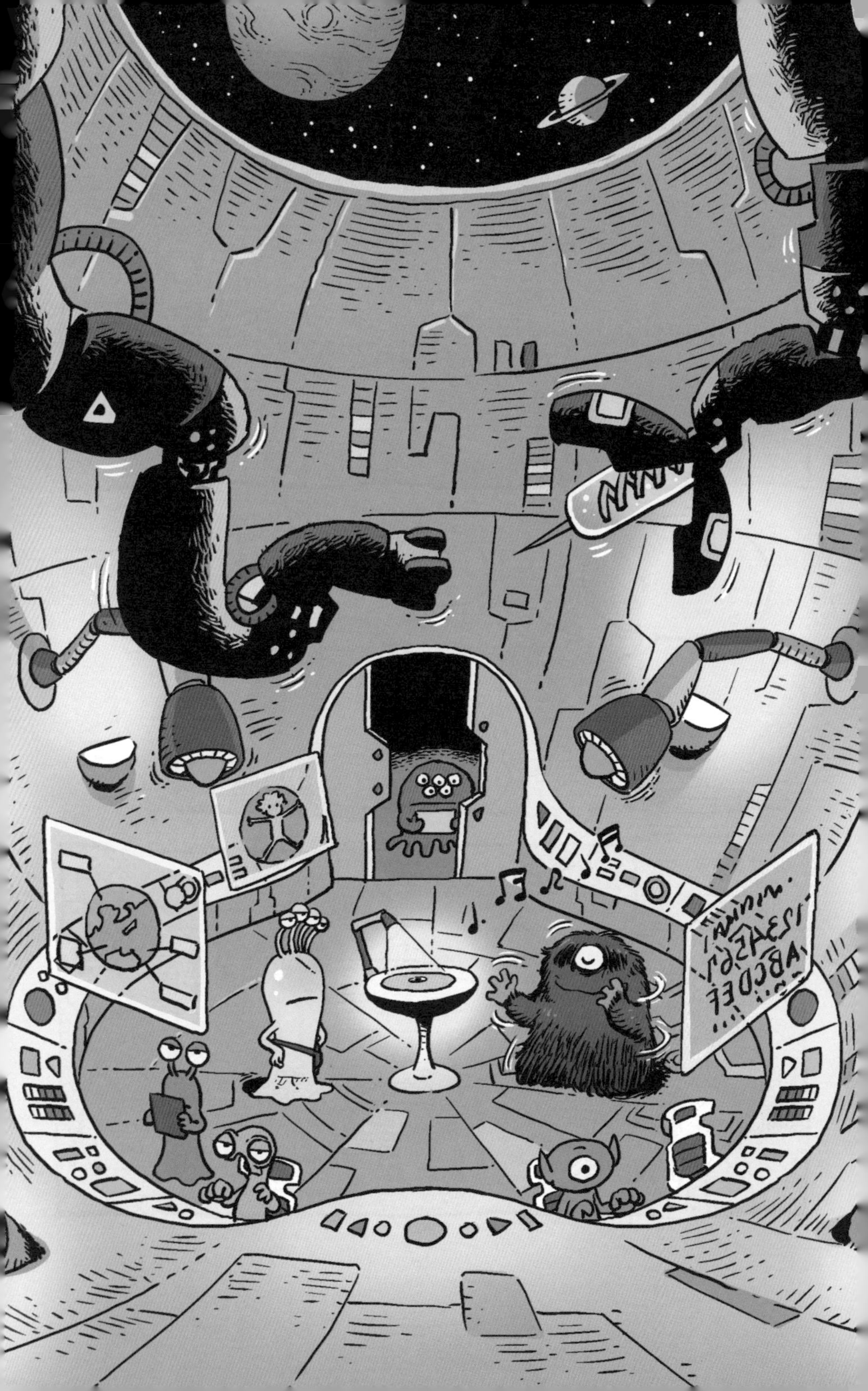

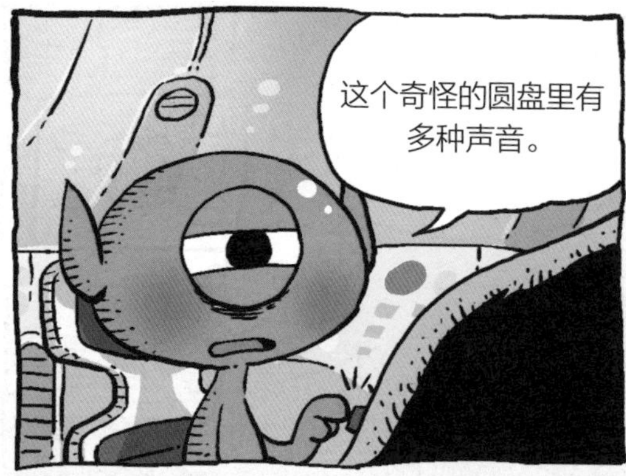
这个奇怪的圆盘里有
多种声音。

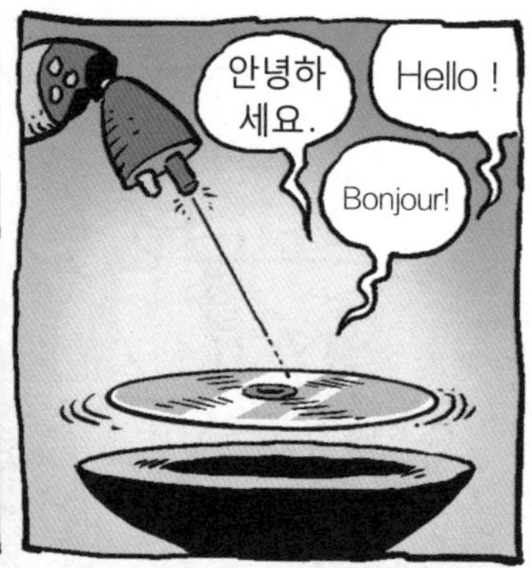
안녕하
세요.
Hello !
Bonjour!

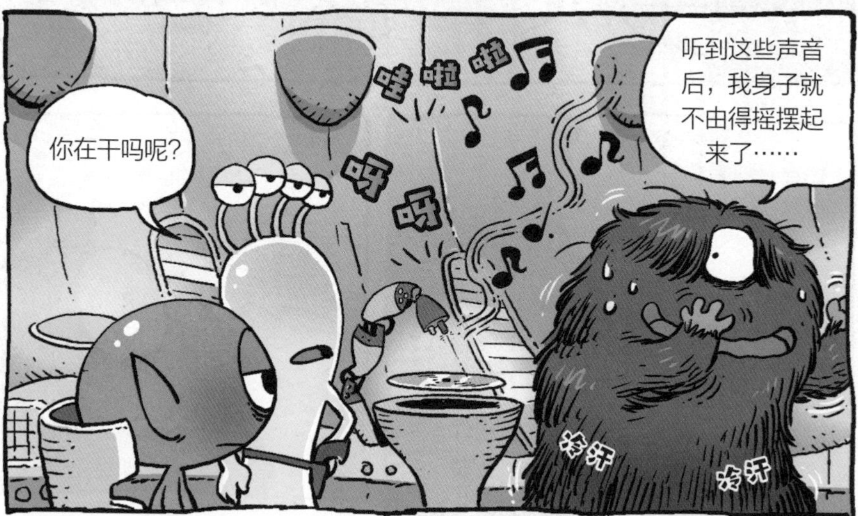
你在干吗呢?
哇啦啦
呀
呀
听到这些声音
后，我身子就
不由得摇摆起
来了……
冷汗
冷汗

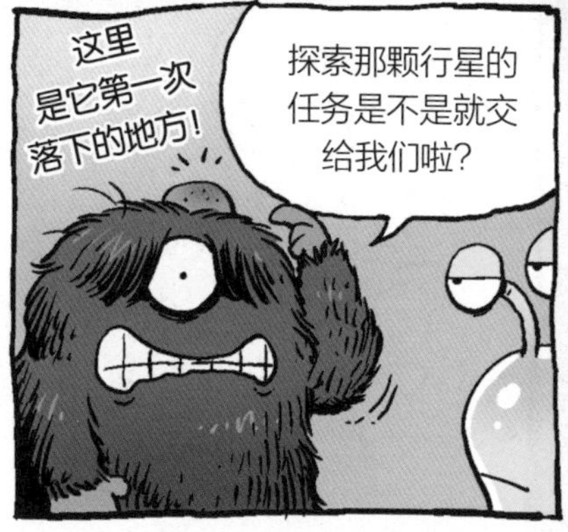
这里
是它第一次
落下的地方!
探索那颗行星的
任务是不是就交
给我们啦?

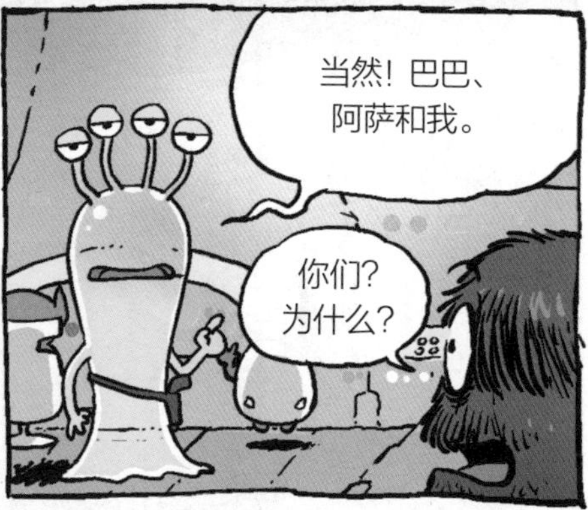
当然! 巴巴、
阿萨和我。
你们?
为什么?

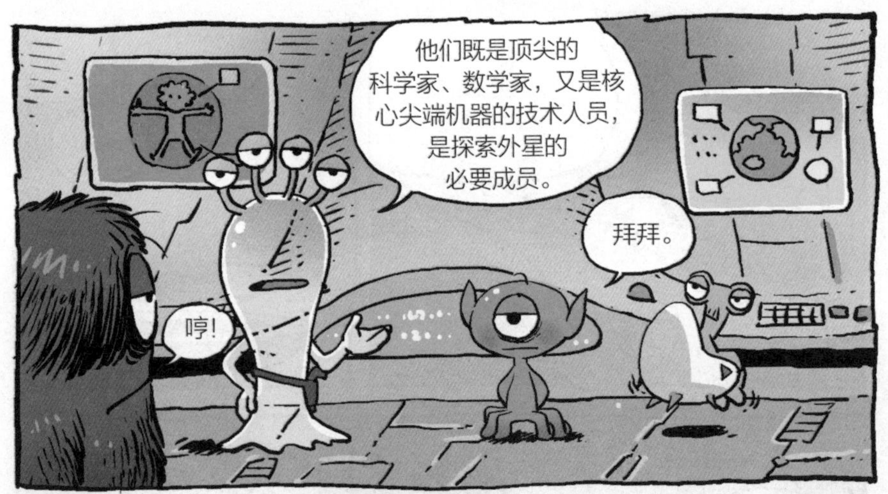
他们既是顶尖的
科学家、数学家，又是核
心尖端机器的技术人员，
是探索外星的
必要成员。
拜拜。
哼!

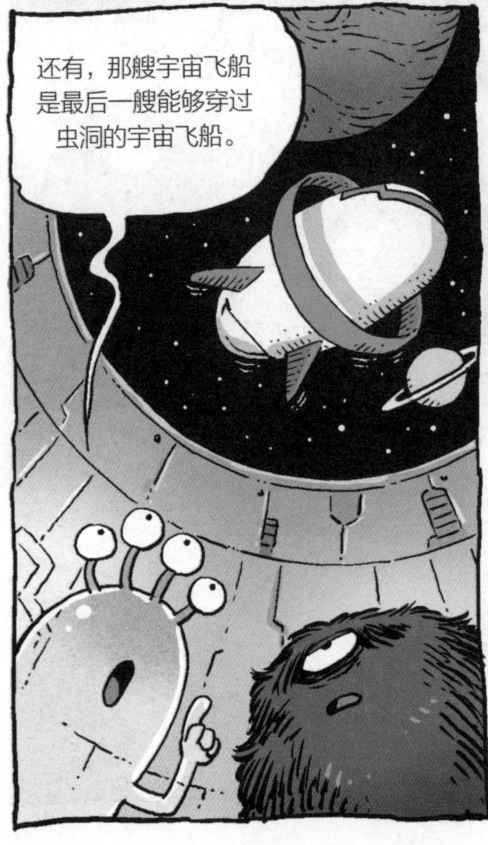
还有，那艘宇宙飞船
是最后一艘能够穿过
虫洞的宇宙飞船。

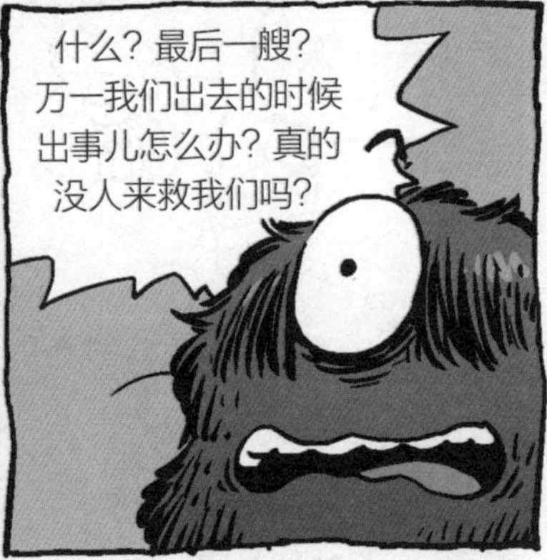
什么？最后一艘？
万一我们出去的时候
出事儿怎么办？真的
没人来救我们吗？

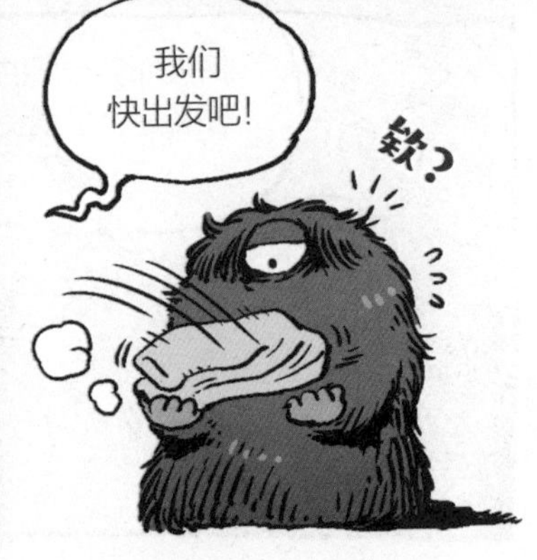
我们
快出发吧!
欸？

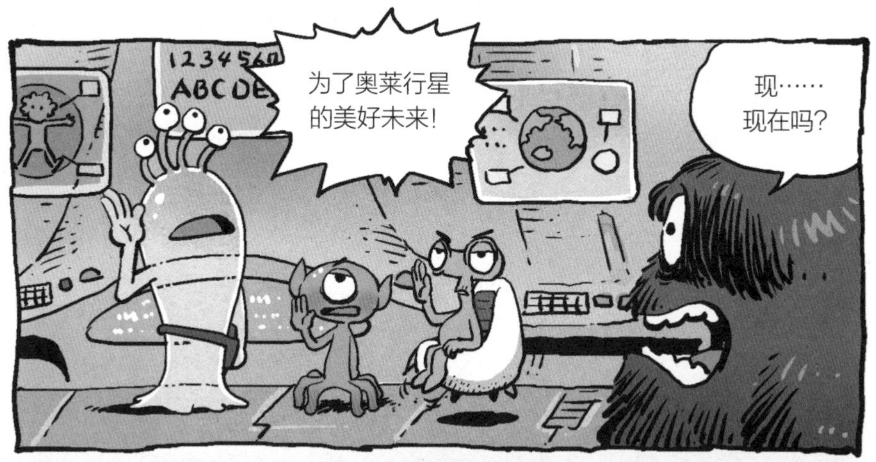

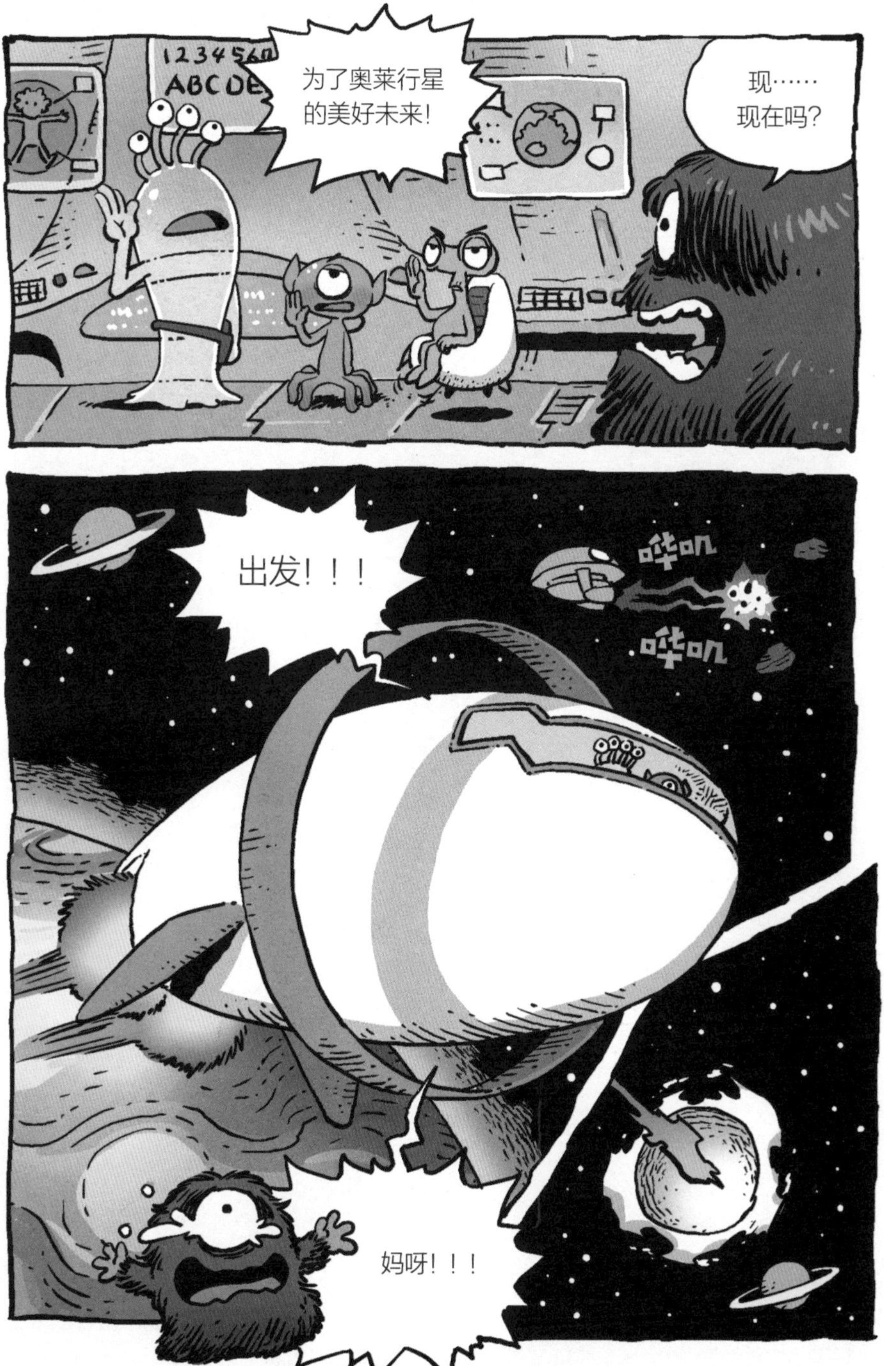

出发!!!

哔叽

哔叽

妈呀!!!

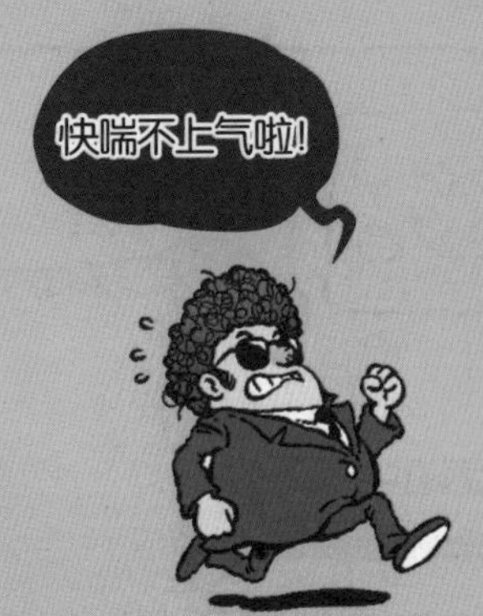
快喘不上气啦!

1

# 变身地球人

## 地球人都穿衣服

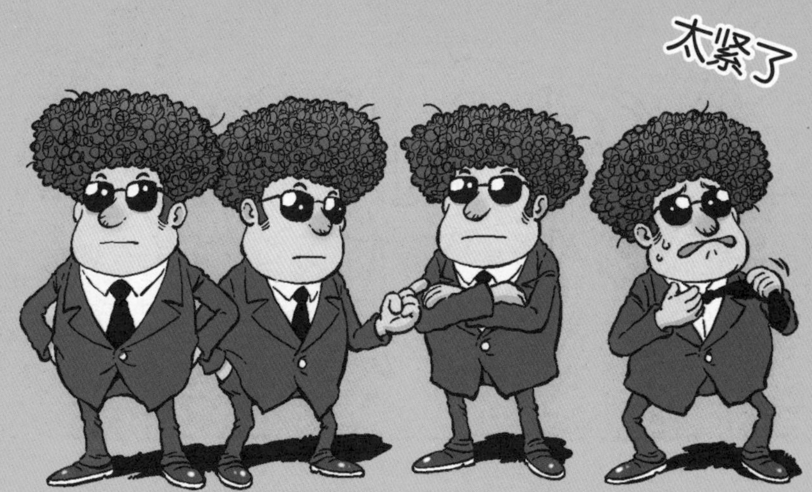

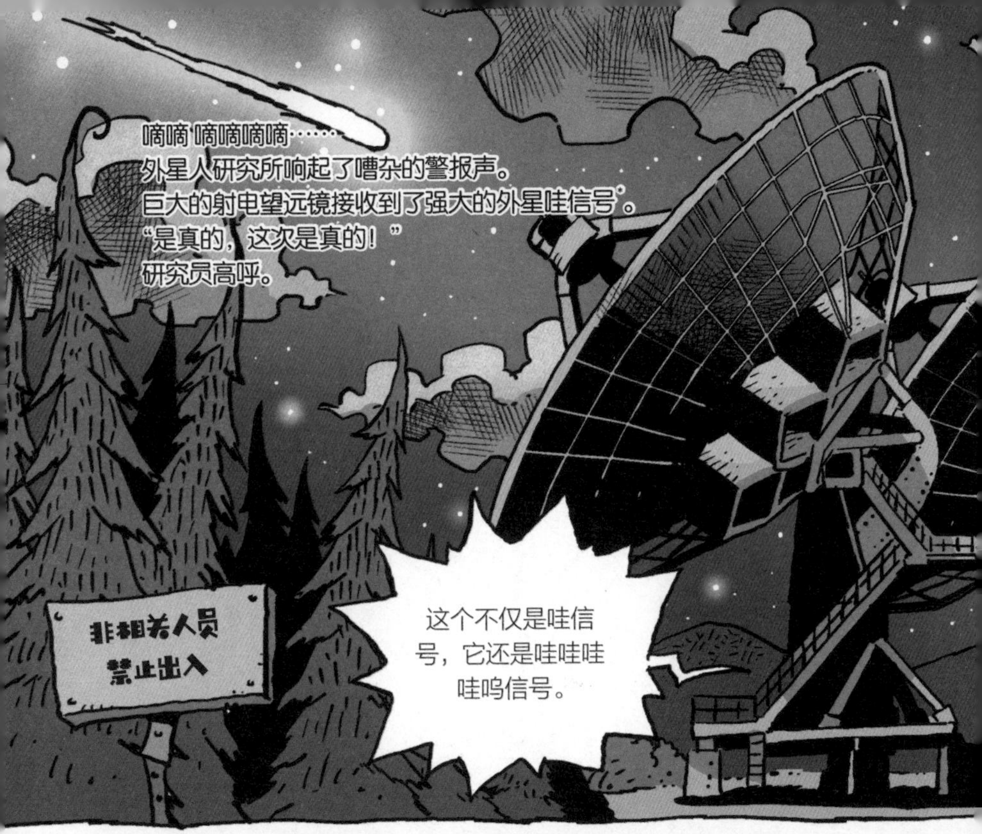

嘀嘀 嘀嘀嘀嘀……
外星人研究所响起了嘈杂的警报声。
巨大的射电望远镜接收到了强大的外星哇信号*。
“是真的，这次是真的！”
研究员高呼。

非相关人员
禁止出入

这个不仅是哇信号，它还是哇哇哇哇呜信号。

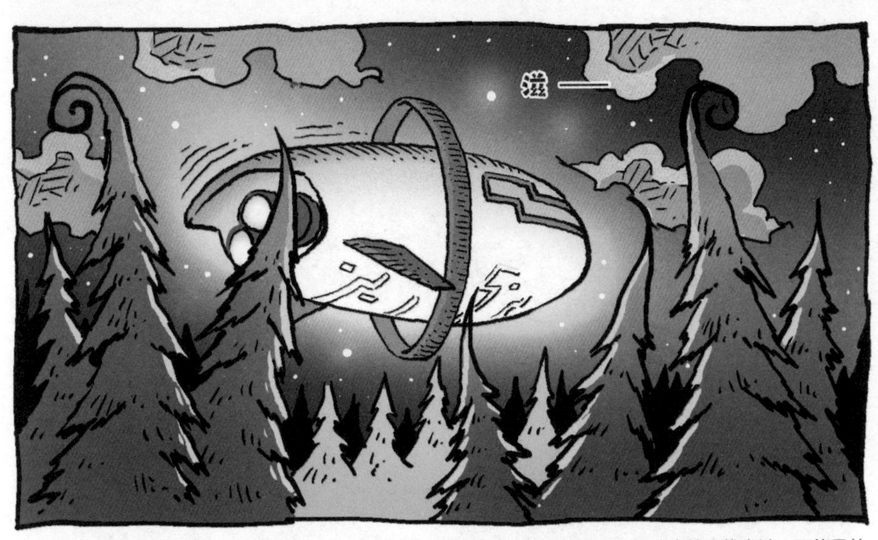


* 1977年8月16日，俄亥俄州一台射电望远镜截获了一个信号，这是一段稳定的无线电波，可能是外星人发出的。电脑将信号记录成一段由字母和数字组成的六位数字符串，天文学家杰瑞·埃曼看到后写下了一个词：Wow！后被人称为哇信号。——编者注

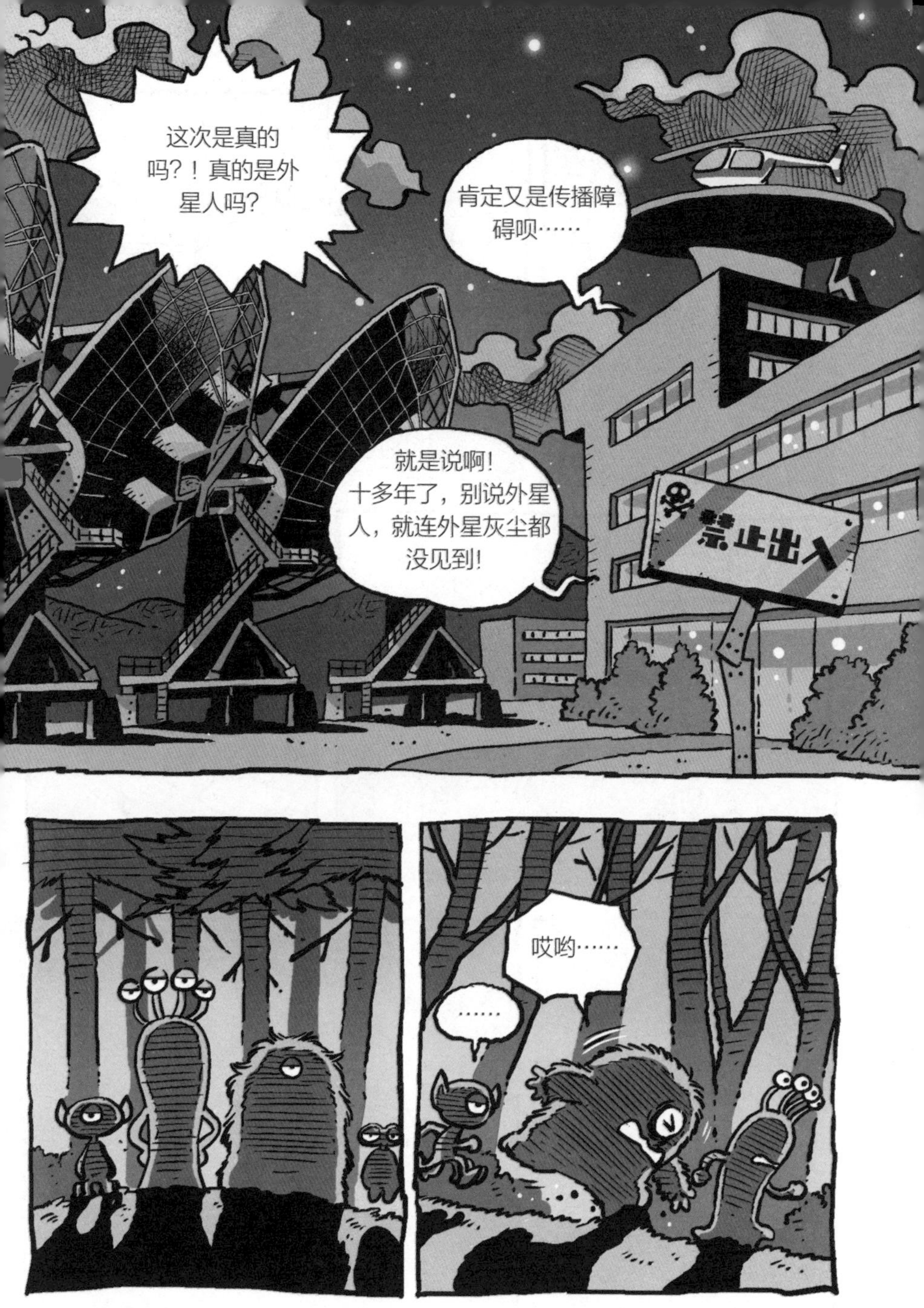

这次是真的吗？！真的是外星人吗？

肯定又是传播障碍呗……

就是说啊！十多年了，别说外星人，就连外星灰尘都没见到！

禁止出入

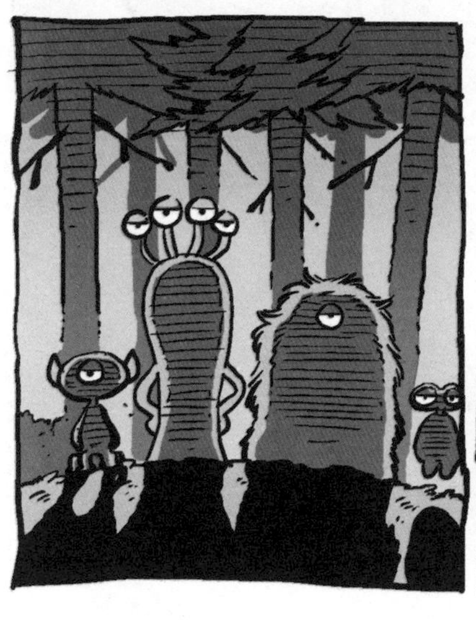

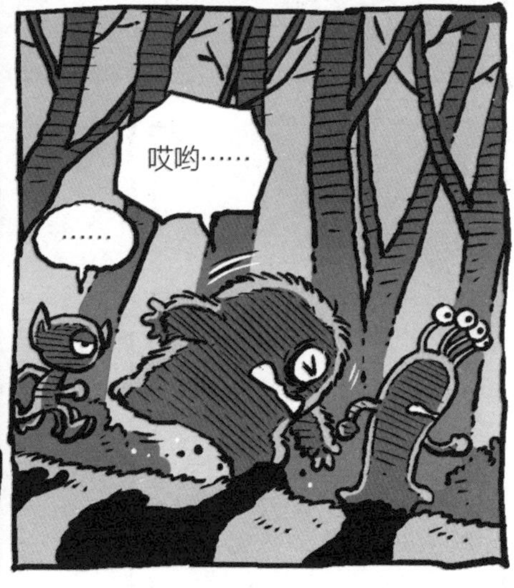

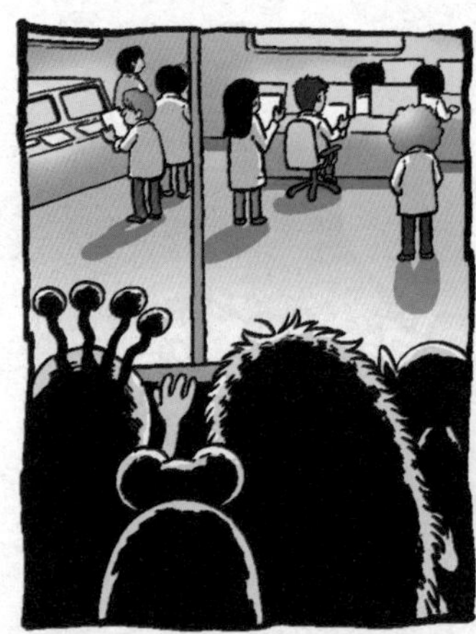

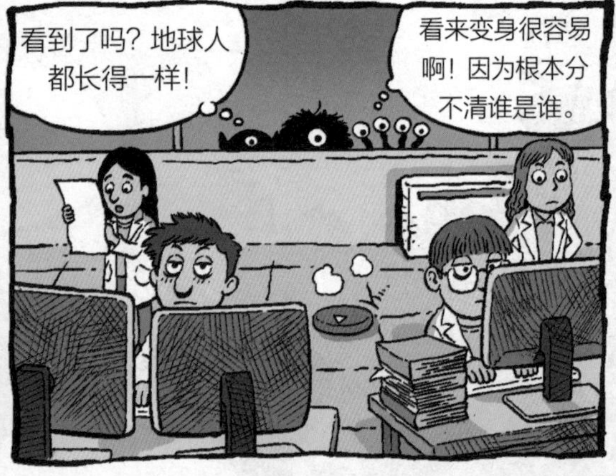
看到了吗？地球人
都长得一样！
看来变身很容易
啊！因为根本分
不清谁是谁。

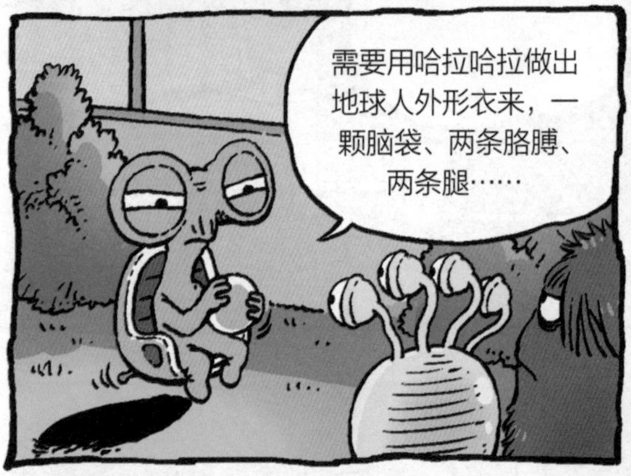
需要用哈拉哈拉做出
地球人外形衣来，一
颗脑袋、两条胳膊、
两条腿……

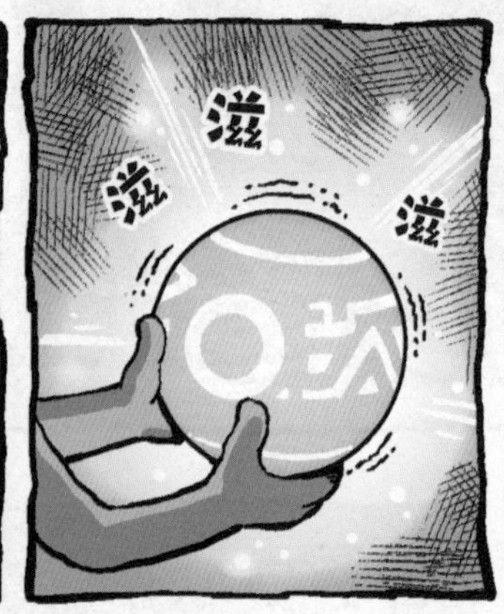
滋
滋
滋

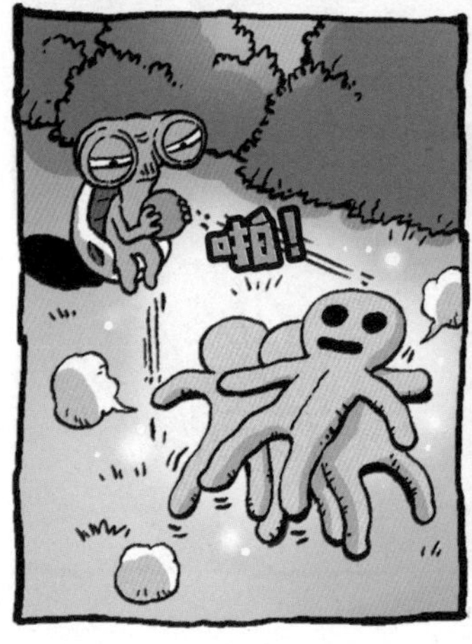
啪！

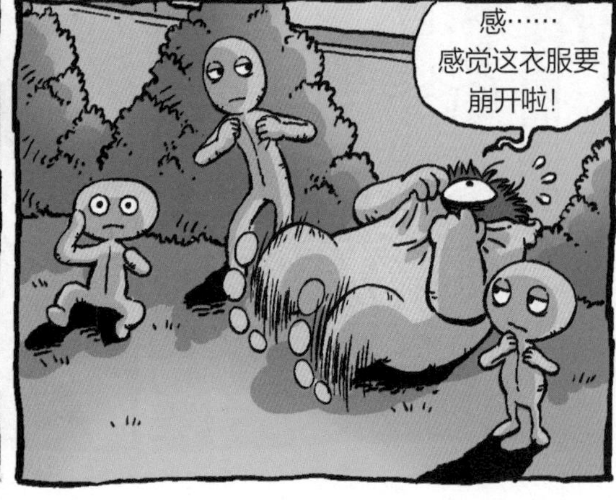
感……
感觉这衣服要
崩开啦！

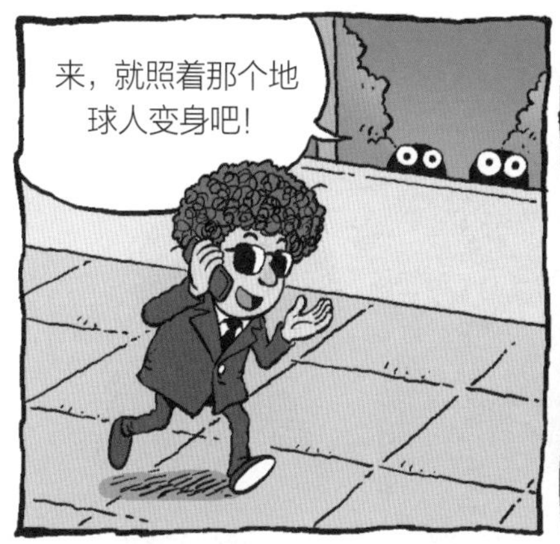
来，就照着那个地
球人变身吧！

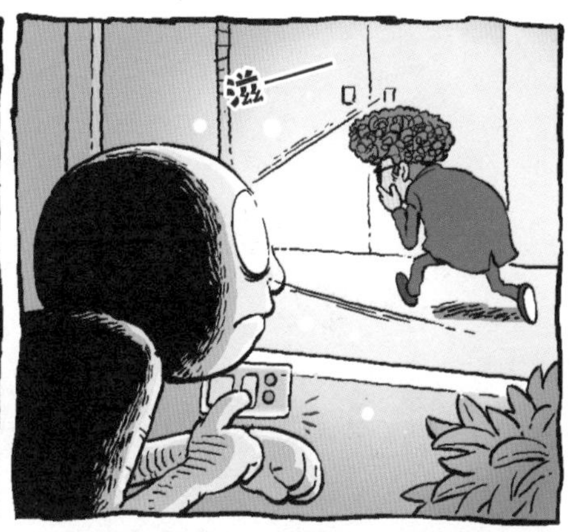
滋——

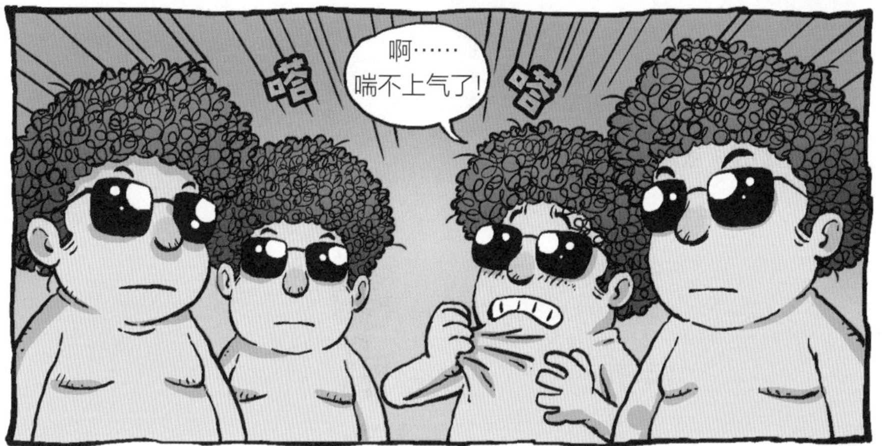
嗒
啊……
喘不上气了！
嗒

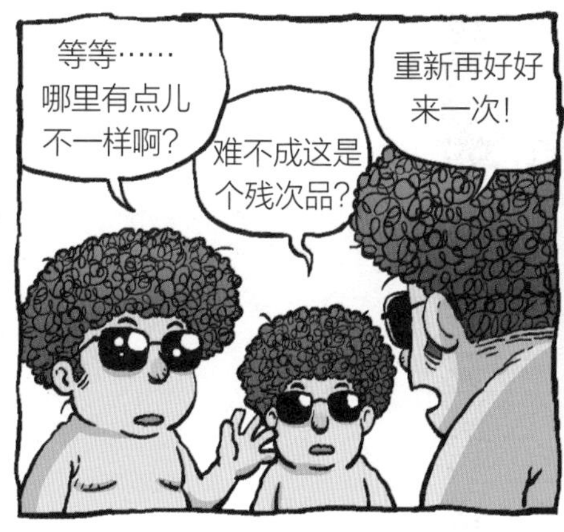
等等……
哪里有点儿
不一样啊？
难不成这是
个残次品？
重新再好好
来一次！

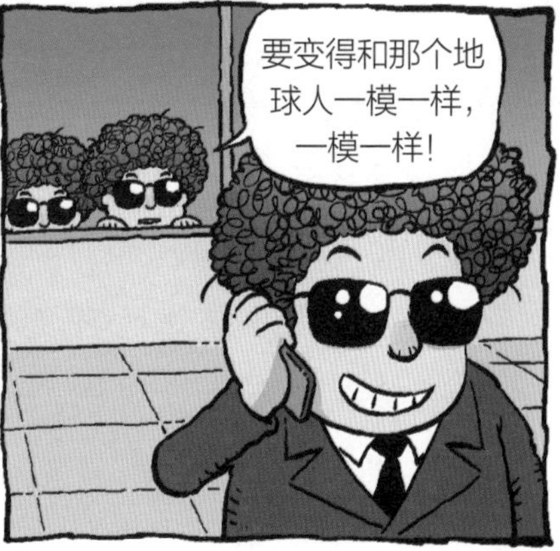
要变得和那个地
球人一模一样，
一模一样！

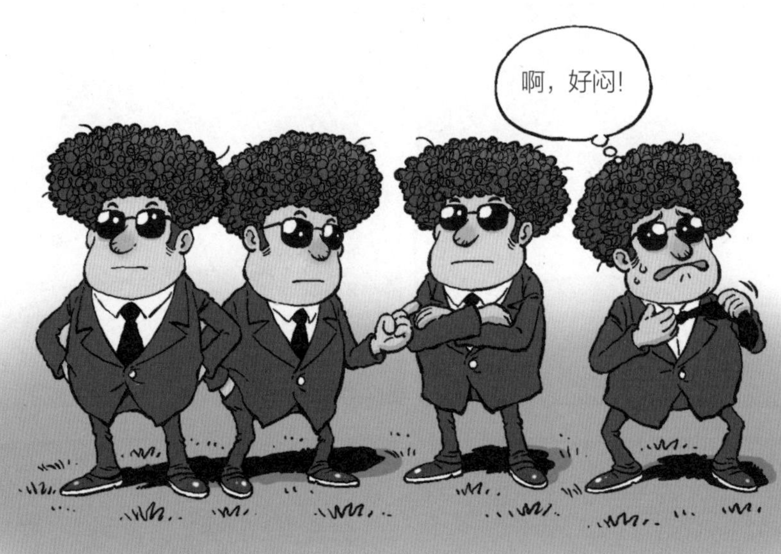


变身为地球人之后，裹在外面的异物导致行动很不方便，阿萨连接到地球的通信网后，搜索到了这个异物的真实用途。

“这叫作衣服，地球人为了保护身体，防止受到酷暑和寒冷的侵袭，遵守礼仪，彰显个性而穿在身上的，而且一辈子都要穿着！如果他们光着身子，就会感到羞耻。”

阿萨的解释让所有奥莱人都非常惊讶，尤其是衣服紧绷在身上的拉胡德，他觉得非常痛苦。

“地球人外形衣已经很不方便了，外面还要裹着它？”

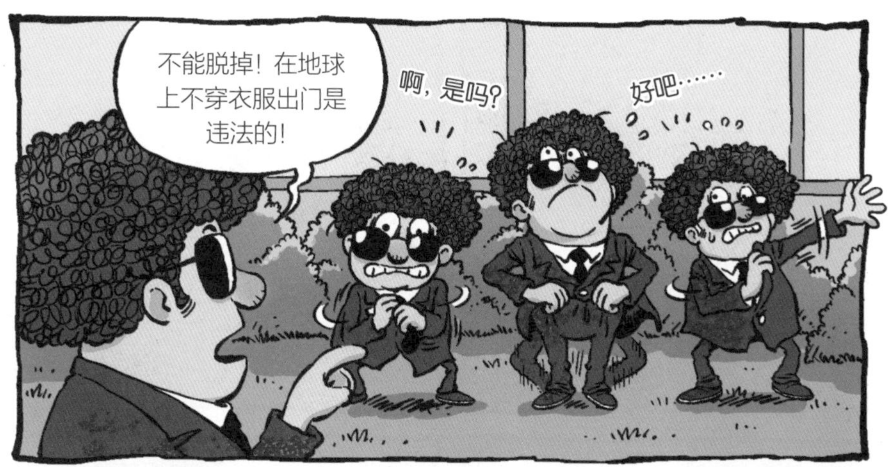
不能脱掉！在地球上不穿衣服出门是违法的！
啊，是吗？
好吧……

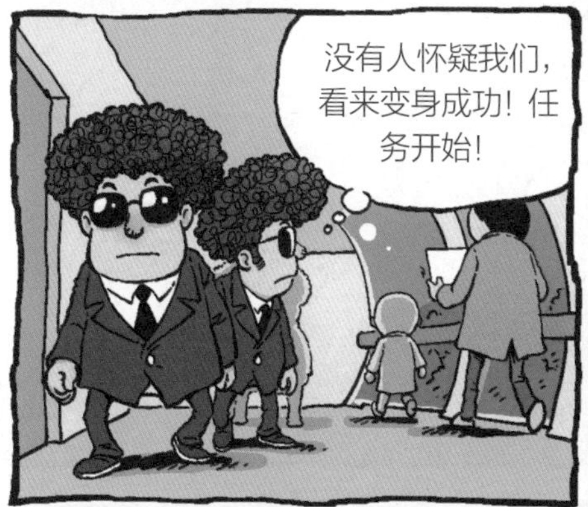
没有人怀疑我们，看来变身成功！任务开始！

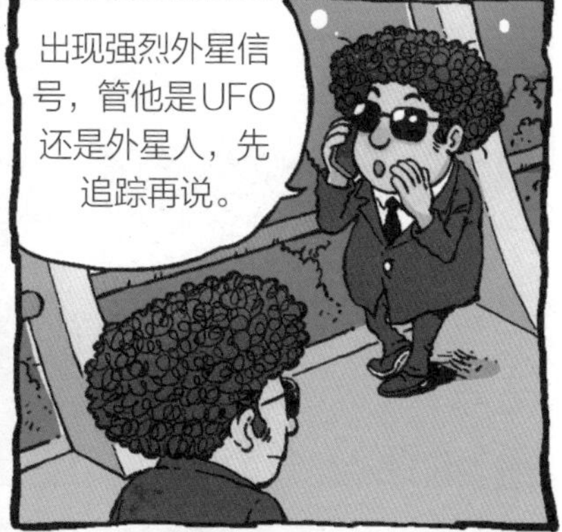
出现强烈外星信号，管他是UFO还是外星人，先追踪再说。

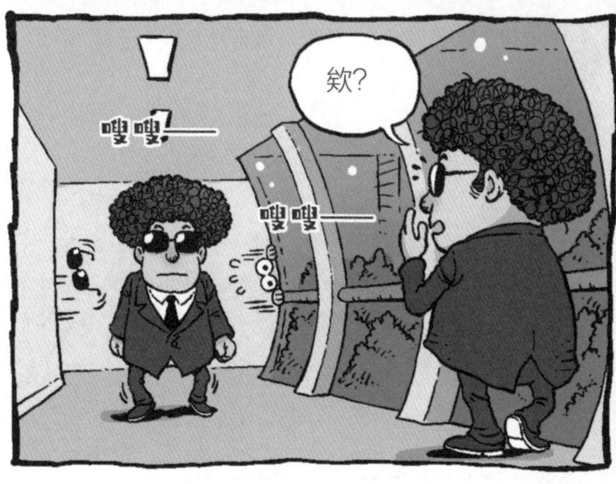
欸？
嗖嗖！
嗖嗖

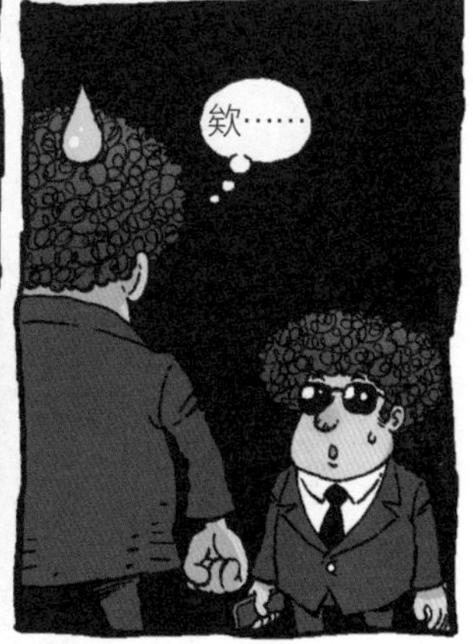
欸……

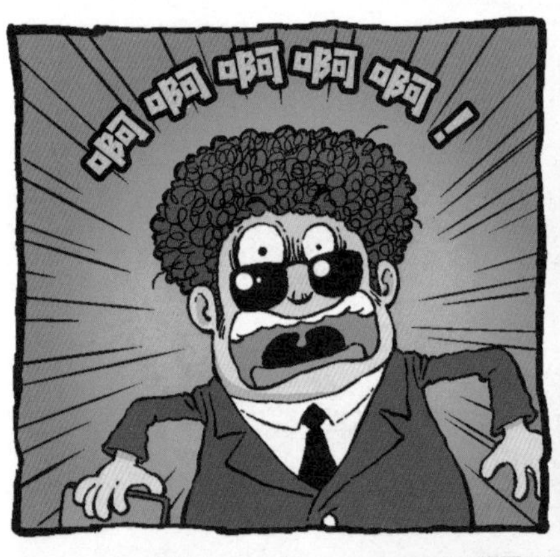
啊啊啊啊啊啊！

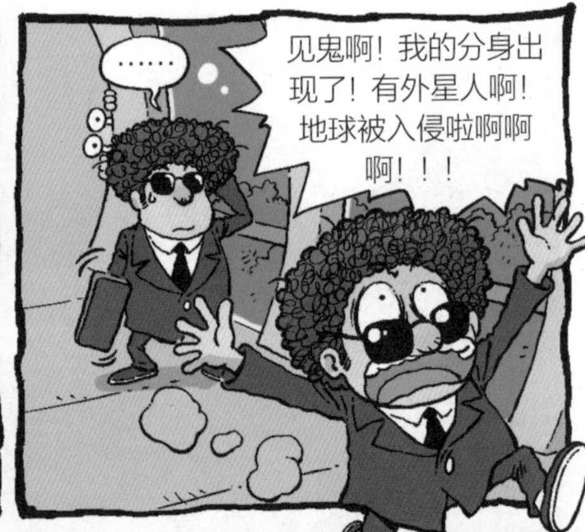
……
见鬼啊！我的分身出现了！有外星人啊！地球被入侵啦啊啊啊！！！

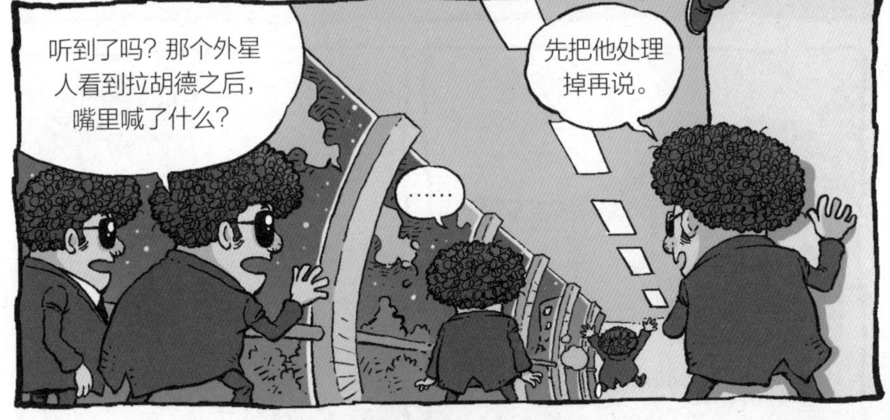
听到了吗？那个外星人看到拉胡德之后，嘴里喊了什么？
……
先把他处理掉再说。

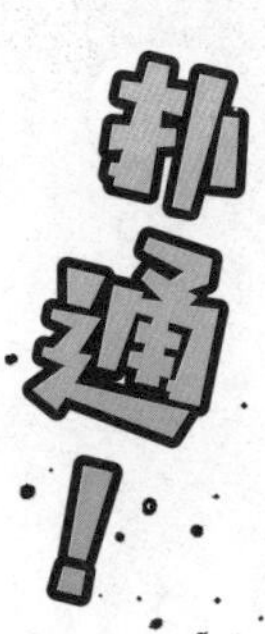
扑通！

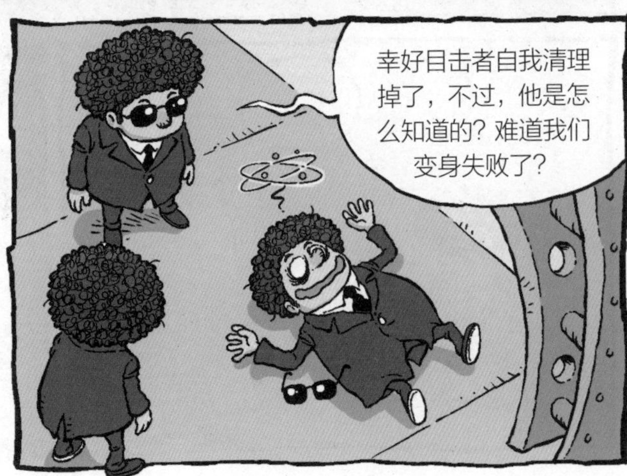
幸好目击者自我清理掉了，不过，他是怎么知道的？难道我们变身失败了？

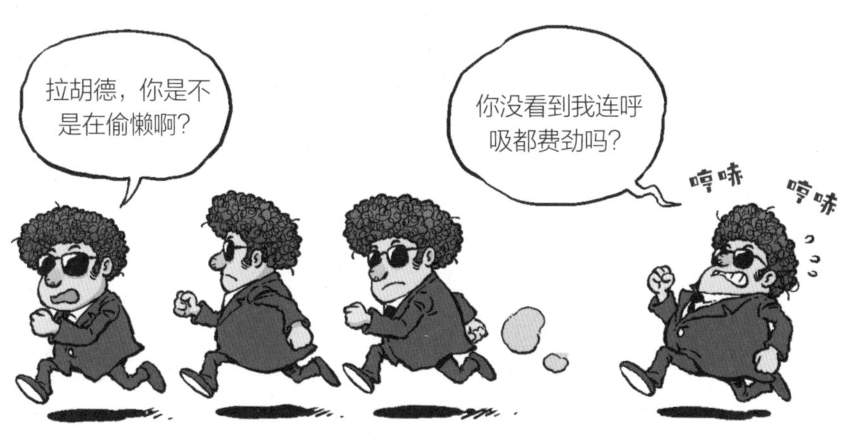
拉胡德，你是不是在偷懒啊？
你没看到我连呼吸都费劲吗？
哼哧
哼哧

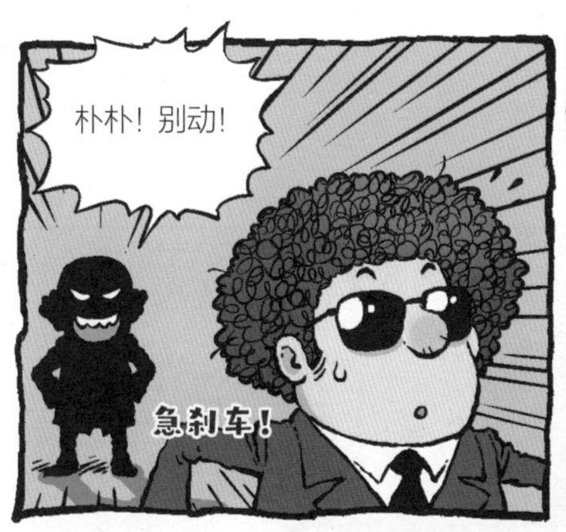
朴朴！别动！
急刹车！

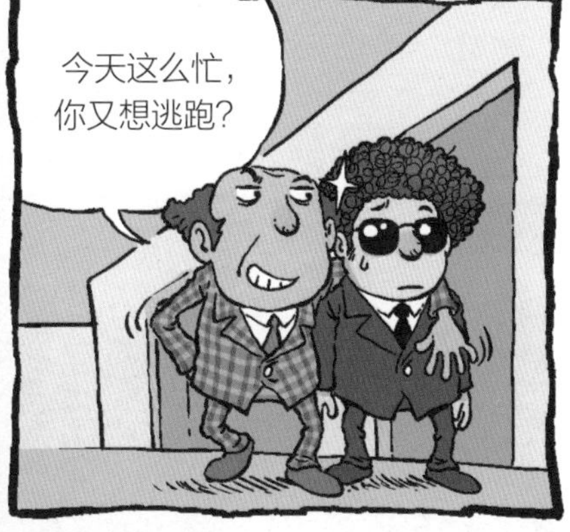
今天这么忙，你又想逃跑？

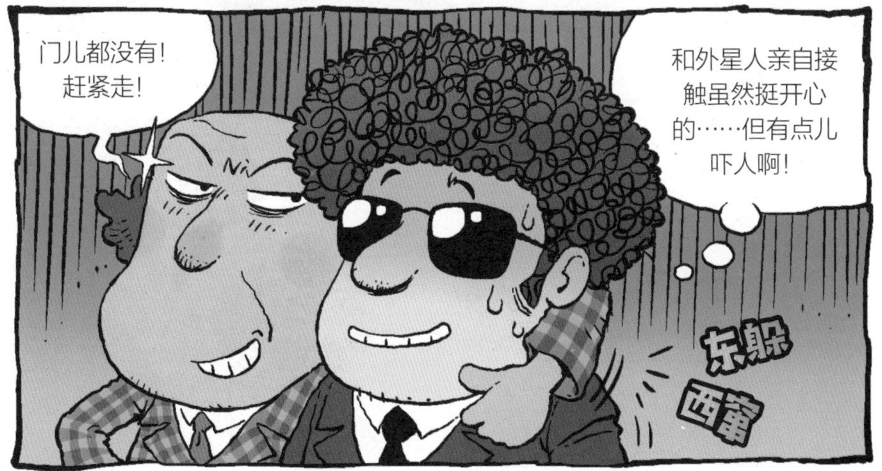
门儿都没有！赶紧走！
和外星人亲自接触虽然挺开心的……但有点儿吓人啊！
东躲
西窜

我突然想到了裴世迪奥会长。

裴世迪奥是外星文明探索俱乐部的第一任会长，是第一个接触到外星人的奥莱人，由于感染了不知名外星病毒，在3021岁的时候就英年早逝了。

拉胡德轻轻推开了这个外星生命体的胳膊，然而这个自称大哥的地球人依旧将胳膊紧紧搭在自己身上。

“我们可爱的朴朴，要和大哥一起来分析哇信号呀！来，快走吧，哈哈哈！”

……
外星侦察守则第1条第1项，侦察团的安全比组员的安全更重要。我们逃出来了。
这不重要，我们需要这个地方的相关信息，这儿是研究外星人的地方。

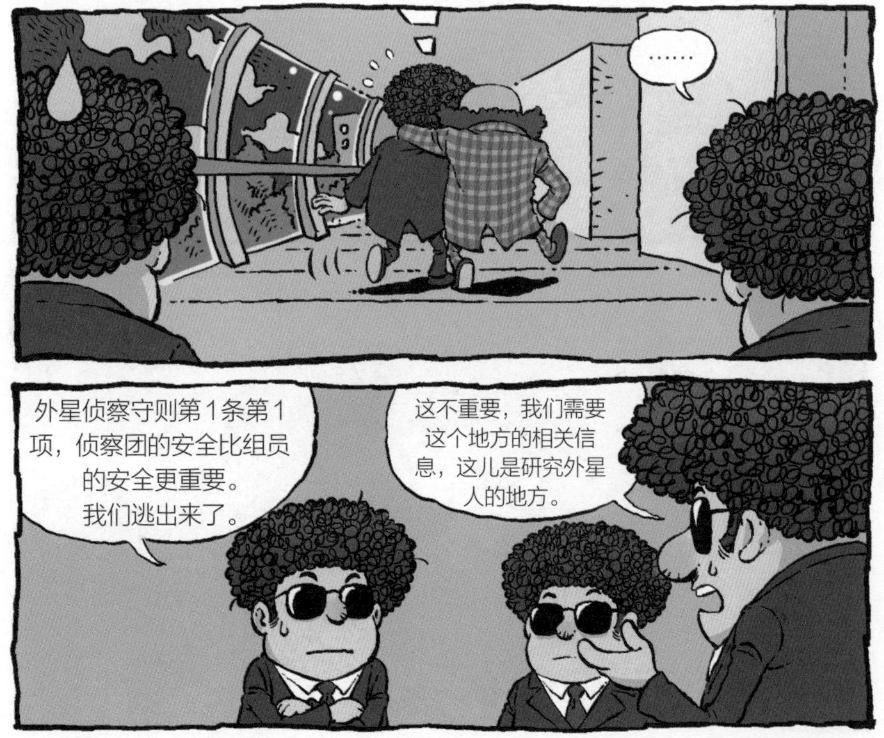

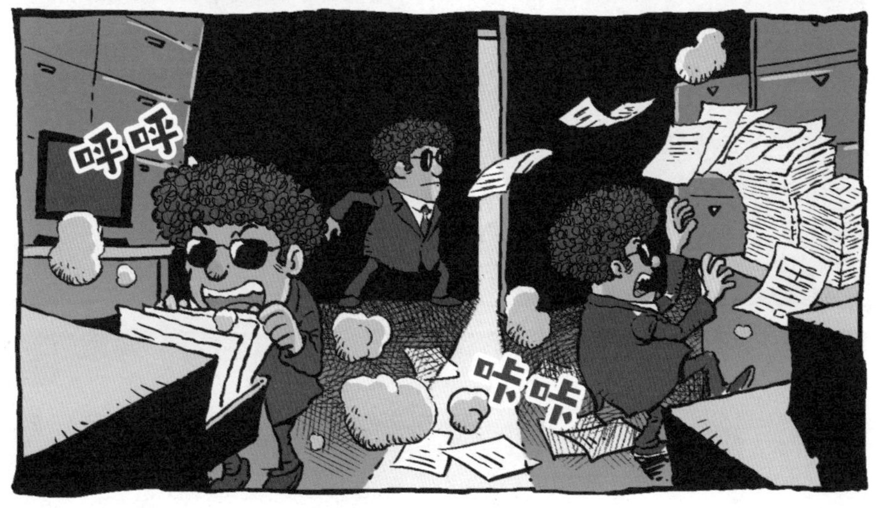


奥莱侦察团躲进了拉胡德被拖走的地方对面的屋子里，这里堆满了旧文件和书籍。

“这些纸质文件好像只有博物馆才有。”

巴巴和阿萨在翻找过程中获得了意外信息：《采访外星人》《外星人木乃伊》《被外星人绑架的人们》等文件记录着地球人如何看待外星人。

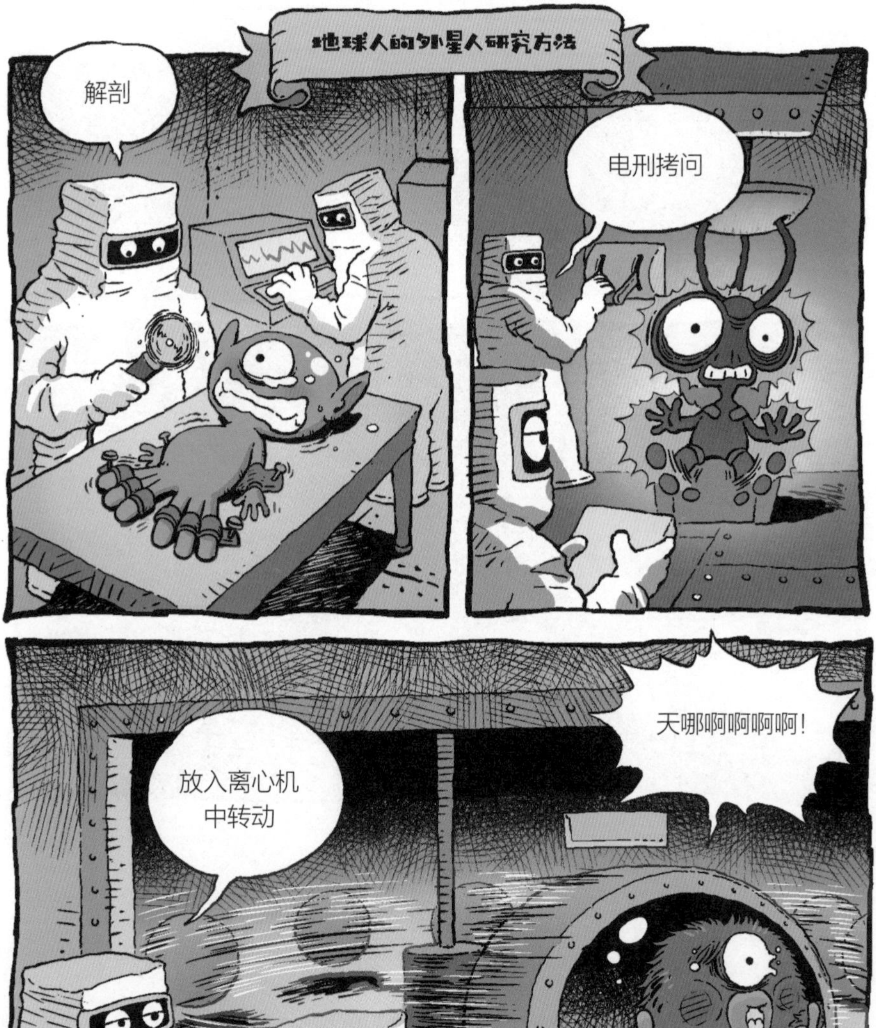

## 地球人的外星人研究方法

解剖

电刑拷问

放入离心机
中转动

天哪啊啊啊啊!

“地球人对外星人的关心到了丧心病狂的程度。”

阿萨翻开了《外星人X档案》。

“地球人一旦抓住外星人就要解剖他们的身体，通过扫描就可以简单地看到细胞内部……但是这太残忍了。”

“等会儿！这里是外星人研究所，所以我们在这里会被解剖？”

“那赶紧出去吧！”

侦察团向奥莱发送信号后，偷偷地从外星人研究所跑了出来。拉胡德也费了半天劲，终于从那个自称大哥的地球人眼皮子底下逃了出来。

奥莱侦察团尽可能远地逃离这个可怕的研究所。

在这颗人生地不熟的行星上，奥莱人能找到安全的地方吗？

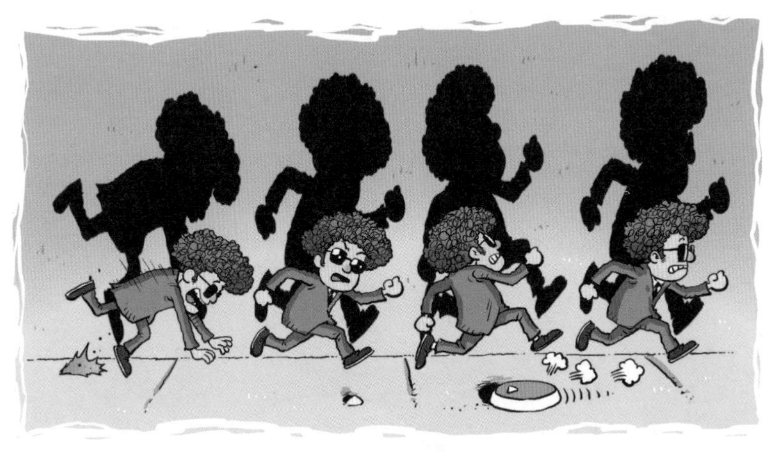

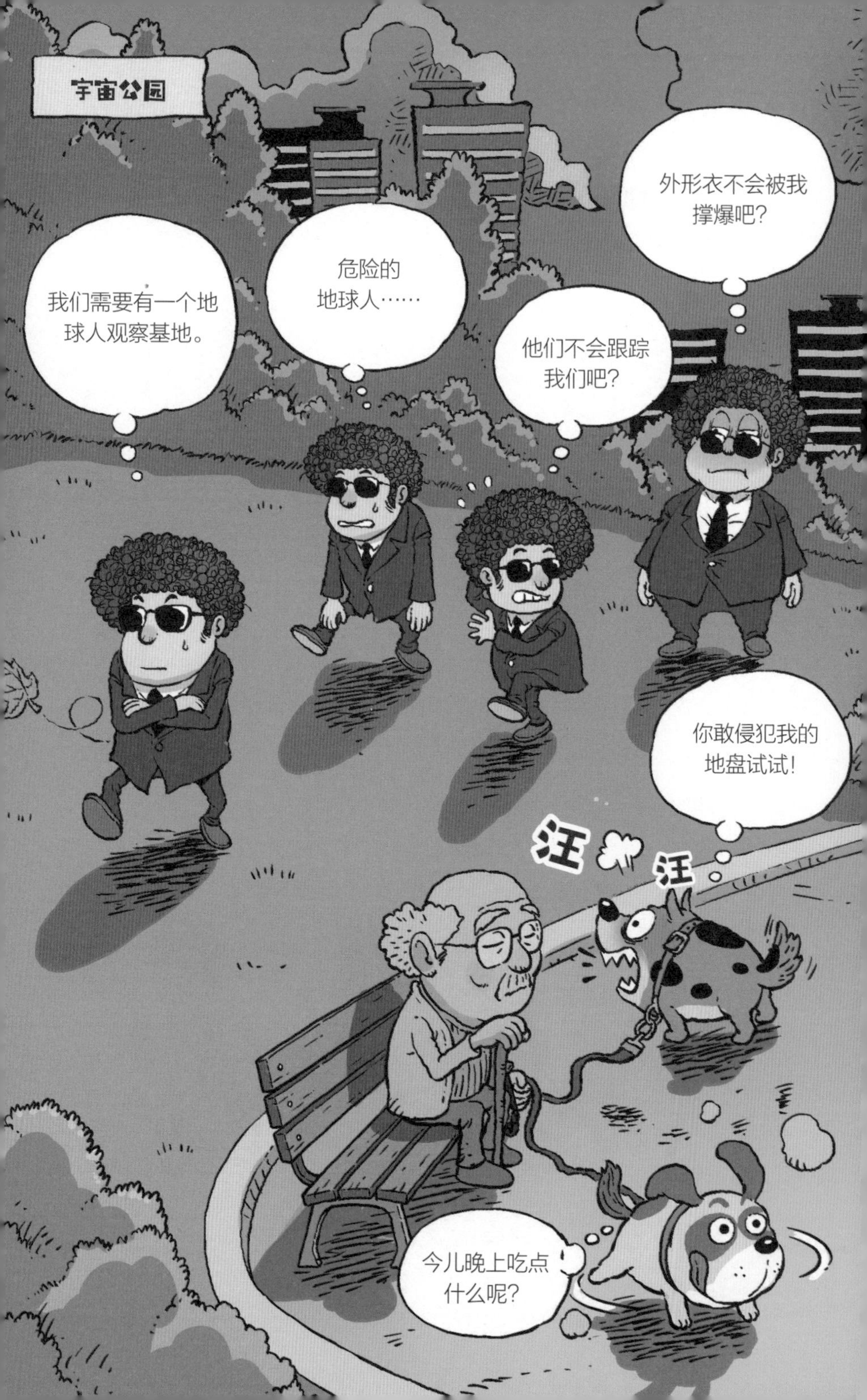
宇宙公园
我们需要有一个地球人观察基地。
危险的地球人……
他们不会跟踪我们吧?
外形衣不会被我撑爆吧?
你敢侵犯我的地盘试试!
汪
汪
今儿晚上吃点什么呢?

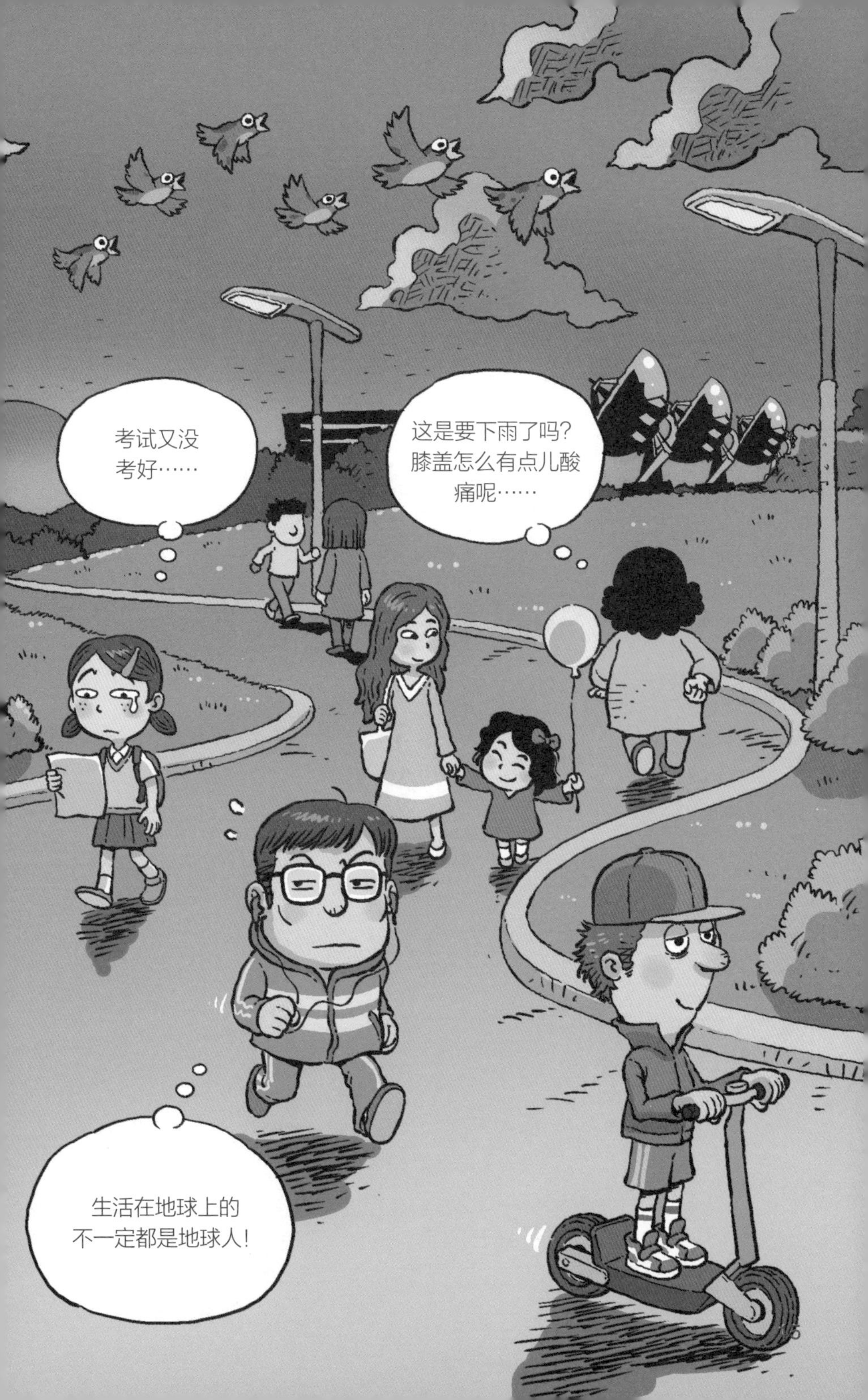
考试又没
考好……
这是要下雨了吗？
膝盖怎么有点儿酸
痛呢……
生活在地球上的
不一定都是地球人！

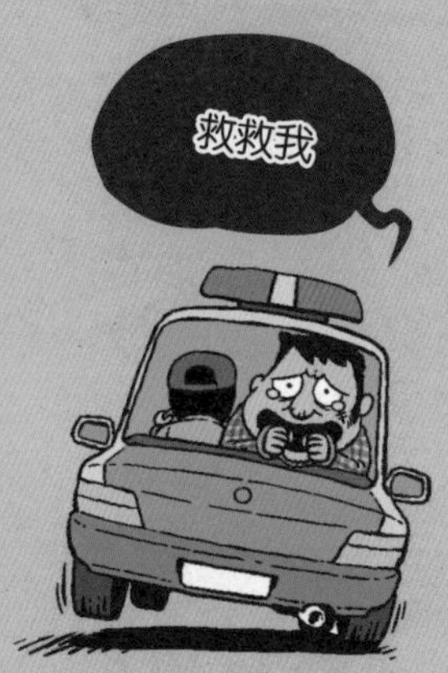
救救我

# 2

# 用双眼皮脱身

地球人能察觉到外貌上微小的差异

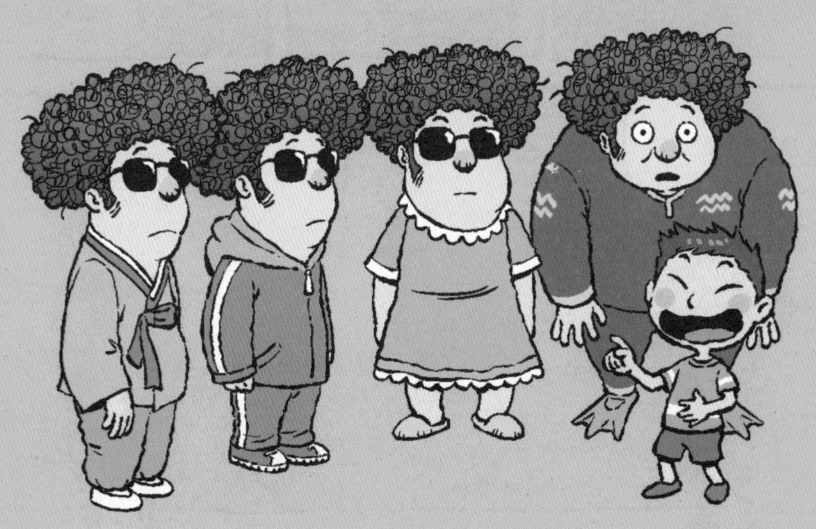

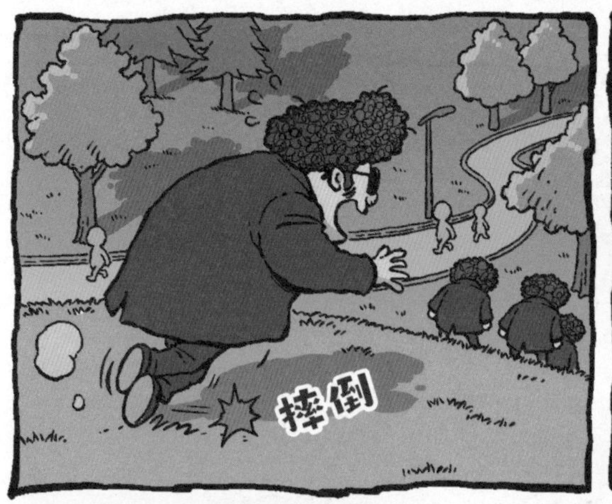
摔倒

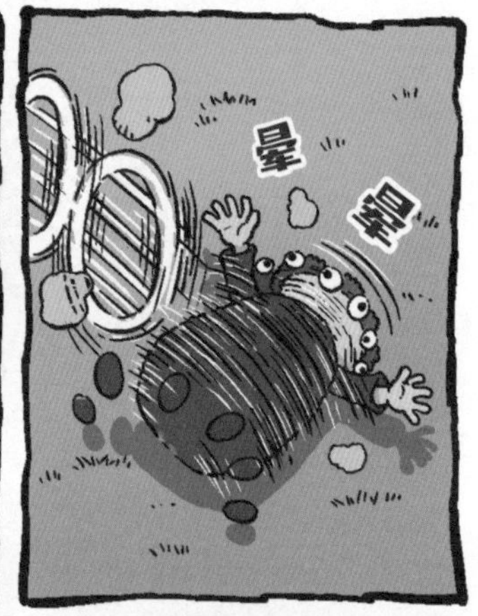
晕
晕

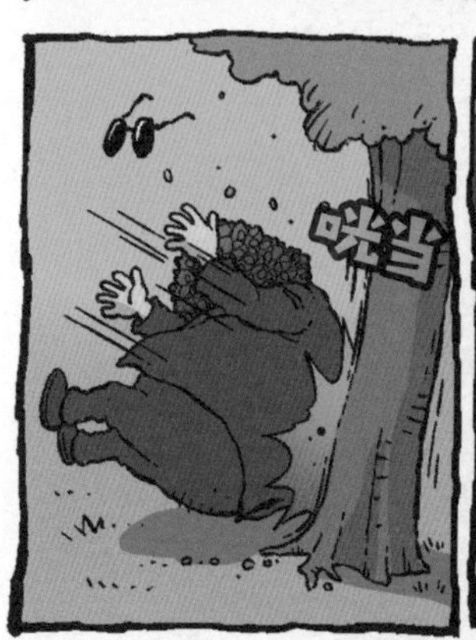
咣当

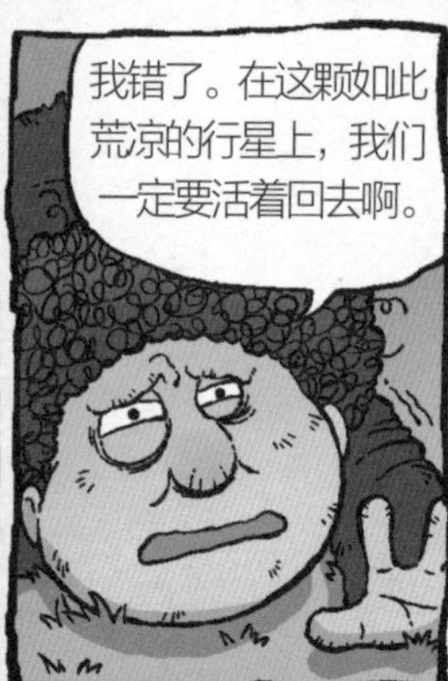
我错了。在这颗如此荒凉的行星上，我们一定要活着回去啊。

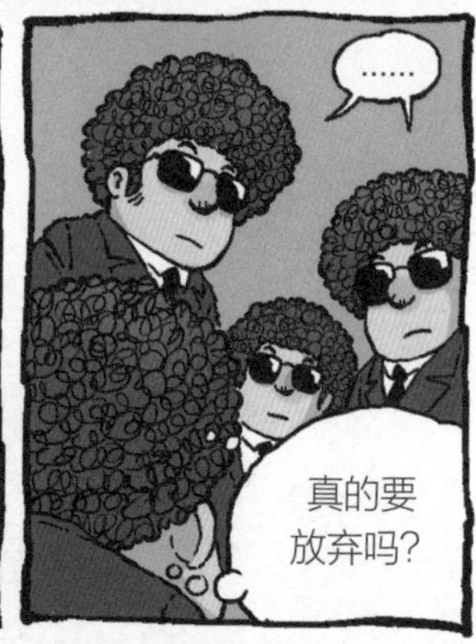
……
真的要放弃吗？

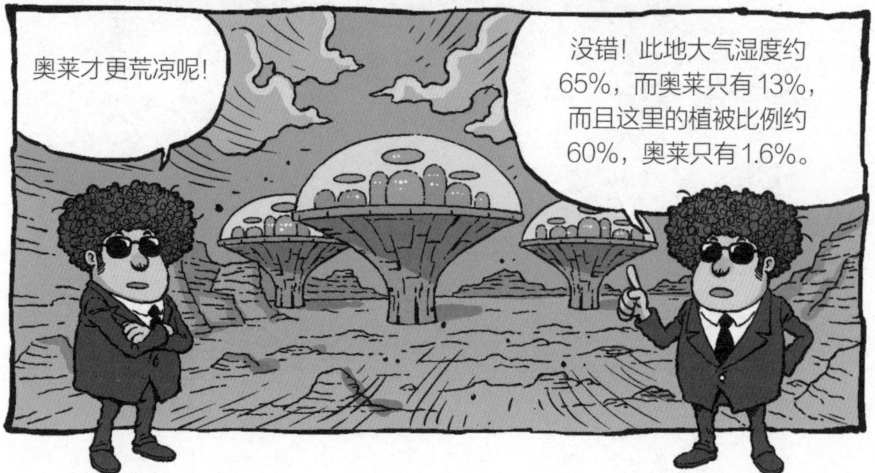
奥莱才更荒凉呢！
没错！此地大气湿度约65%，而奥莱只有13%，而且这里的植被比例约60%，奥莱只有1.6%。

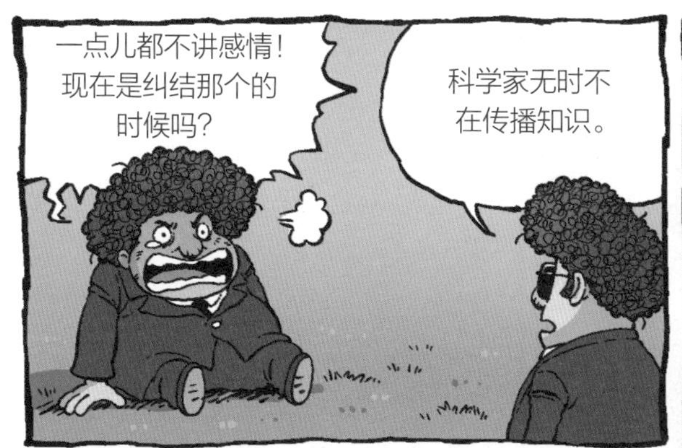
一点儿都不讲感情！
现在是纠结那个的
时候吗？
科学家无时不
在传播知识。

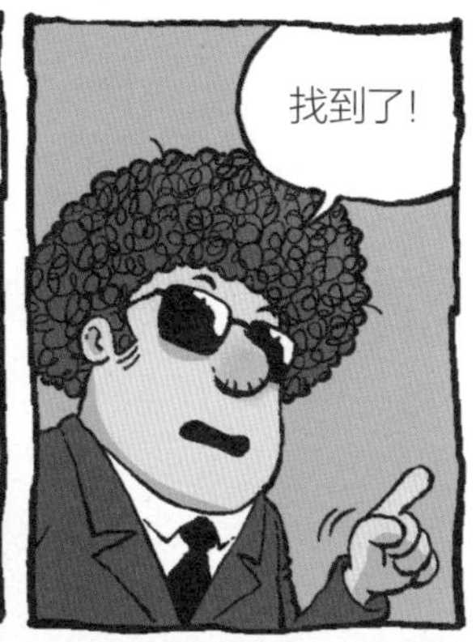
找到了！

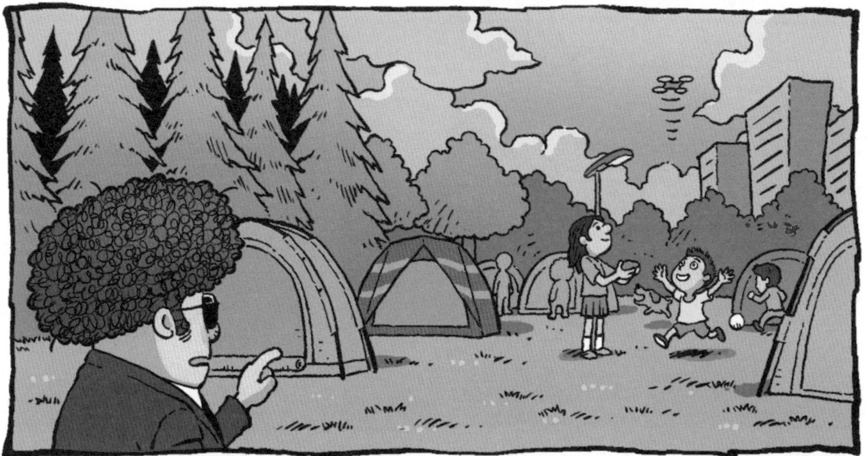

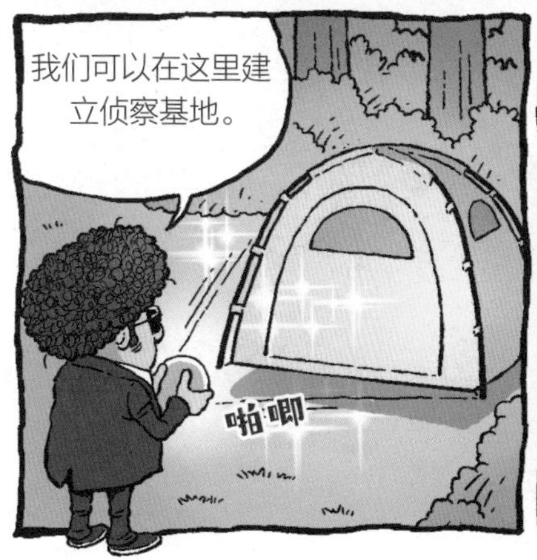
我们可以在这里建
立侦察基地。
啪唧

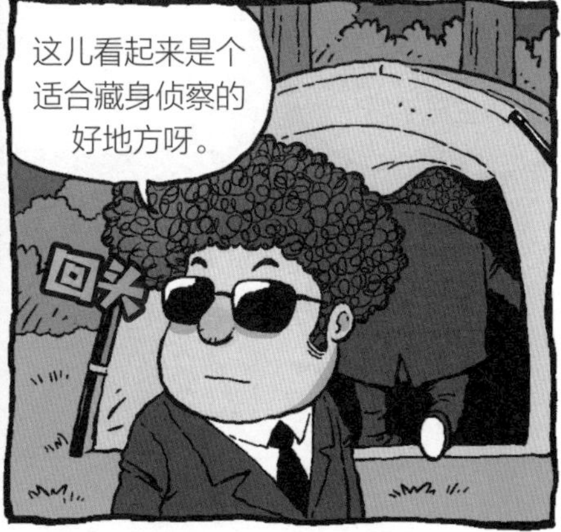
这儿看起来是个
适合藏身侦察的
好地方呀。
回头

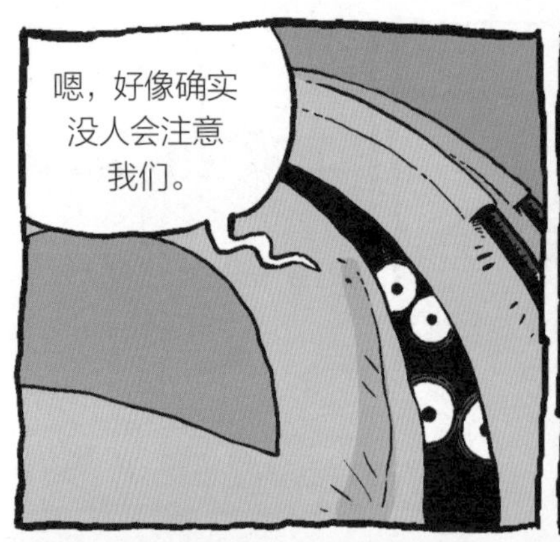
嗯，好像确实
没人会注意
我们。

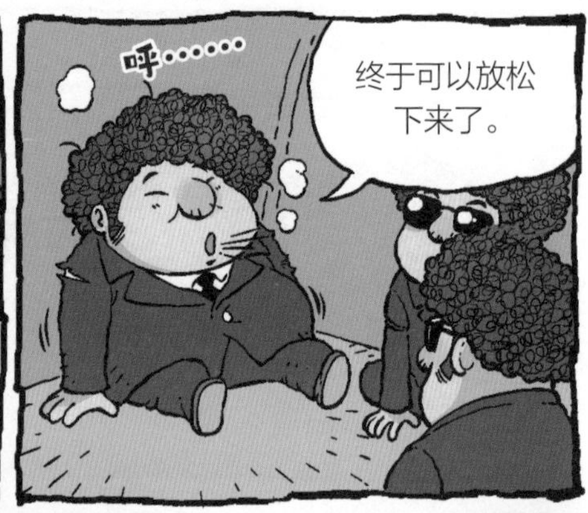
呼……
终于可以放松
下来了。

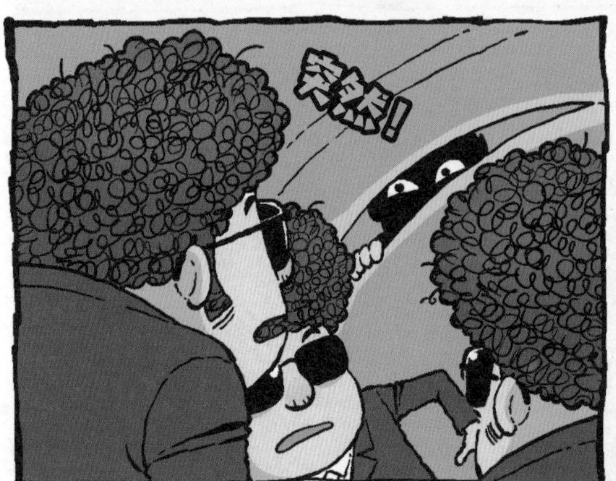
突然！

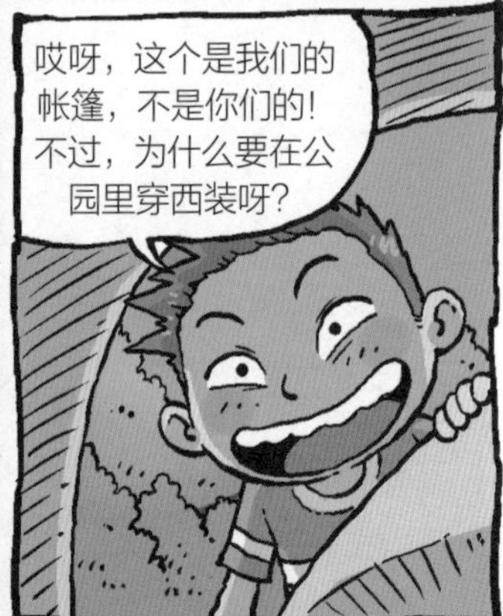
哎呀，这个是我们的
帐篷，不是你们的！
不过，为什么要在公
园里穿西装呀？

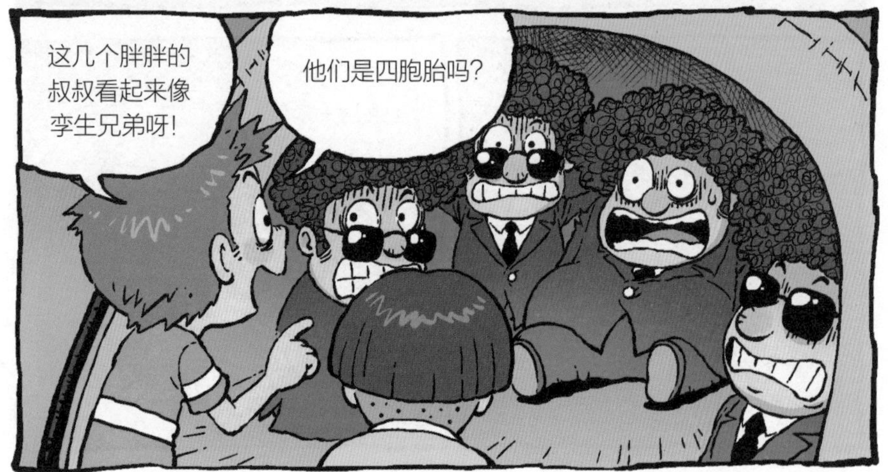
这几个胖胖的
叔叔看起来像
孪生兄弟呀！
他们是四胞胎吗？

奥莱侦察团急忙把帐篷四周堵得严严实实的。

他们已经像地球人一样穿上了衣服，又用哈拉哈拉造出了一顶一模一样的帐篷，但为什么地球人还会用奇怪的眼光看自己呢？

阿萨对真正的地球人和变身成地球人的奥莱人进行了比较分析。

分析结果：
地球人虽然长得很相似，但身上穿的衣服都不一样。
分析结果：
奥莱侦察团的衣服都是一模一样的。

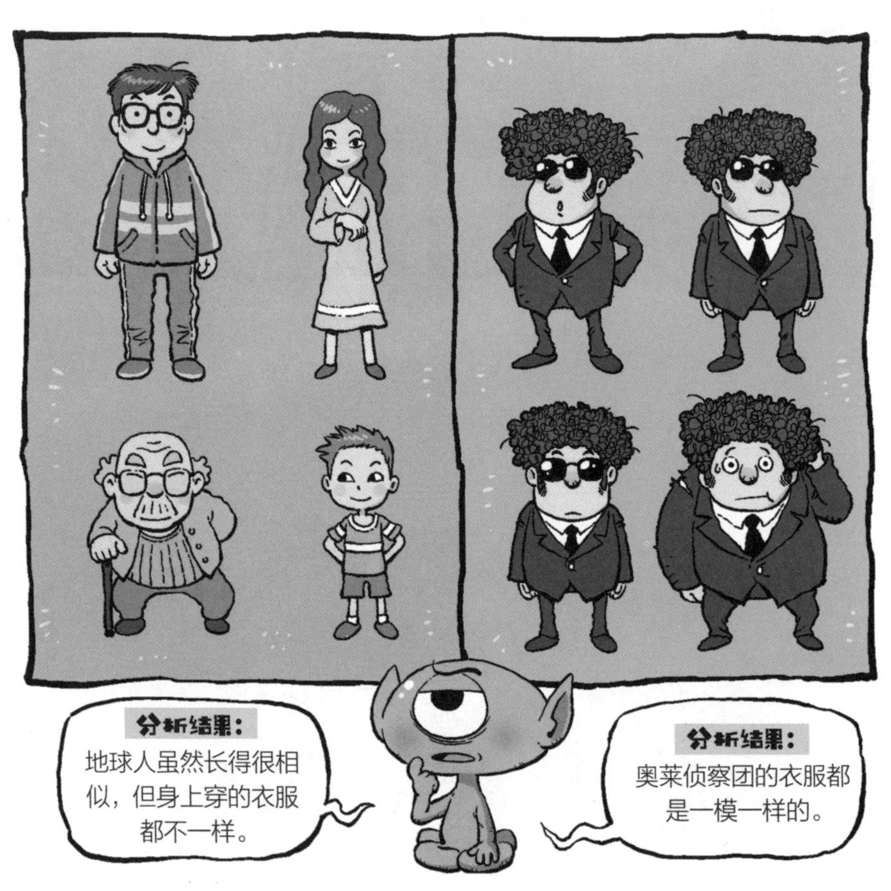

和地球人相比，我们最大的不同就在于我们身上的黑色衣服和黑色眼镜。
就因为裹在身上的这个异物？
还是因为气味？
这里没有人像咱们这么穿的。

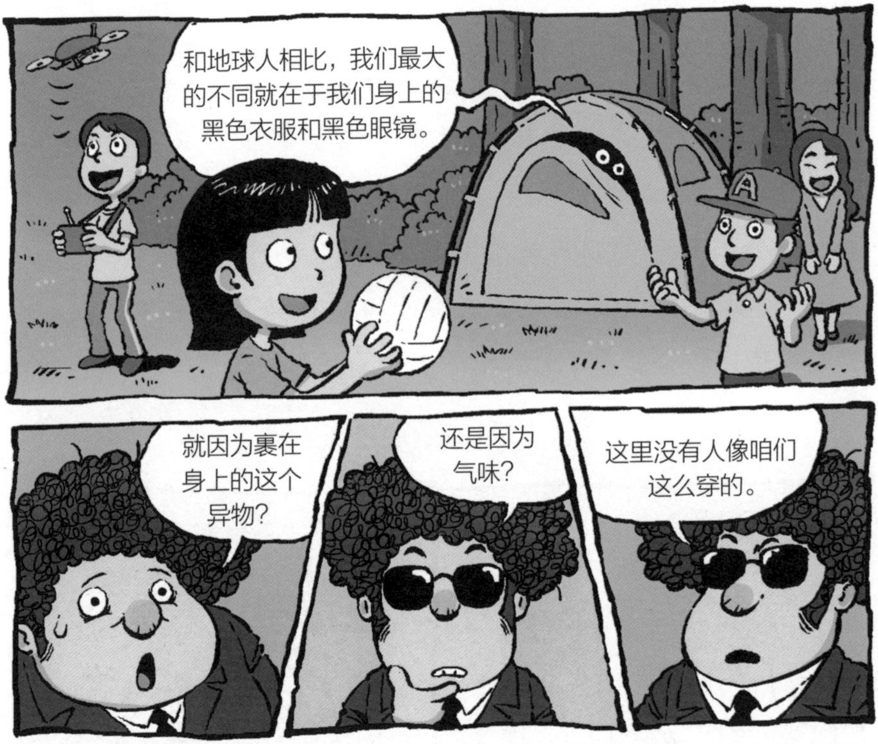

奥罗拉通过搜索地球人相关信息，最终挑选了四件不同的衣服，但是他们依旧引起了地球小孩子的注意。

四胞胎大叔们真好笑！你们是在表演服装秀吗？

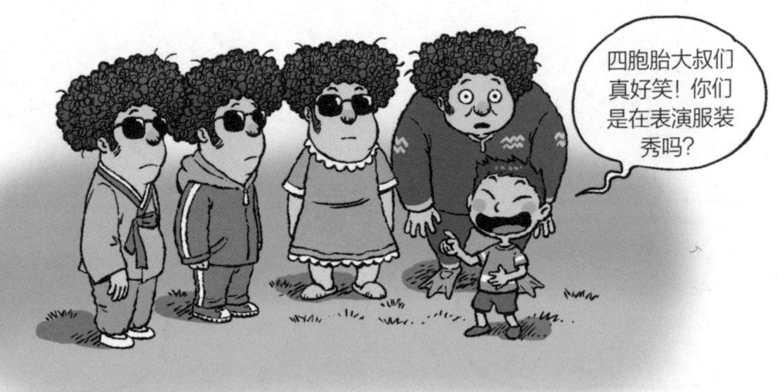

奥莱侦察团急忙又跑进帐篷里，分析了再次变身失败的原因，而理由则出乎意料地简单。

……

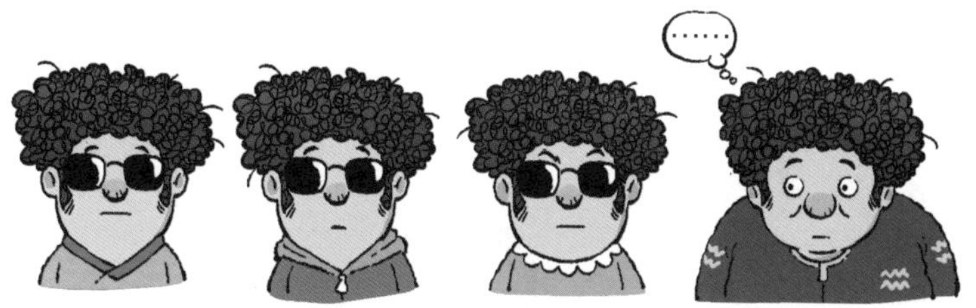

奥莱人的长相都不一样，眼睛、鼻子、嘴的个数和位置都不相同，身体的大小和四肢的个数也不同，因此眼睛、鼻子、嘴的个数都相同的地球人对奥莱人来说，几乎没什么外貌差异。

“小孩子竟然说我们长得一样？干脆直接让他们看看我们真正的脸得了！”

但不能那么做。为了不被地球人注意到，我们只能更加仔细地进行观察了。

地球人通过眼睛、鼻子、嘴的大小和形状，眼皮的褶皱，面部皮肤的斑点数等脸上很细微的差异来相互区分。

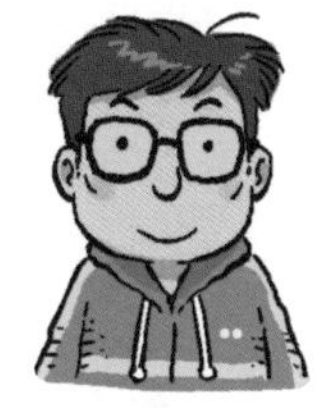

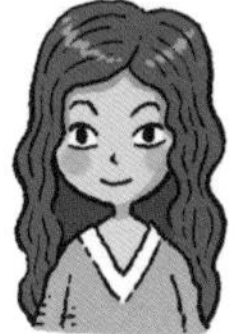

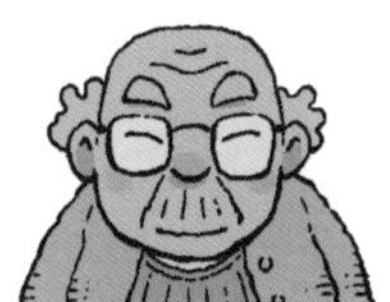

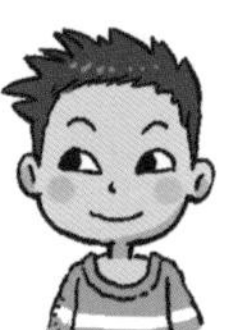

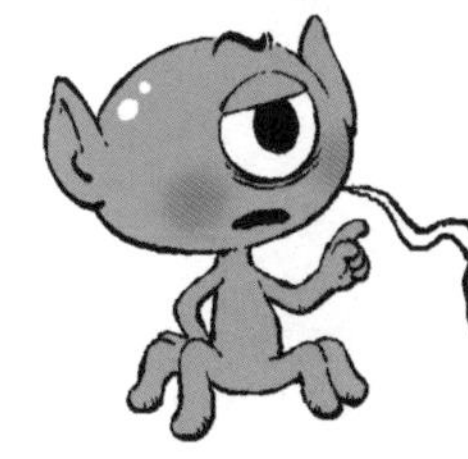

经过一段时间的探索，奥莱人终于变身成一个地球人家族。这是地球上最常见的群体的最常见的装扮，就算聚在一起也不会显眼——爷爷巴巴、妈妈奥罗拉、小孩子阿萨，还有拉胡德……哪儿去了呢？

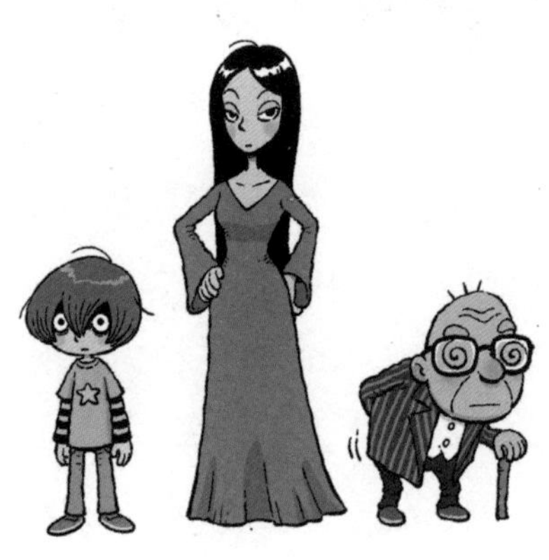

看着从帐篷里走出来的一家人，地球小孩子们一起拥了过来。

“哇，帐篷里住着多少人呀？”

“我以为和我们的帐篷一样呢，没想到这么大呀？”

“我们进去观赏一下可以吗？”

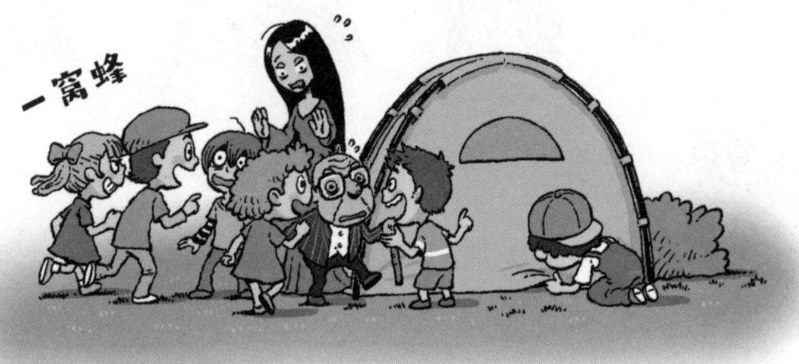

我想放他们
进去哎……
回
来
还不赶紧进去
变身……？

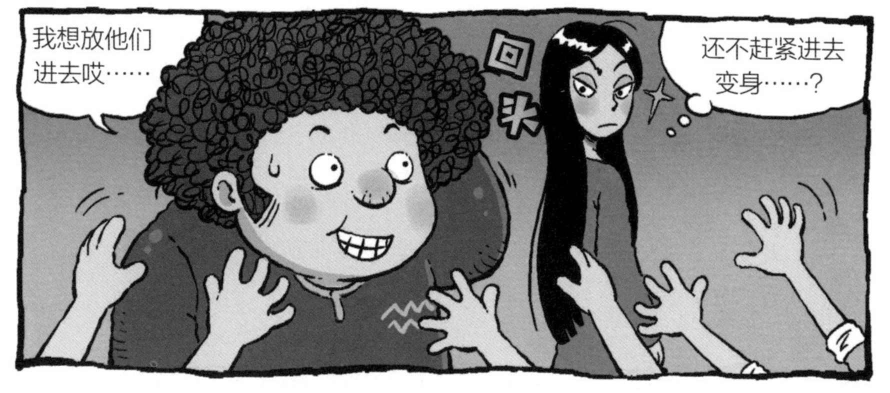

“看来不行哎！”

拉胡德的话让地球小孩子们哈哈大笑。

“原来叔叔也害怕阿姨呀？我爸爸也怕妈妈，看来大人们都差不多。”

“真的吗？你们爸爸和我差不多吗？”

如果和地球人爸爸相似，那我就没必要变身了呀！

这时碰巧从远处飞来一张纸。

呼
呼

欸？这张脸
不错呢！
通缉令

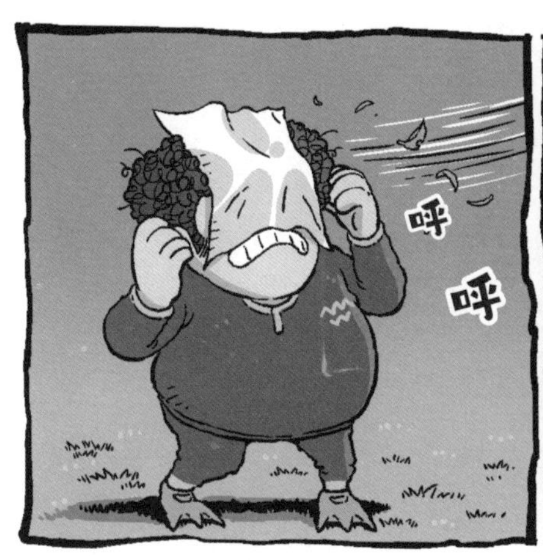

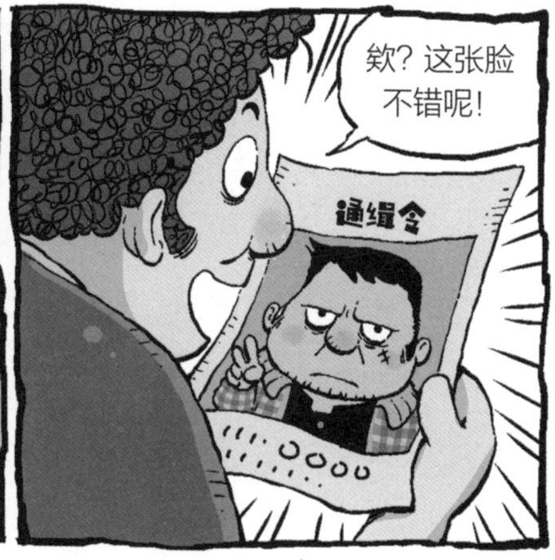

成功变身为地球人爸爸的拉胡德悠闲地欣赏着太阳落山的美景，与奥莱又矮又灰暗的天空不同，白天的地球天空是蓝色的。不过，地球的晚上和奥莱一样很黑，拉胡德想起了家乡，鼻子酸酸的。

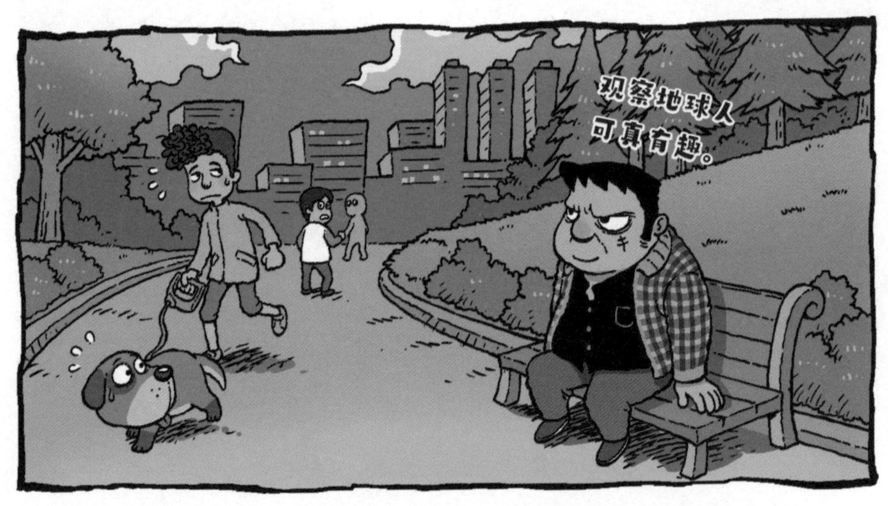


突然，巡查公园的金巡警看到了拉胡德，眼睛瞬间睁大。

“这张脸好像在哪儿见过……等会儿，啊，对！这不就是九个月都没有抓到的通缉犯赵客嘛！”

金巡警生平第一次亲眼见到通缉犯，虽然想勇敢地逮捕他并引以为豪，但自己又很害怕，不过他不能就这么放弃，于是金巡警大声喊了起来。

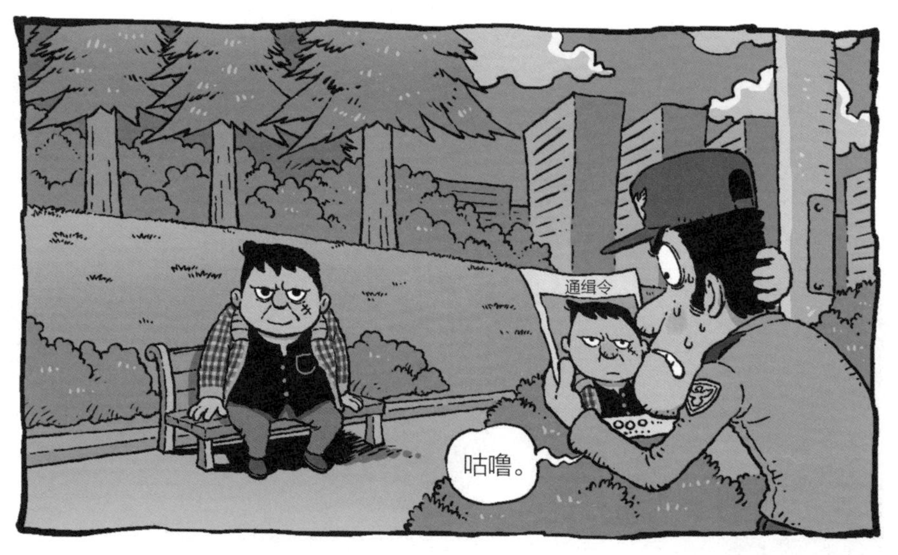


“通缉犯赵客，你被逮捕了！”

拉胡德对这个地球人的行为一头雾水，但他本能地感受到了危险。

他急忙跳起来，地球人也追了上来。拉胡德全力奔跑着，但是他这双在奥莱就很慢的脚，在地球上依旧跑不快。

最终，拉胡德被地球人抓住了。

“你完了！听说你做了好多坏事！”

地球人抓住拉胡德，使他动弹不得。

“没有，我什么都没做！”

拉胡德无论怎么挣扎都毫无用处。

侦察团的安全在
第一位。
救我啊……
又是这家伙。
干脆把他扔掉
得了。

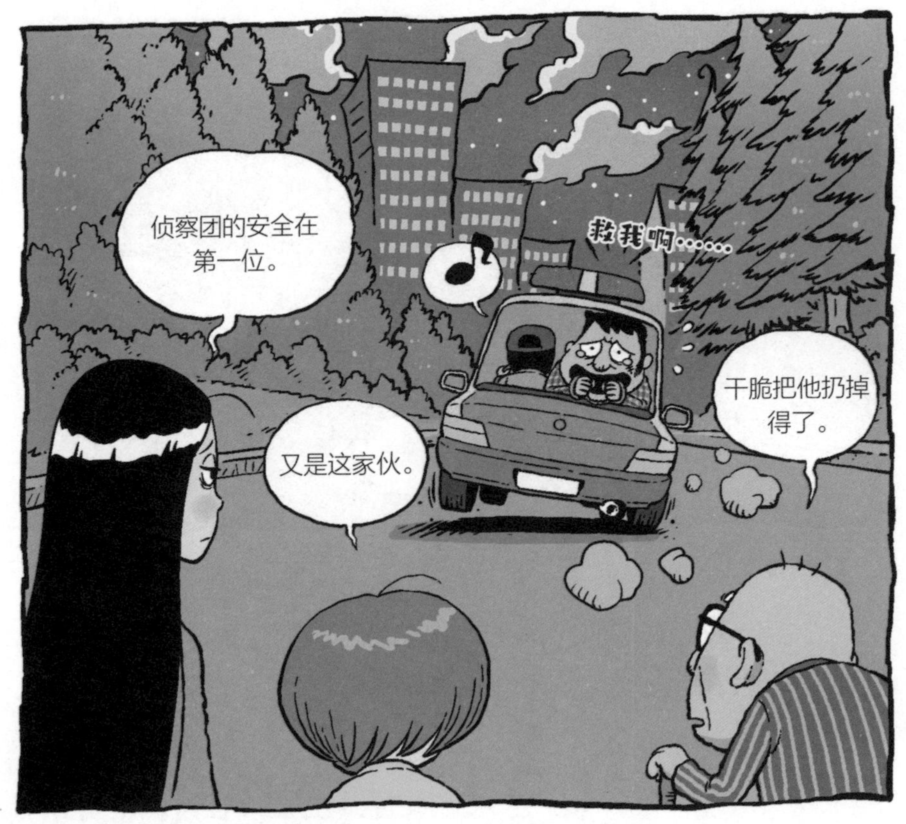

“所长，我抓住他了！通缉犯赵客！”

金巡警将拉胡德一把拉过来，得意扬扬地大喊起来。派出所的警察都吓了一跳。

所长指着关在拘留所里的胖男人说：“不对呀，我明明抓住赵客了啊。”

“那到底谁是真的赵客？”

警察们都糊涂了。

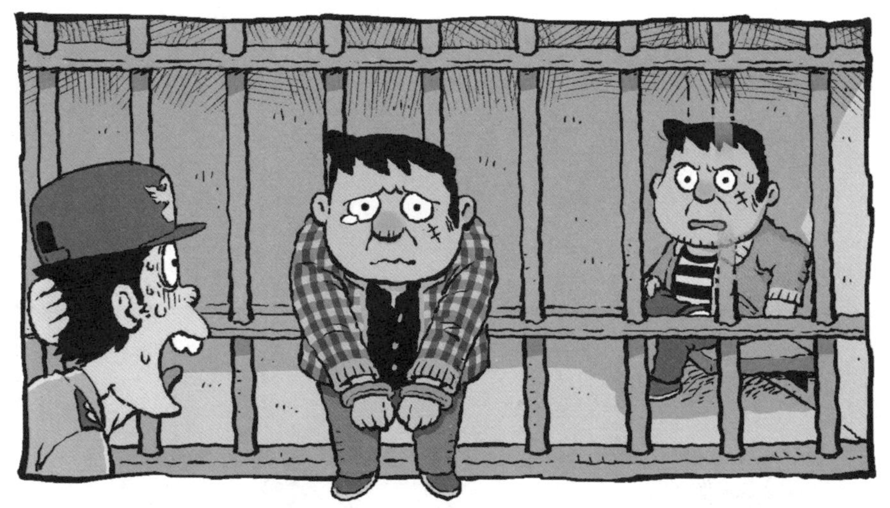

所长拿着通缉犯的照片朝两人走了过去，危急时刻，拉胡德想起了阿萨的分析结果。

“地球人通过外貌相互区别，尤其是脸部的细微差别。”

于是，拉胡德对自己的一只眼睛做了一个深深的双眼皮。

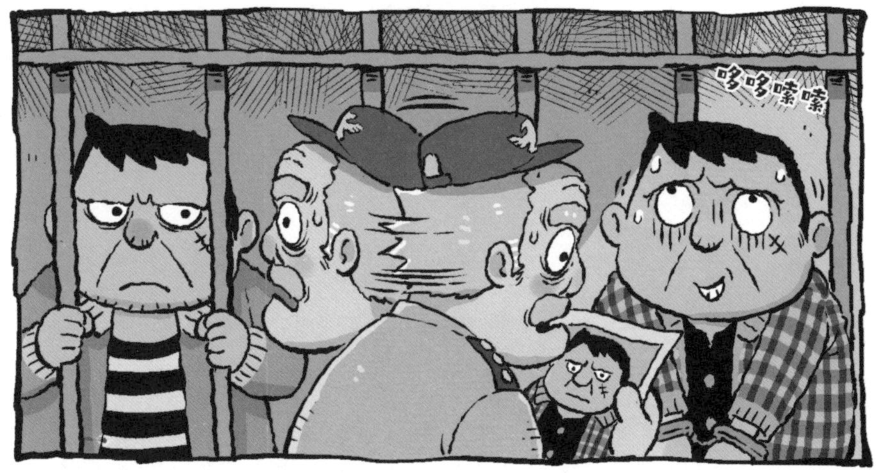

“确实不一样，赵客一脸凶相，而这位看起来幽默和善。金巡警，快向这位善良的市民道歉。”

果然，所长看出了拉胡德脸上细小的差异。

真遗憾，早知道我也做个双眼皮了！
以后好好看清楚再逮捕！
我还是赶紧溜吧！

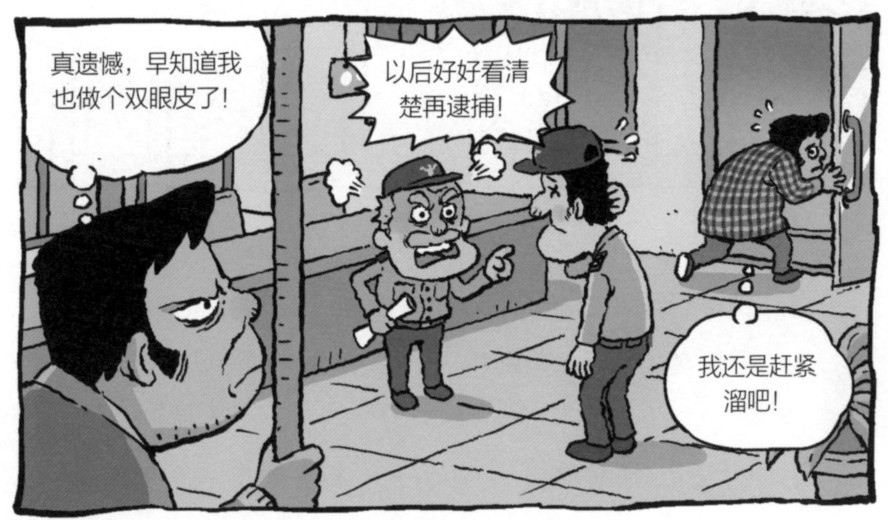

夜深了，奥莱侦察团聚集在宇宙公园角落里长凳旁边的临时总部帐篷当中，奥罗拉问道：“地球第1日的报告谁来写？”

“我来写。”

出乎意料的是，从第一天开始就很倒霉的拉胡德竟然主动报了名，然而拉胡德的第一份报告给奥莱行星带去了巨大的冲击。

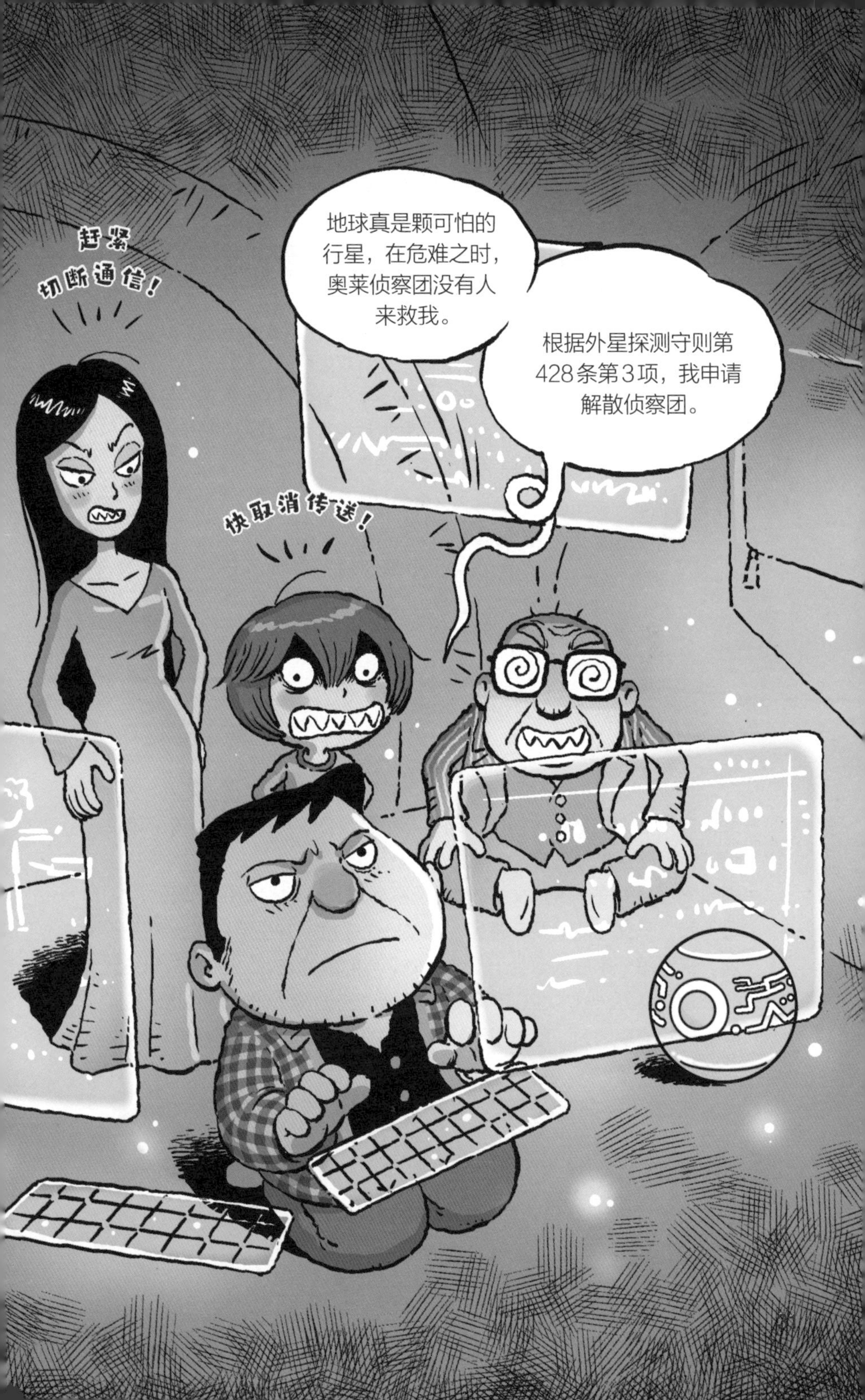
赶紧切断通信！
地球真是颗可怕的行星，在危难之时，奥莱侦察团没有人来救我。
根据外星探测守则第428条第3项，我申请解散侦察团。
快取消传送！

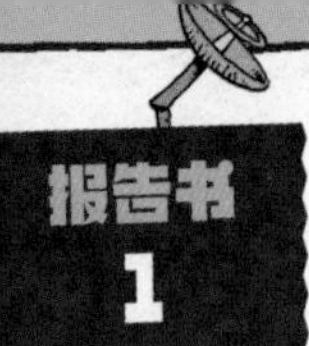

报告书 1

# 变身为地球人的第一天 即使是微小差异也要多加注意！

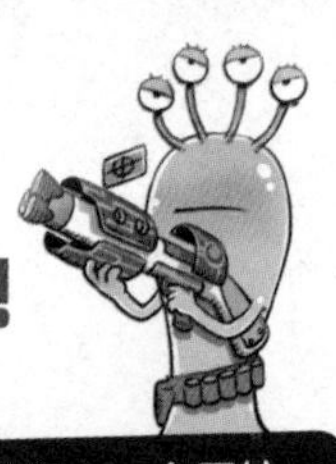

2019年5月6日 7385年17月46日 编辑人：奥罗拉

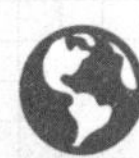

**地球情况概述**

* 变身地球人的首次试验似乎勉强取得了成功，他们的衣服紧巴巴的，十分不方便，将来需要用聚合物弹力棉材质重新进行制作。

* 地球人的电波天文台设有外星人研究所。虽然没有我们的行星科学研究所水平高，但似乎聪明的地球人都汇集在这儿，我们在这里也曾受到过外星人追踪队的威胁，今后要多加注意。

* 我们的侦察团成功在地球人聚集的公园里建立了第一个基地。在地球小孩子的帮助下，我们也成功变出了合适的形象，日后还得好好利用他们。

* 拉胡德对侦察团行动纲领不熟悉，我们必须对他予以警告，并且最好从"奥莱"行星层面上处理这件事。拉胡德总是容易被地球人注意到，最终，他被一个叫作"警察"的地球警卫队人员抓住了，这件事日后也是个麻烦。

## 地球人以家为单位同住

- 变身为地球人之后，我们在公园里非常显眼，尤其是地球小孩子对我们的外貌感到十分好奇。
- 通过对公园内的其他地球人进行观察后发现，他们口中所谓的“父母”和“子女”能够共享基因，构成一个家庭，并生活在同一个房子里。平均每个家庭人数为1~2人，1~2人的家庭占55.3%，3人以上的家庭占44.7%（以2017年对韩国的调查数据为准）。因此，由4人组成的侦察团为了尽量不引起地球人的注意，可以扮演成这种地球人的普通家庭。
- 韩国在2018年共有326800个所谓“智人”的地球人出生，虽然这期间出生的人口有这么多，但人口增长量急剧下降。据估计，人口数量将在不久后减少。
- 地球人的预期寿命只有83岁，如果他们的医学达到奥莱行星的水

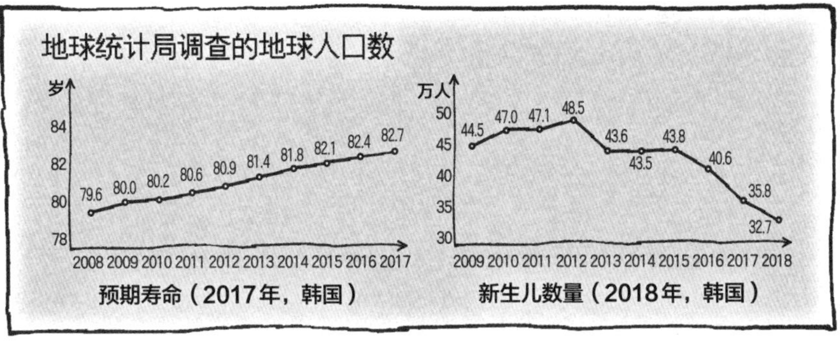


准，地球人口数预计将增加38倍以上。我们应该庆幸地球的科学和医学还不够发达。

## 地球人能够区分出外貌上的细小差别

- 地球人成人的身高大部分在150~190厘米之间，体重在40~100千克之间。变异差异比想象中的要小，也许是因为地球的引力是特定的，环境变化也很小。
- 男性在身高和体重方面数值都比女性略大，身体由身体的中心——躯干——连着头和四肢构成，非常滑稽可笑。头部长有头发，面部有两只眼睛、一个鼻子、一个嘴巴、两只耳朵。与奥莱人相比，地球人的脸部外貌差异并不大。
- 有趣的是，这并不影响地球人之间相互区分。不仅是眼睛、鼻子、嘴的大小、形状和位置，眼皮的褶皱数和皮肤黑痣等细微差别，似乎都可以用来相互区分。他们甚至利用这种微小的差异开发了“人脸识别”技术，将脸靠近含有个人信息的智能手机，手机就可以识别是否是本人。

**地球人的面部识别技术**

通过摄像头向面部投射3万个以上的圆点，制成脸部地图，通过测量脸部曲线产生的深度来区分面部特征。

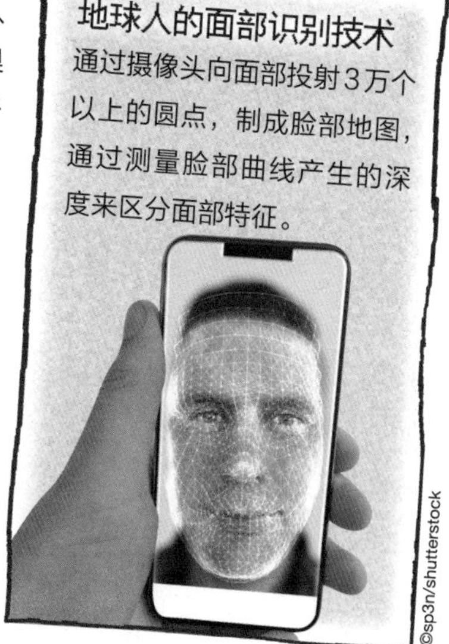

## 地球人的视觉指的是？

- 地球人用来接收并处理信息的最重要器官是位于头内部的“大脑”，是被坚硬的颅骨包围着的细胞块，重1.4千克，容量为1300~1500毫升，负责处理地球人运动和感觉的信息、语言和学习，等等。
- 地球人通过视觉、听觉、触觉、嗅觉和味觉五种感觉来判断事物，他们似乎无法像奥莱人一样识别各生物体所具有的波长，所以在看到对方时，他们最先受到的是视觉刺激。
- 我们能够识别地球人的大脑活动，因此能够解释地球人的大脑如何运转。地球人将眼睛接收到的信息通过“枕叶”来传送并进行处理，而大脑内位于右耳旁的“颞叶”也同时启动，尤其这里包含了能够识别“面部”的专业化区域。地球人遇到其他地球人时，最先观察面部进行判断，这似乎与大脑的信息处理功能有关。
- 地球人喜欢在周围环境中寻找与“地球人面孔”相似的图案，他们有时能够在云朵的图案中看到人的面孔，这真是令人难以接受的奇怪行为。也许这是地球人用来分析他人面部表情以区分敌友，了解对方是否有敌意的必备生存技能。

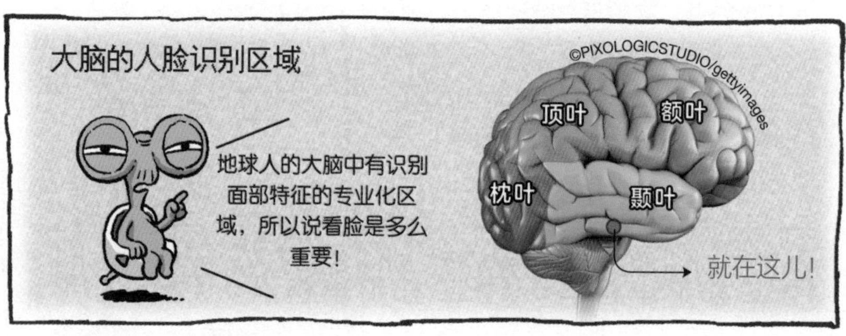

3

# 能买到房子的长相

## 地球人对不同相貌差别对待

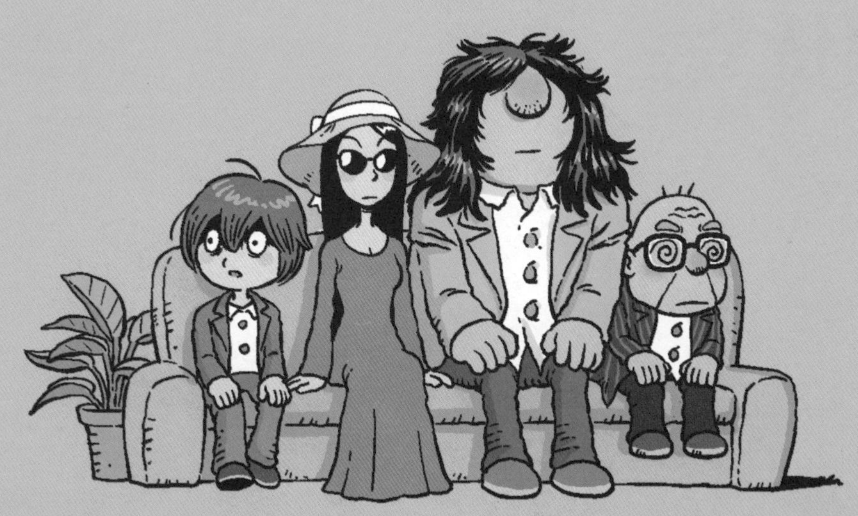

地球上的第一个夜晚，拉胡德为了不被地球警察抓走而换上了崭新的面孔，这次要更胖一些。即便如此，他还是很郁闷，希望马上脱掉外形衣。

“还不能脱吗？反正周围也没有地球人。”

不知不觉，喧闹的地球人都已不见了踪影。由于不知道他们会突然出现在哪里，所以侦察团依旧无法安心。奥罗拉在周围警戒了好一阵子后觉得十分奇怪。

“半夜留在公园里难道不像是地球人的行为吗？”

奥罗拉和阿萨坐在长椅上，连接上了包含着地球上所有信息的互联网。

“地球人都回家了，公园里的帐篷不是地球人的家，这只是为了玩或休息搭建的临时住所。”

“那我们也该找自己的家了。”

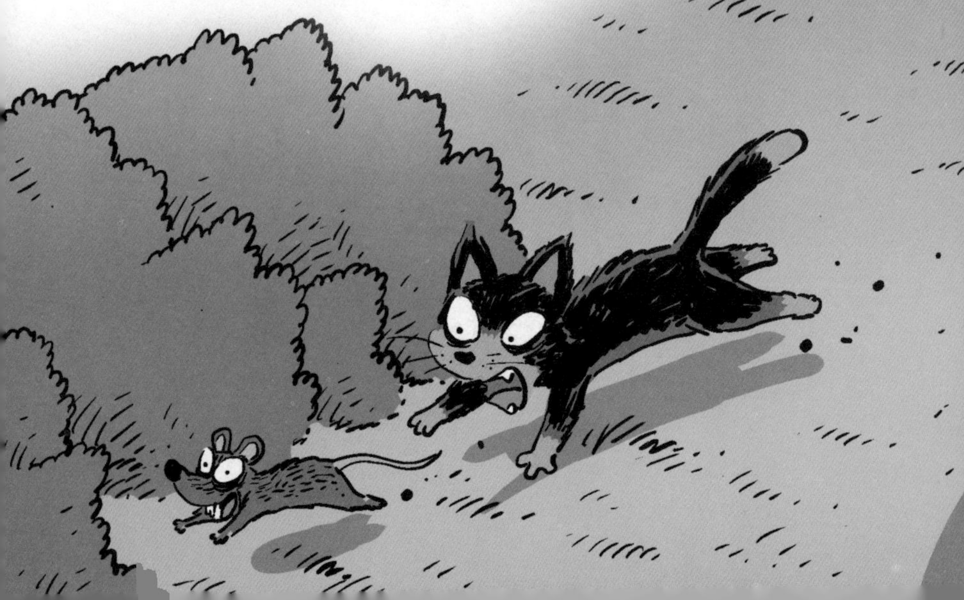

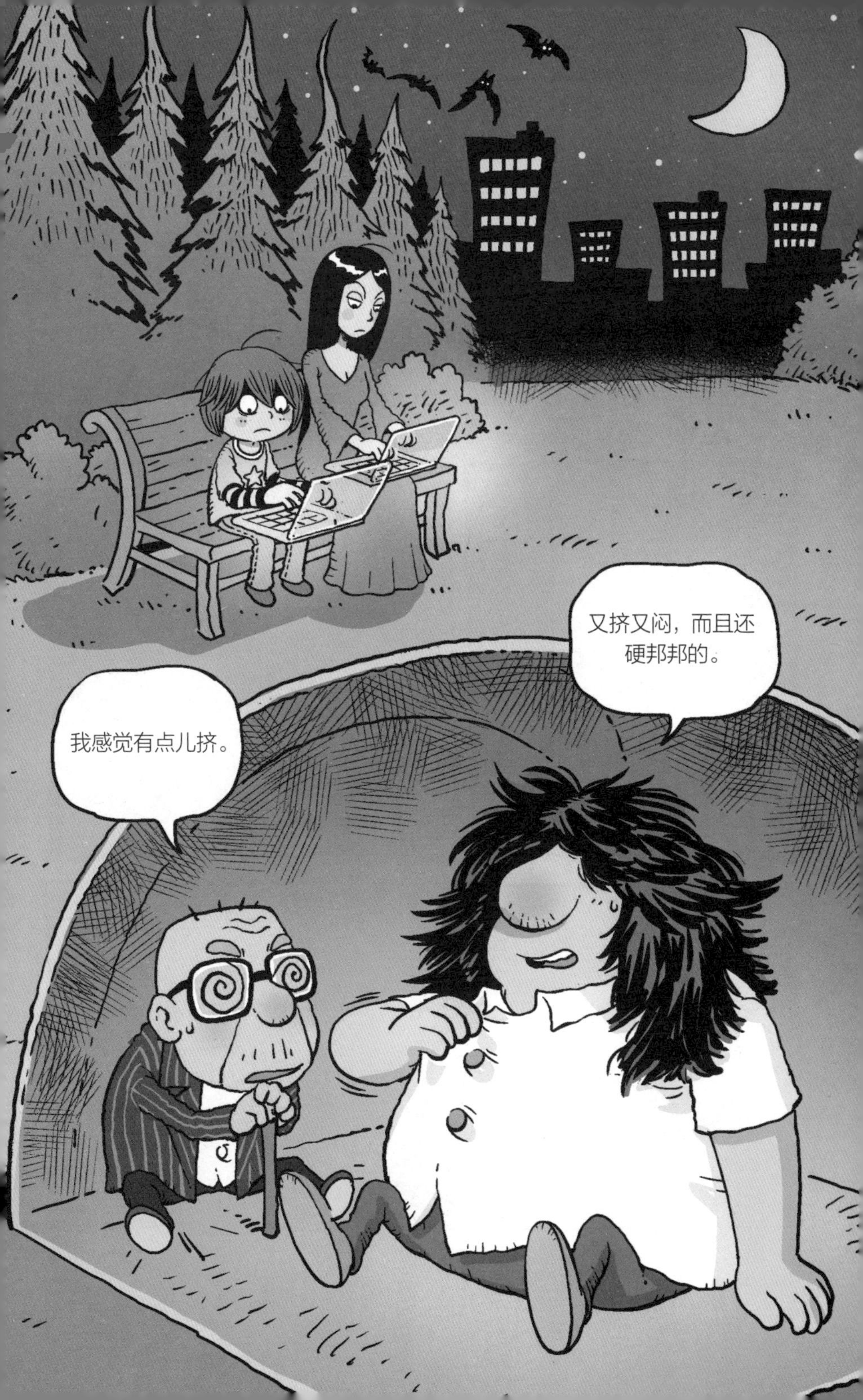
我感觉有点儿挤。
又挤又闷，而且还硬邦邦的。

突然，天空中有水滴落下来。

“危险！！”

奥莱人为了避开这些不明成分的水滴迅速躲进了帐篷，然后小心翼翼地对这些水嘀的具体成分进行了分析。

“地球上难道没有保护网吗？”

这些水滴其实是雨，
水占地球的70%。

不含有毒成分吗？
地球大气成分和宇宙成分会极微量地溶于其中，呈弱酸性，没有什么害处。

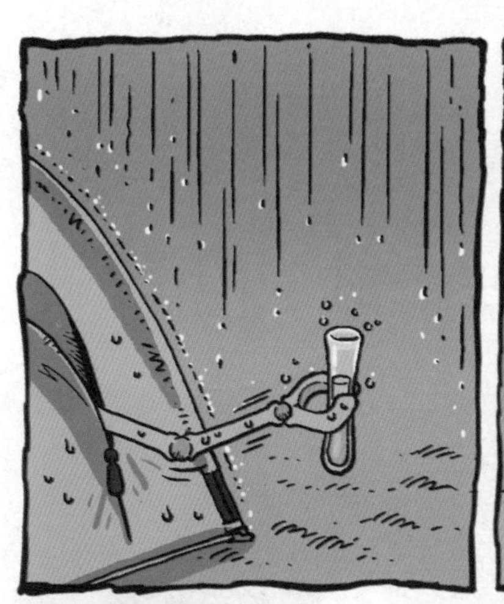

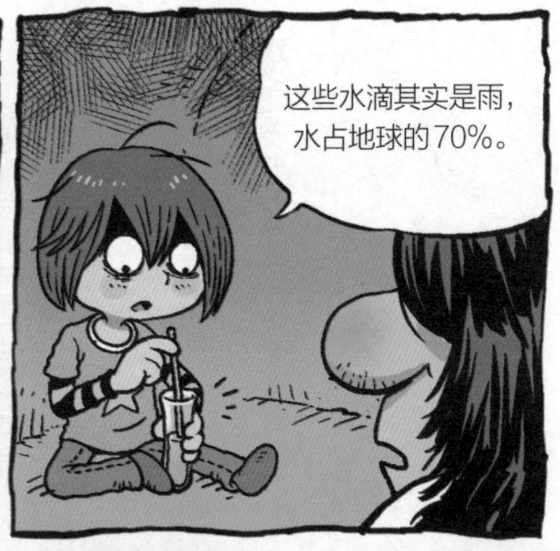

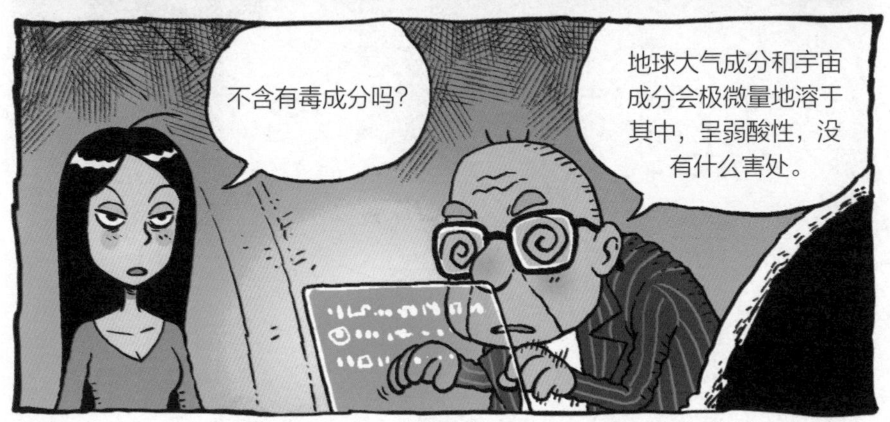

奥莱行星上没有雨，虽然每天都会从宇宙中落下被破坏的宇宙物质，但坚固透明的保护网能够将整座城市完美保护起来。

但地球竟然连个雨点都挡不住，奥莱人能否成功迁移呢？

这时，阿萨有了新的发现。

“地球也有保护网——大气层。得益于大气层的保护，地球成了整个太阳系中唯一能够让生命体得以生存的行星。”

“但为什么挡不住雨呢？”

拉胡德无法理解。

地球的大气层能吸收太阳产生的有害紫外线，使太阳能均匀扩散到地球，还能将落向地球的陨石烧毁。白天大气层将地球的热量吸收起来，到了晚上能够保证地球不会冷冻结冰。

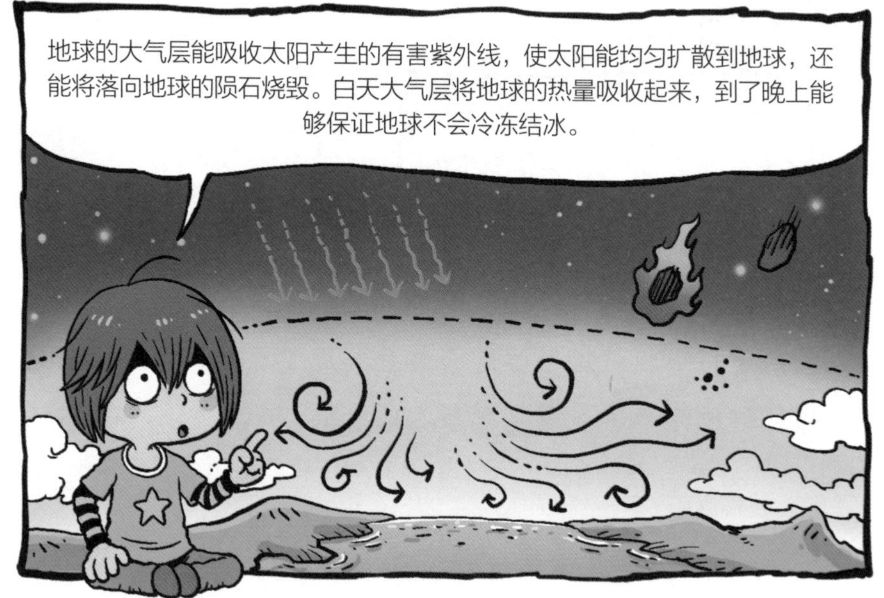

“雨是在大气层下产生的现象，因为有大气层，所以水分不会蒸发，就形成了降雨。对于这种现象，地球人需要自行躲避。”

雨越下越大，奥莱人听着外面倾泻的雨滴声，在帐篷里熬了整整一个晚上。

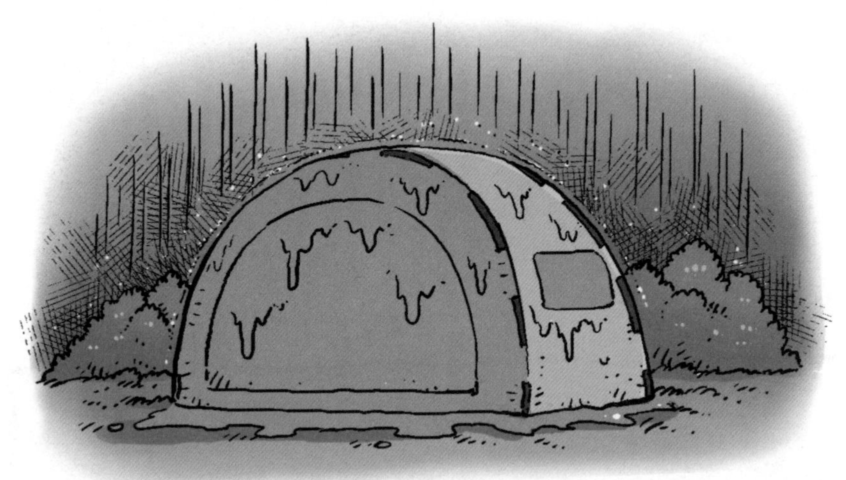

天逐渐变亮，雨也停了，空气清新，阳光和煦。奥罗拉把湿衣服拧干，拉胡德甩了甩湿漉漉的毛。巴巴用哈拉哈拉将这个临时总部分解成了原子，地球上的任何地方都不能留下奥莱人的痕迹。

“好了，快开始执行任务吧！”

仅仅露宿了一夜，奥莱人的模样就已经惨不忍睹：皱巴巴的衣服、脏乱的头发、难闻的气味……上班路上干净整洁的地球人都纷纷默默避开了臭气熏天的他们。

然而，奥莱人对此毫无察觉地走在街上。

啊……什么味道！
嗡嗡
嗡嗡
快离他们远点儿。
我们需要找到一个能够避开外星人追踪者的地方。
我们一定要选择一个不需要穿外形衣的基地！
只要能脱掉这些奇怪的衣服就行！
好想自己待着……

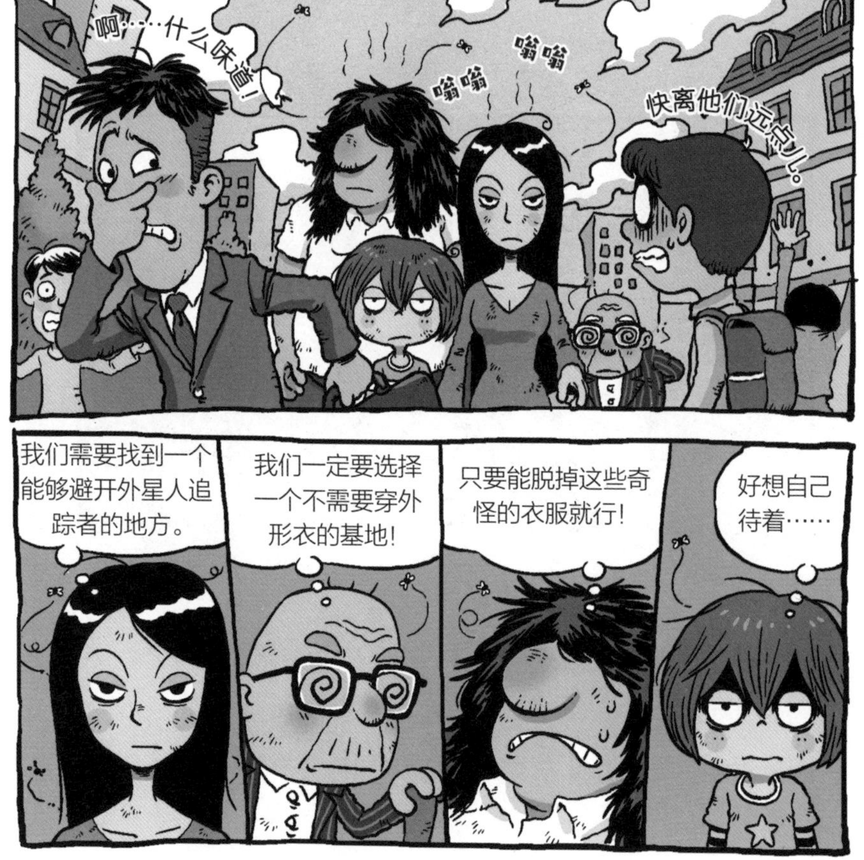

奥莱人最先要做的事情就是找到一个能以自己本身的样貌休息的场所。在地球上，房子并不是由地球局或情报局来支付的，听说要通过中介所来交钱找房。

“钱？我们没有呀！”

心急的拉胡德着急了。

“虽然没钱，但我们有哈拉哈拉呀！”

奥莱人进到一个不起眼的小巷里，由于他们不知道需要多少，干脆就多造了一些钱。

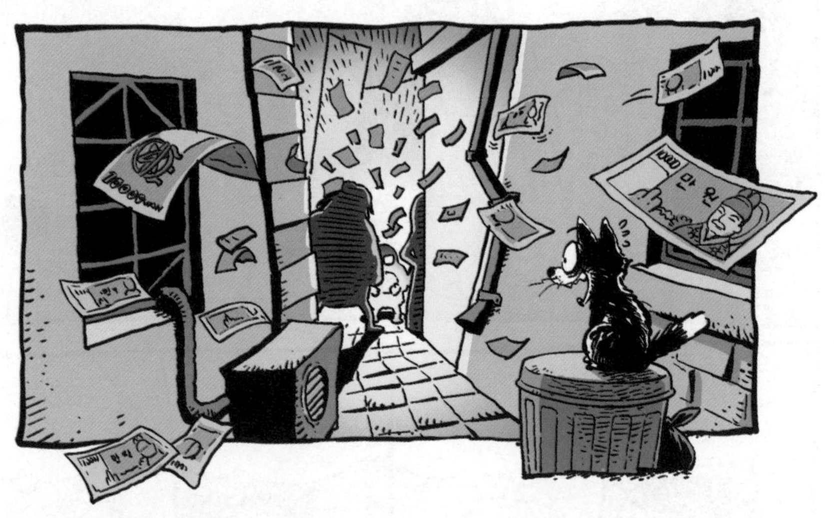

接着，奥莱人又用哈拉哈拉造出了两个袋子，将钱装了进去，一切准备就绪！奥罗拉和拉胡德各背一个袋子，径直走进了附近一家叫作“超棒房地产”的门店。

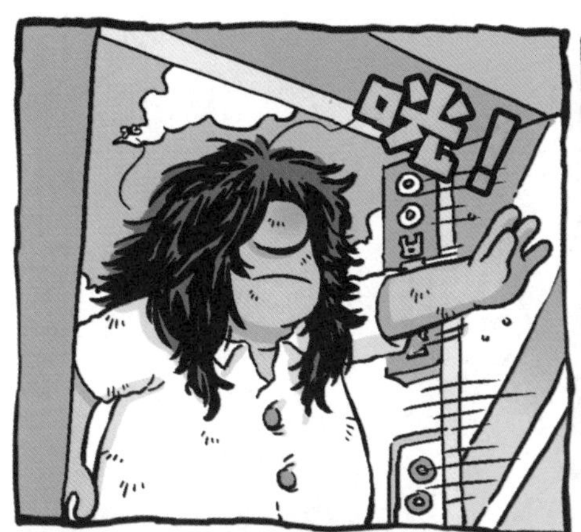
咣！

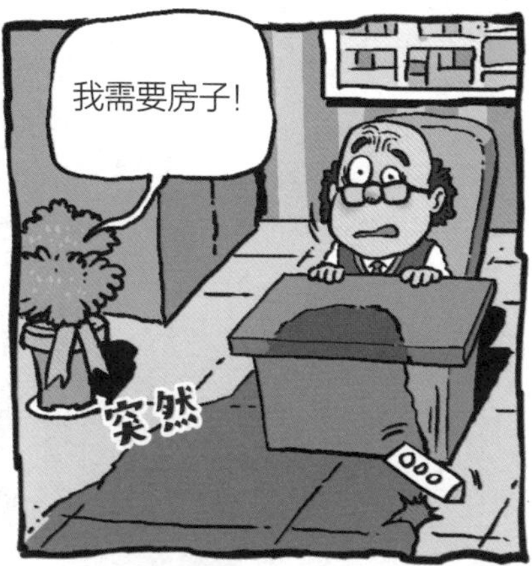
我需要房子！
突然

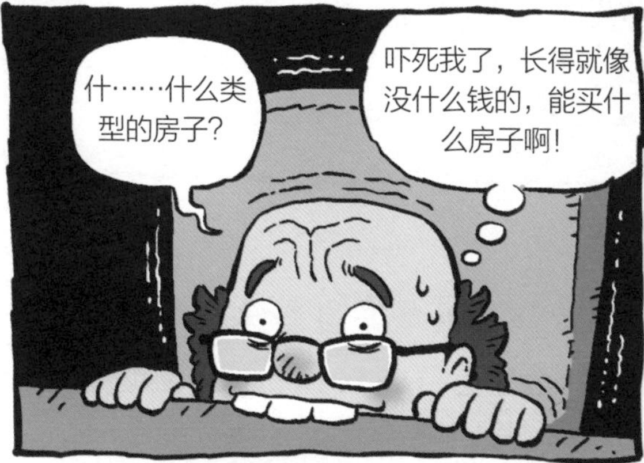
什……什么类型的房子？
吓死我了，长得就像没什么钱的，能买什么房子啊！

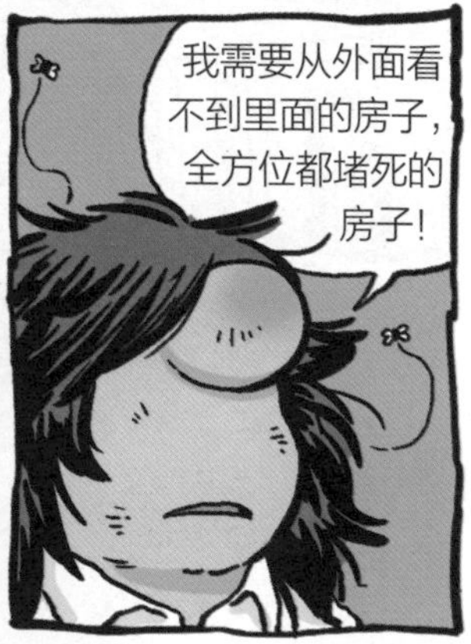
我需要从外面看不到里面的房子，全方位都堵死的房子！

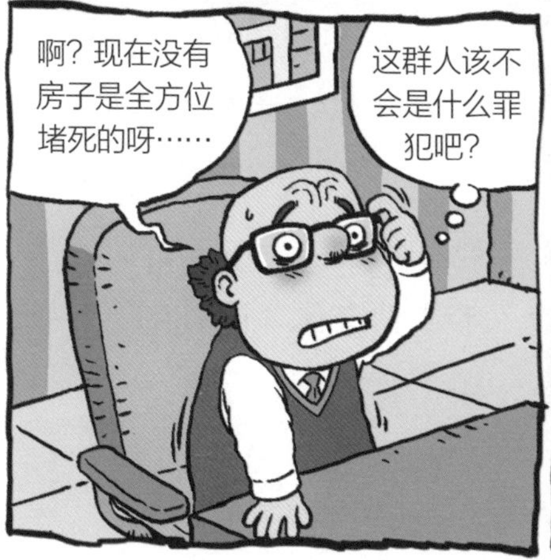
啊？现在没有房子是全方位堵死的呀……
这群人该不会是什么罪犯吧？

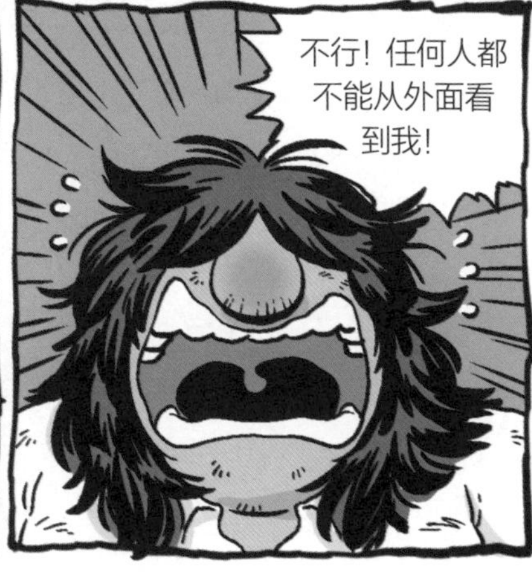
不行！任何人都不能从外面看到我！

超棒房地产
我们这里没有那样的房子，您还是去别的地方看看吧！

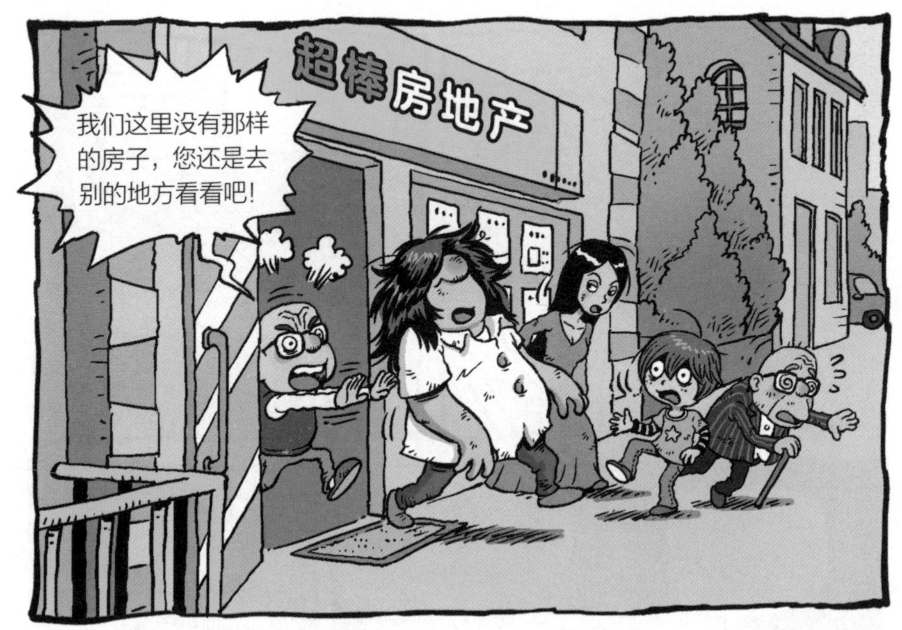

买房任务并不容易，奥莱侦察团已经失败三次了。地球人为什么都不愿意卖给我们房子？难道要想买到房子，需要什么特别程序吗？正当奥莱人陷入苦恼的时候，他们遇到了刚买完房子出来的地球人。

“您真是买值了！这块是风水宝地，将来福气也会聚集得越来越多呢！”

房地产男子亲切地向买房的人介绍。

“同样是买房，那些地球人和我们有什么区别？”

奥罗拉将地球人与自己的样貌做了一番对比。

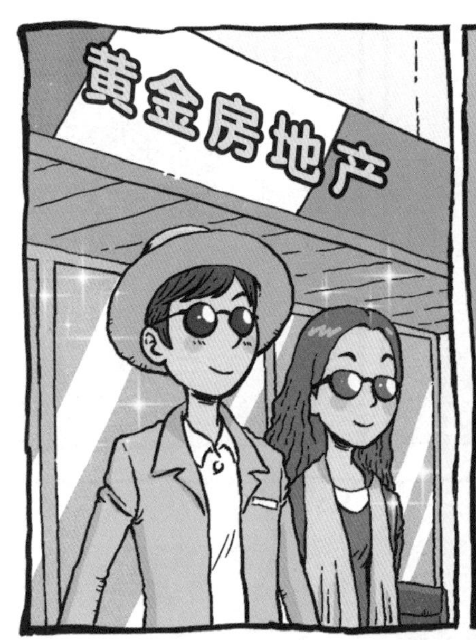


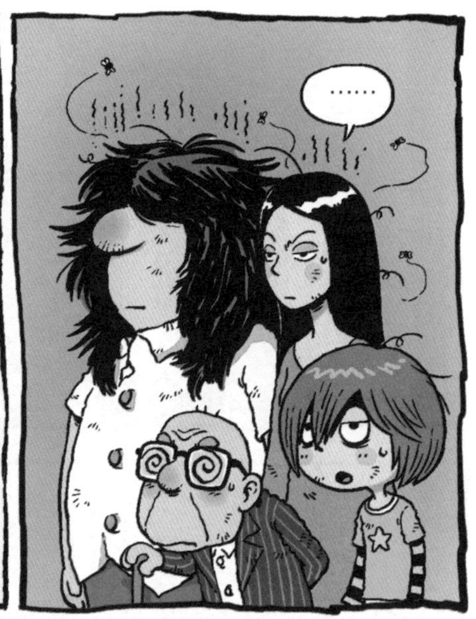


区别……实在是找不到了。

“既然不知道问题在哪儿，不如我们干脆变身成他们的样子。”

拉胡德坚决反对，现在就已经憋闷得要疯了，如果再变成他们的样子……

“不行，他们太瘦了！变成那样，我呼吸都费劲！”

奥罗拉极其厌恶这个麻烦的队员，真想把他送回去。奈何没有宇宙飞船……

“那就先换衣服，地球人外貌上一点儿小变化都能起到效果，没准儿这次也可以。”

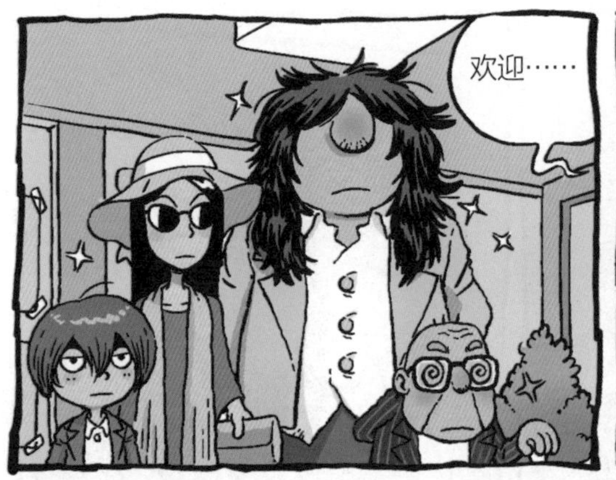
欢迎……

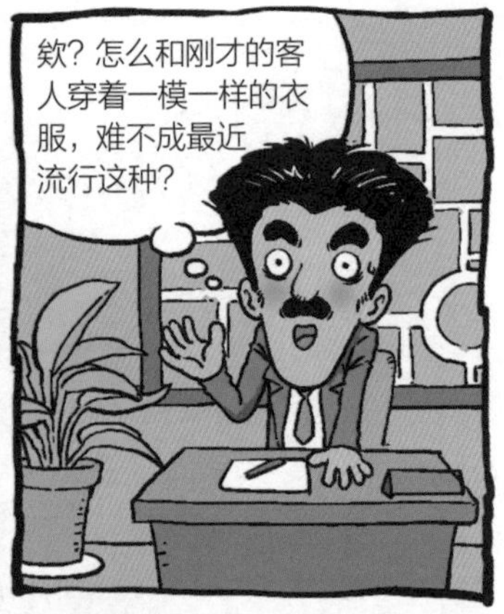
欸？怎么和刚才的客人穿着一模一样的衣服，难不成最近流行这种？

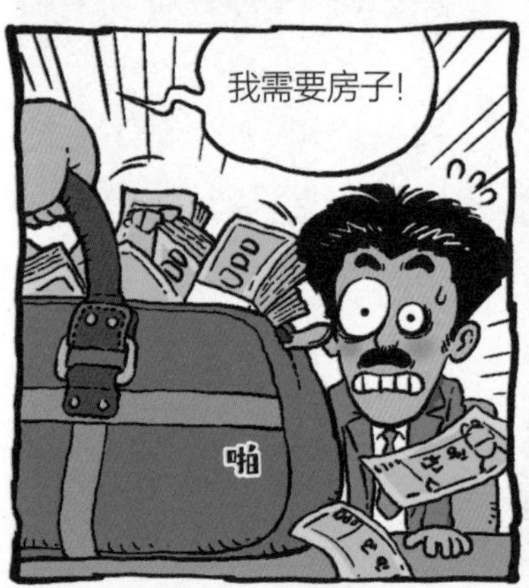
我需要房子！
啪

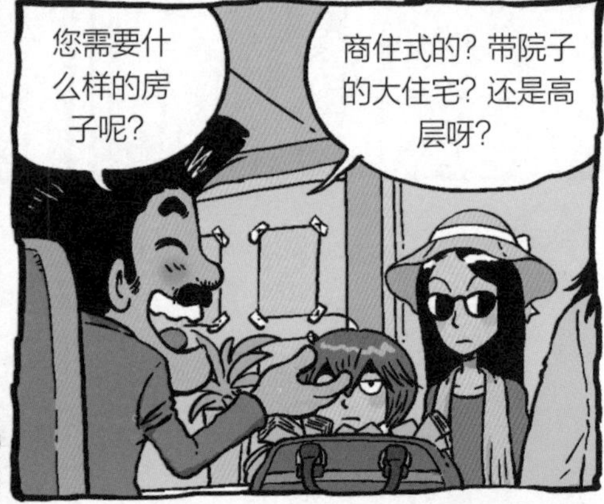
您需要什么样的房子呢？
商住式的？带院子的大住宅？还是高层呀？

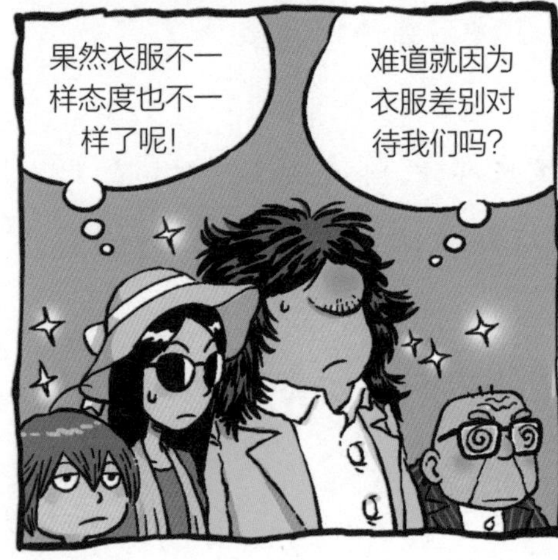
难道就因为衣服差别对待我们吗？
果然衣服不一样态度也不一样了呢！

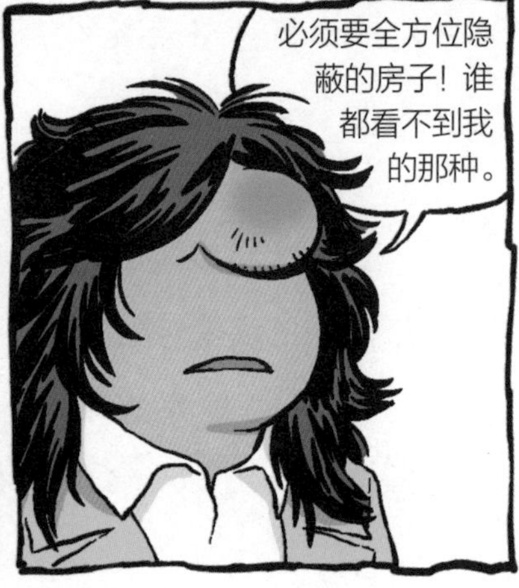
必须要全方位隐蔽的房子！谁都看不到我的那种。

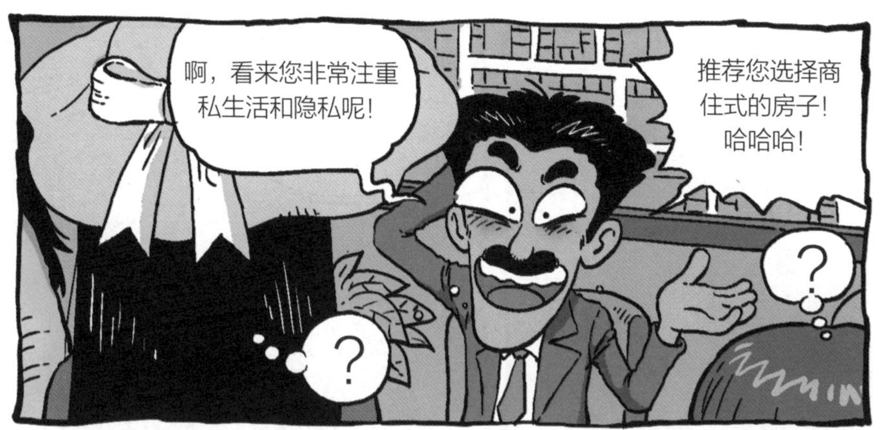
啊，看来您非常注重
私生活和隐私呢！
推荐您选择商
住式的房子！
哈哈哈！
？
？

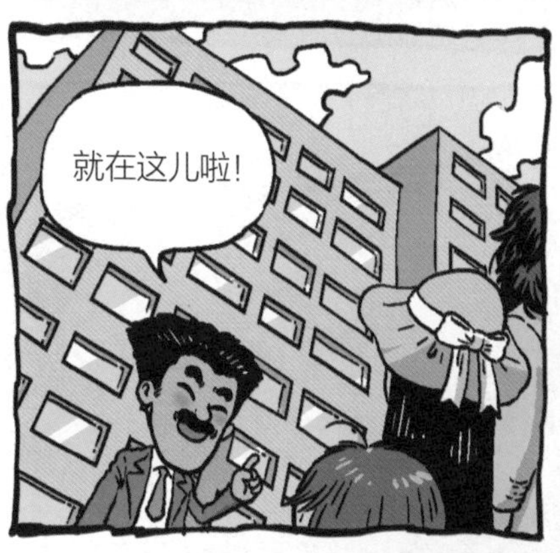
就在这儿啦！

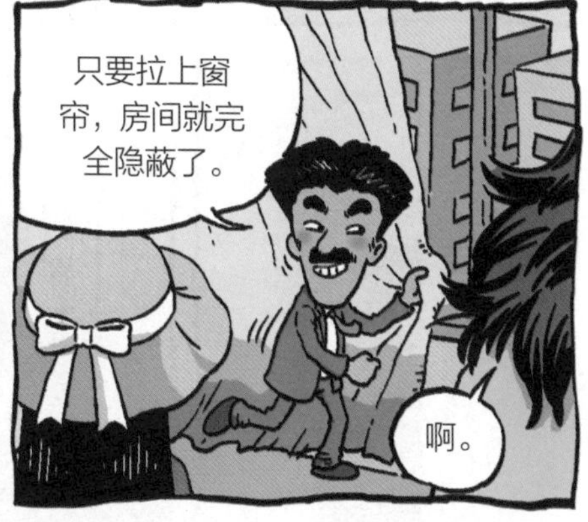
只要拉上窗
帘，房间就完
全隐蔽了。
啊。

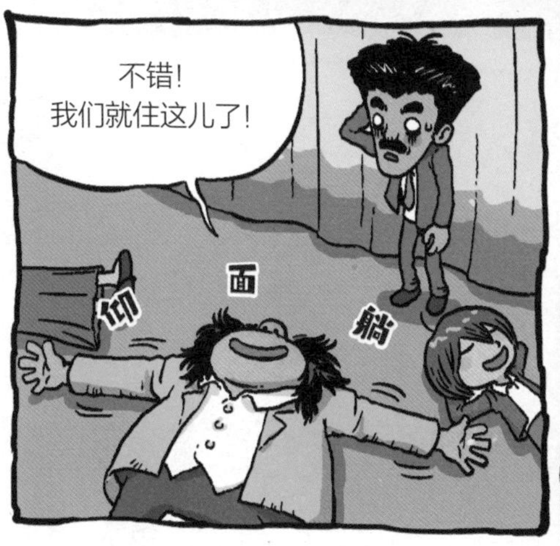
不错！
我们就住这儿了！
仰
面
躺

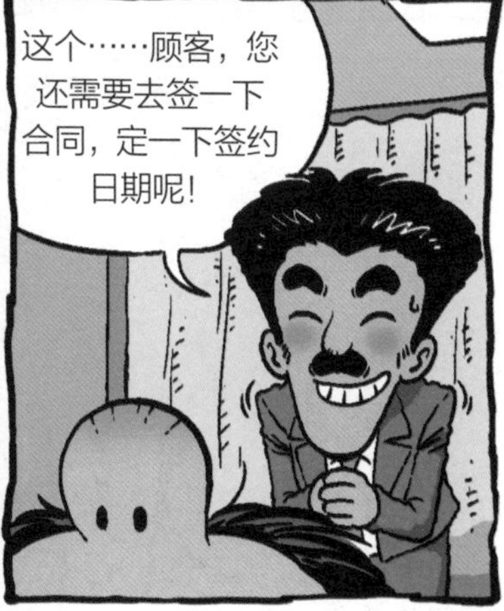
这个……顾客，您
还需要去签一下
合同，定一下签约
日期呢！

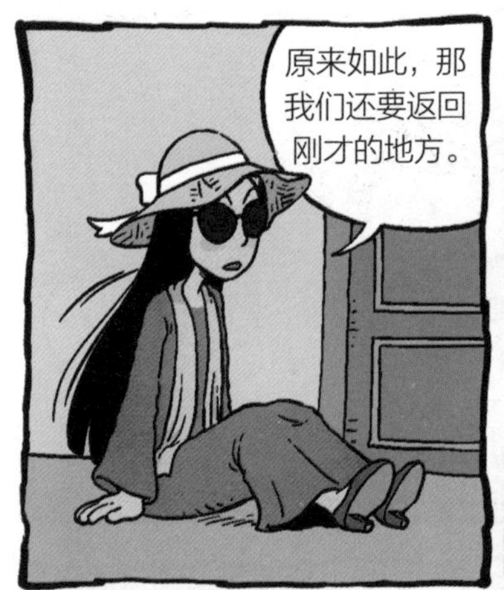
原来如此，那
我们还要返回
刚才的地方。

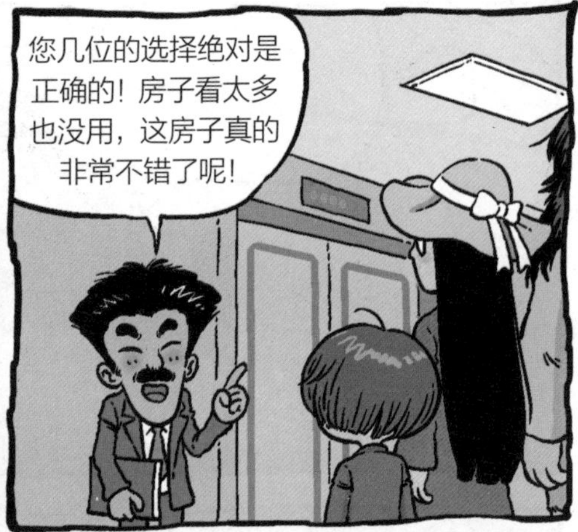
您几位的选择绝对是
正确的！房子看太多
也没用，这房子真的
非常不错了呢！

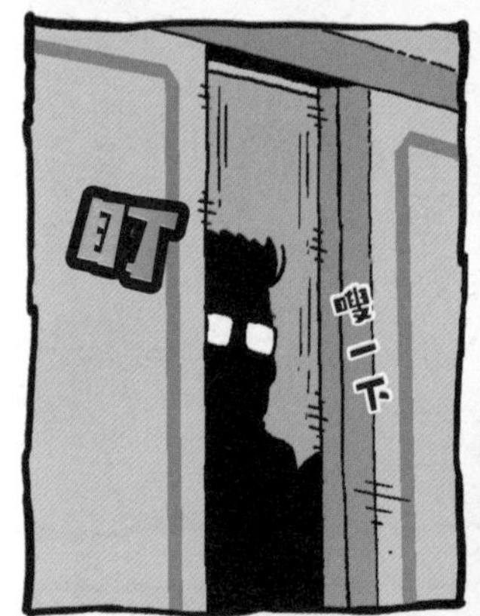
叮
嗖一下

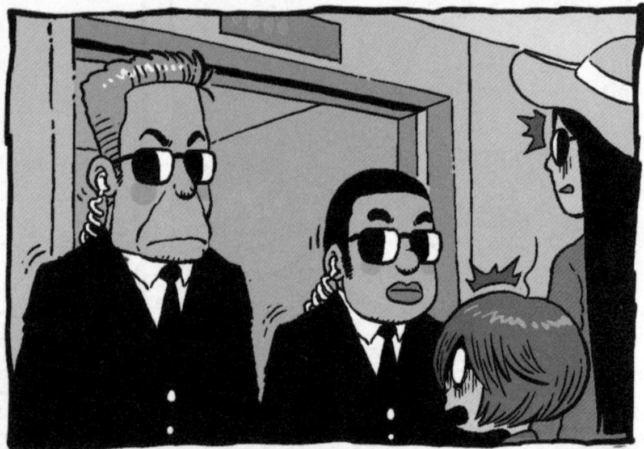

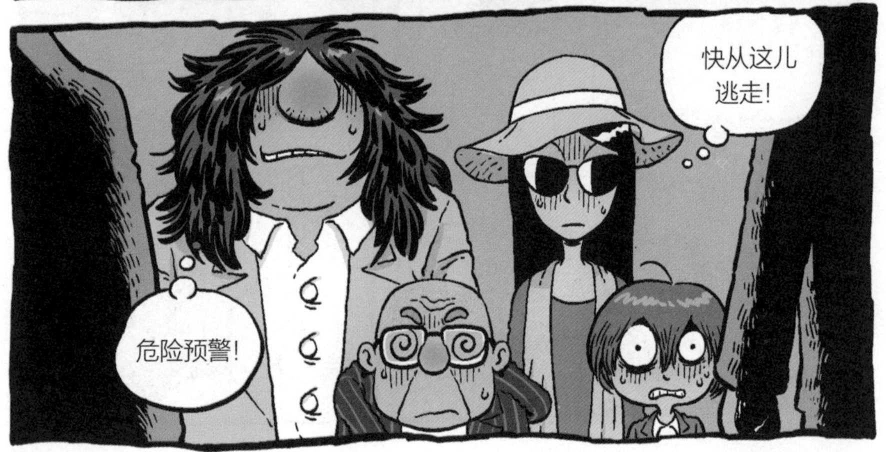
快从这儿
逃走！
危险预警！

这些穿着黑西服、戴着黑墨镜的地球人是一天前侦察团成员在研究所看到的外星人追踪者，没想到他们居然追到了这里！奥莱人为了摆脱掉追踪者一路狂奔，一旦被抓到，探索地球这一重大任务就会失败，侦察团可掌握着奥莱行星的生死存亡……所以绝对不能被抓。最重要的是，侦察团很可能会有生命危险。

金老板也跟着跑了起来，虽然不知道他们为什么突然要跑，但他不能就这么放弃合同，毕竟直接带着现金来签购房合同的客人不是天天有的！

是不满意这个房子吗？？
要不要给您几位推荐其他房子呀？
什么解剖！
什么离心机！
绝对不可以！

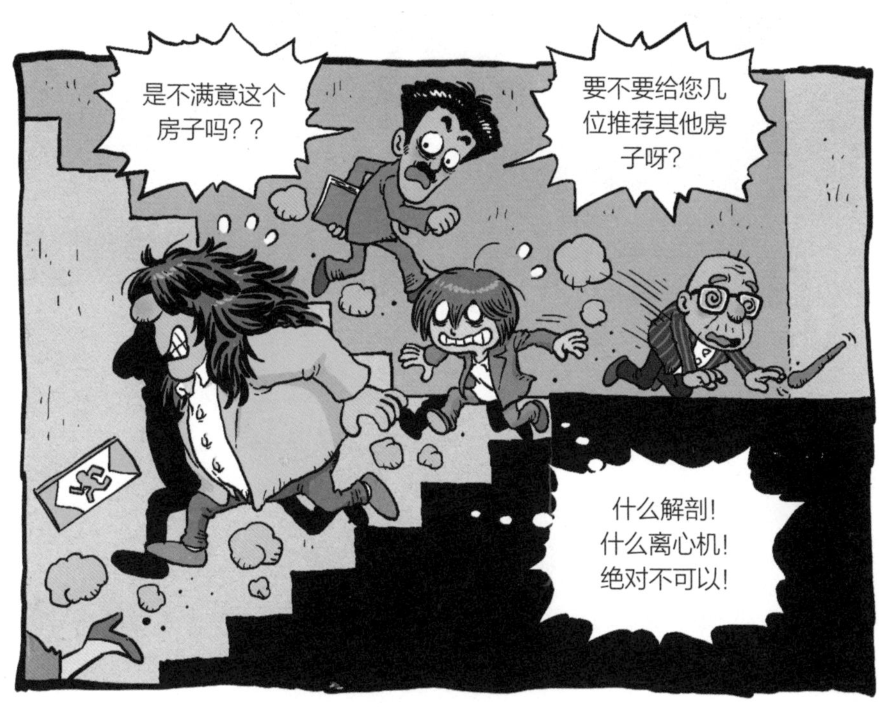

金老板在顾客后面呼哧呼哧地追着，最终一屁股坐在了路边。

“哎呀妈呀，恐怕没等签完合同我就先死了！你们再来找房子的时候，看我卖不卖给你们！这群人真的是太过分了！”

金老板拖着沉重的步伐回到了办公室。

天哪！您几位什么时候回来的？
跑得真慢！我们都等好久了！

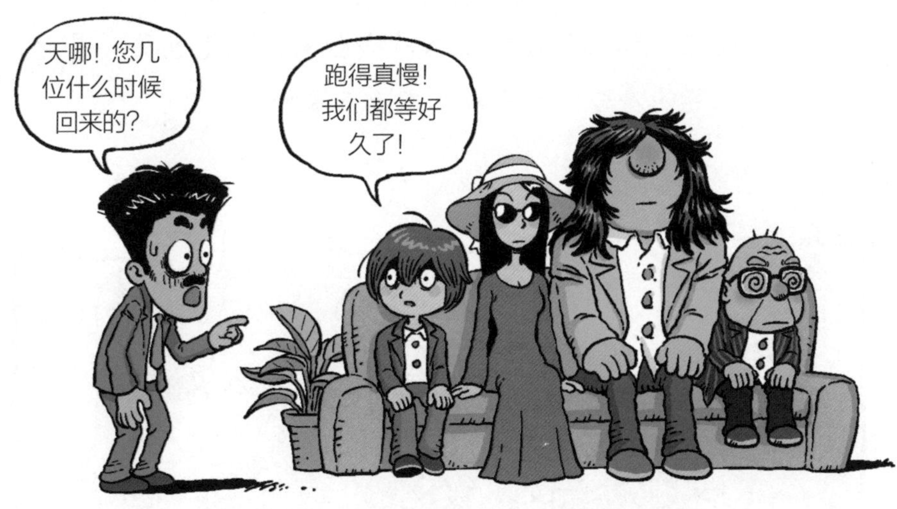

金老板惊讶的同时，依旧保持着职业微笑。

“长得挺正常，怎么说话奇奇怪怪的！一点儿礼貌都没有，难不成是从国外来的？”

那个奇怪的妈妈直截了当地说了一句：“那个房子绝对不行！不能住！”

“啊哈！原来是不喜欢公寓楼呀！那您几位喜欢更亲近自然的那种房子吗？也是，公寓楼也不能完全保护私生活，每家每户还都紧挨着，在电梯里也容易碰见邻居。这样的话……”

金老板想到了一所非常合适的房子。

那是一幢带着小院子的独门别墅，因为被很多大树包围着，所以根本看不到房子里面。只不过因为房子稍微老旧了点，几个月来一直卖不出去，金老板为此一直很头疼。

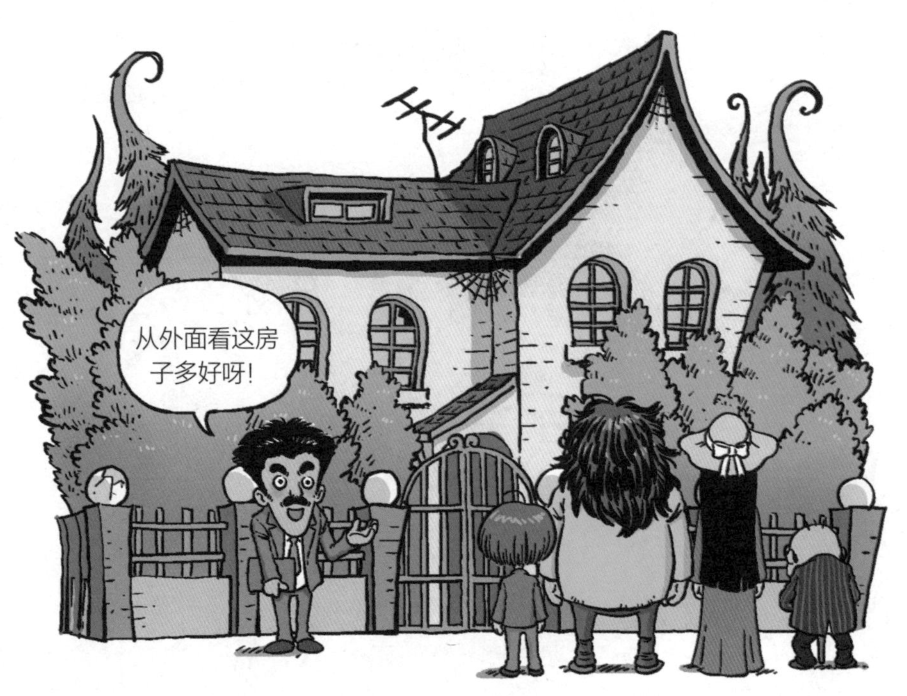

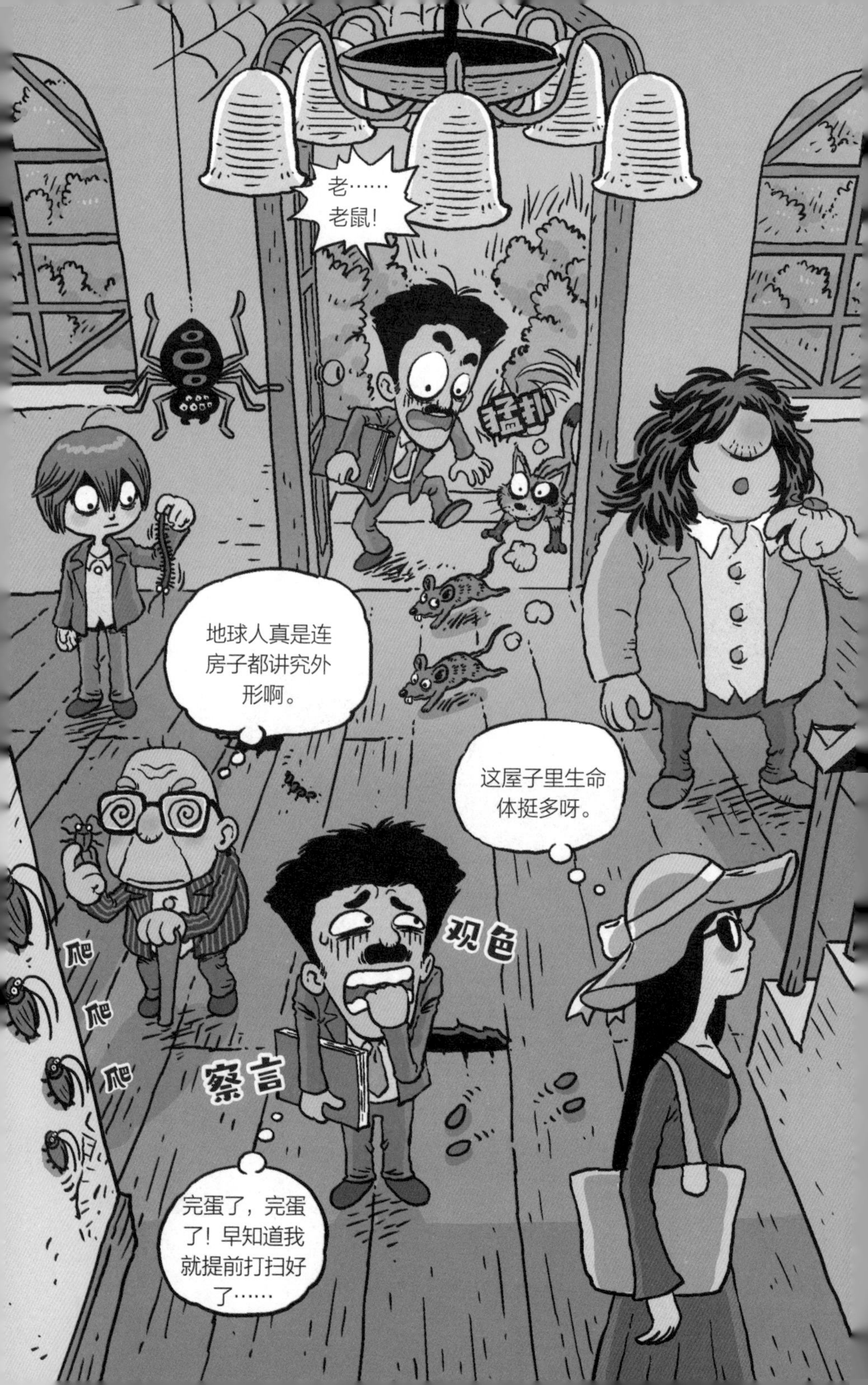
老……
老鼠!
猛扑
地球人真是连房子都讲究外形啊。
这屋子里生命体挺多呀。
观色
察言
爬
爬
爬
完蛋了，完蛋了！早知道我就提前打扫好了……

您……您没关系吗？
什么？
就是……这些虫子，您不讨厌吗？
为什么呢？必须要讨厌吗？
这房子很满意，明天我们就住进来！
果然从外面看不到里面。
啊……啊，是吗？好的呢！您可以马上搬进来，我过后会尽快为您清理院子的！
嘿
嘿
嘿

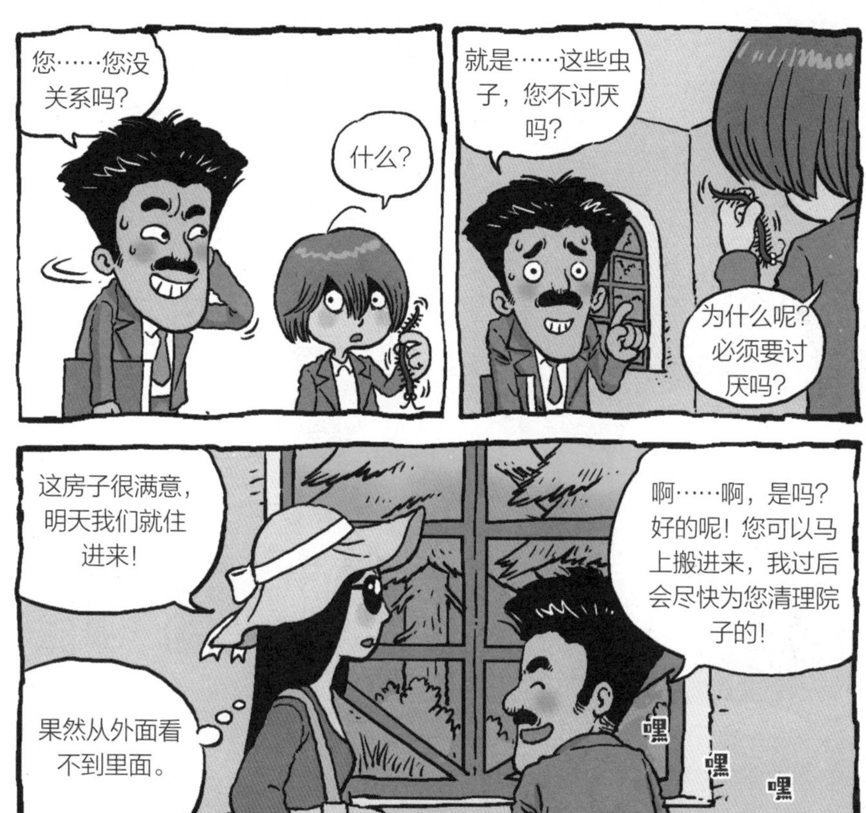

那晚，住在房子里的和隔壁的人们都很幸福。

金老板也由于终于处理掉了卖了很久都没卖出去的旧房子而感到非常满足。

在没有任何家具和被子的情况下，奥莱侦察团的成员们舒服地躺在房间里。这是一个与没有外貌歧视的蟑螂和蠼螋、灶马蟋和蜘蛛共度的和平之夜。

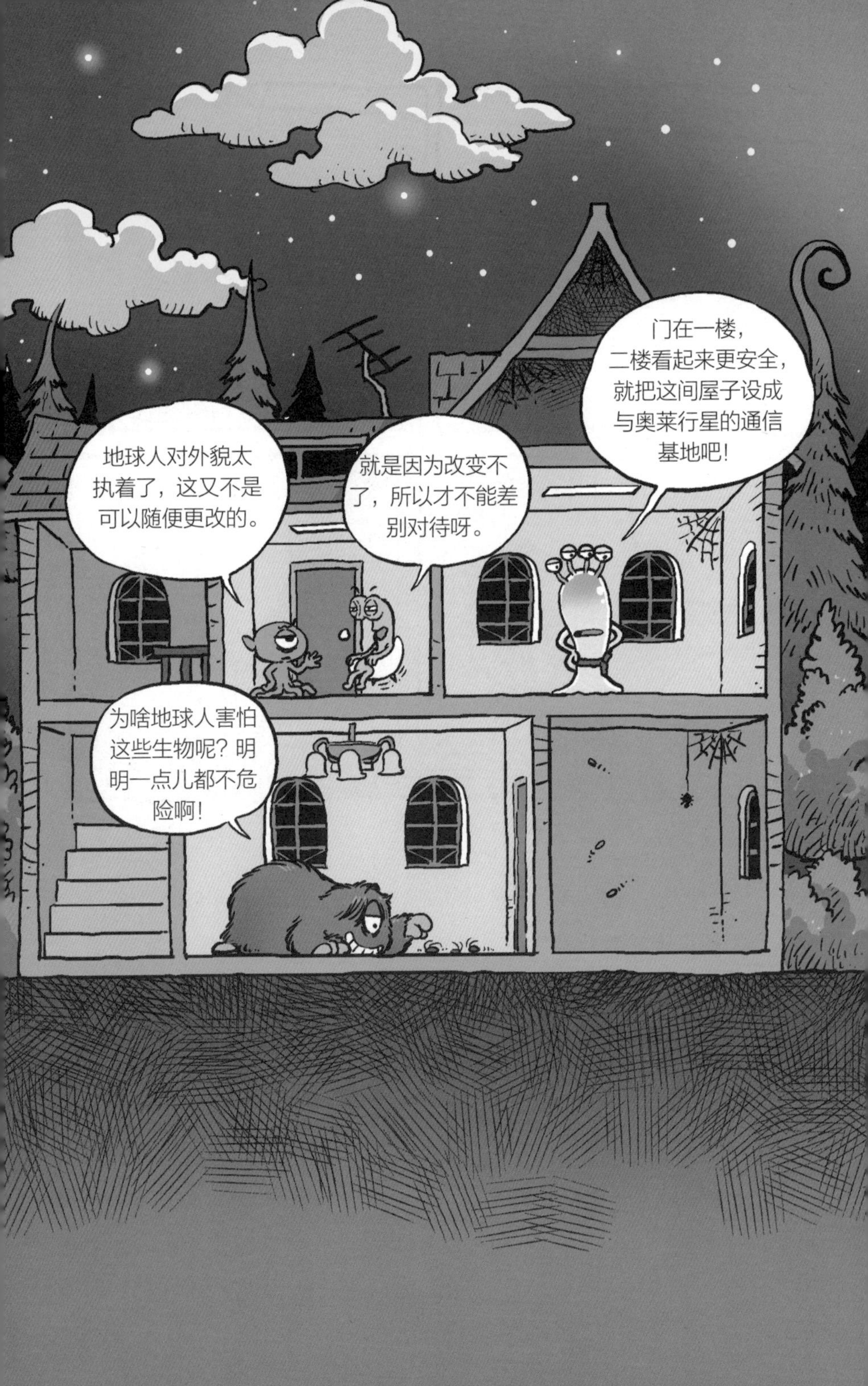
地球人对外貌太
执着了，这又不是
可以随便更改的。
就是因为改变不
了，所以才不能差
别对待呀。
门在一楼，
二楼看起来更安全，
就把这间屋子设成
与奥莱行星的通信
基地吧！
为啥地球人害怕
这些生物呢？明
明一点儿都不危
险啊！

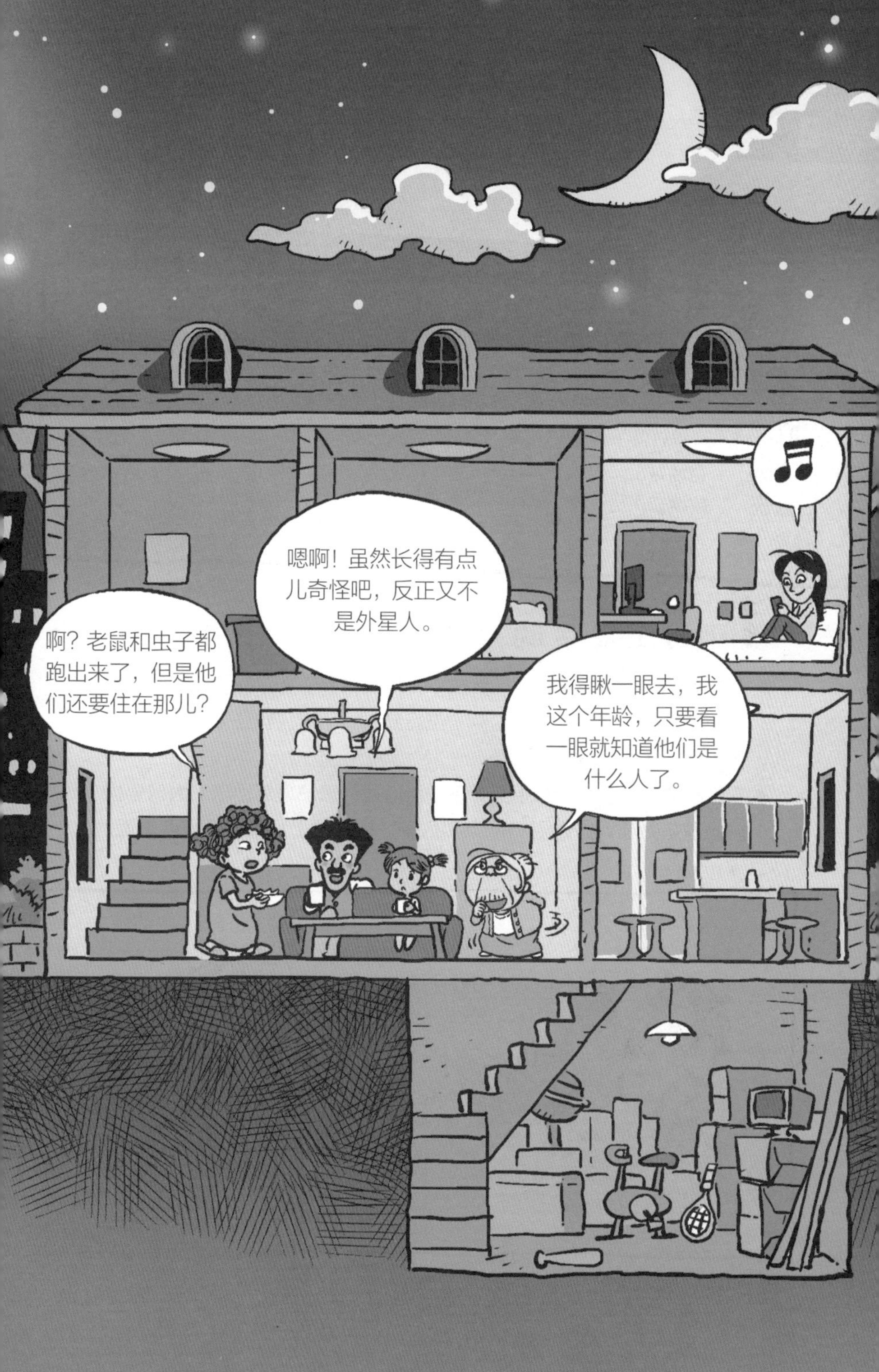
嗯啊！虽然长得有点儿奇怪吧，反正又不是外星人。
啊？老鼠和虫子都跑出来了，但是他们还要住在那儿？
我得瞅一眼去，我这个年龄，只要看一眼就知道他们是什么人了。

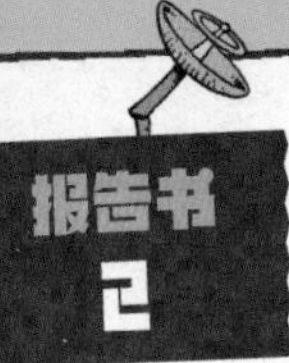

报告书 2

# 寻找地球居住地

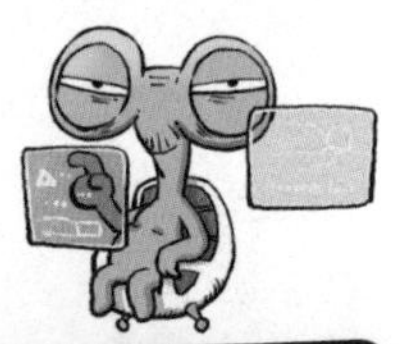

2019年5月7日 7385年17月51日 编辑人：巴巴

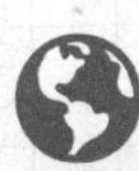

**地球情况概述**

* 一夜间，受到地球保护网（大气层）下“强降雨现象”的影响，我们在地球上建立的第一个居住地就这么坍塌了，所以我们需要寻找新的居住地。
* 我们决定在地球人的主要居住地建立新的基地，于是访问了对地球人居住地进行买卖交易的“中介所”。
* 在地球上，想要找到居住地就需要“钱”，我们被中介所赶出来三次，后来得知买房子除了钱，还需要满足其他各种条件，地球人搬家真是既复杂又麻烦。

## 在地球上买房的方法

- 要想在地球上买房子，就需要去中介所找中介。地球人会根据我们的外貌对我们有无能力买好的房子进行判断，所以只有身穿贵的衣服进行访问，才能获得优质服务。
- 衣服和财产并没有什么相互关系，所以我们无法理解地球人为何要根据衣着来判断对方是否有能力买房子。在地球上买房需要看两方面：

第一次来地球，
奥莱人必须穿右
边的衣服
买不到房子的穿着
能成功买到房子的穿着

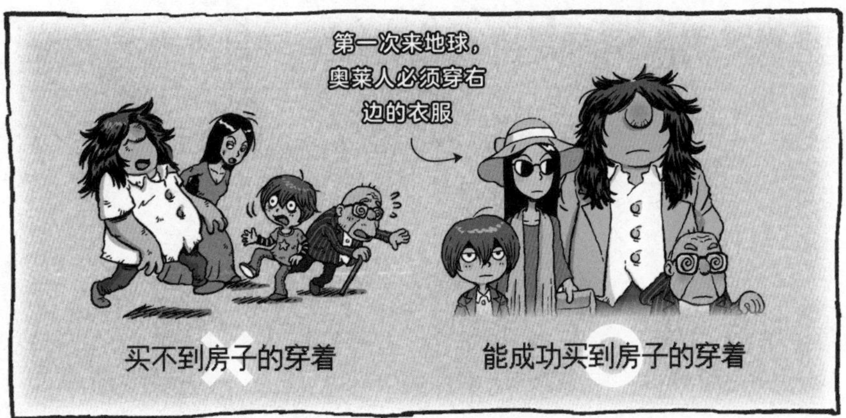

钱和穿着。（据推测，戴着钻戒和金手链可能会对买房有所帮助。）

- 第一次看房还是以失败告终，我们推测自己是被外星人追踪队的人追查到了行踪。接下来我们的出行更加谨慎小心，最大限度地隐藏了自己的行动路径，最终重新回到了中介所。
- 幸亏我们跑得比地球人快，拉胡德也由于害怕拼尽全力跑了出来，还好他没有摔倒。

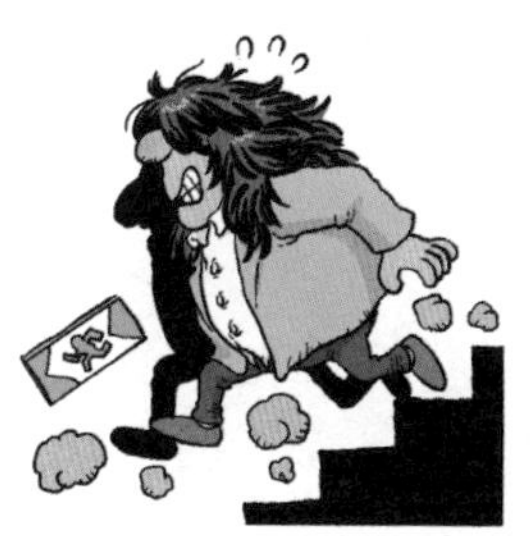

## 购买地球基地

- 我们成功找到了不会被地球人注意到的居住地，希望周围高大的树木能遮挡我们的本来面貌。好在地球人所能看到的光波长度有限，无法穿透墙壁或树木。
- 大门在一楼，二楼看起来十分安全，房屋内有各种各样的生命体（细菌、昆虫等）。我们不仅能观察地球人，还能观察其他生命体。
- 金老板对我们买房后那些生命体不离开房子感到非常抱歉，好在我们比较喜欢这些生命体，金老板便放心了。我们不打算要求这些小生命体支付共同居住房屋的费用。

奥莱侦察团的
地球基地1号
二楼比一楼
安全
高大的树木将房
屋完全遮住
在这里能够
观察外面的
地球人
地球人通过一楼
的门进入房子

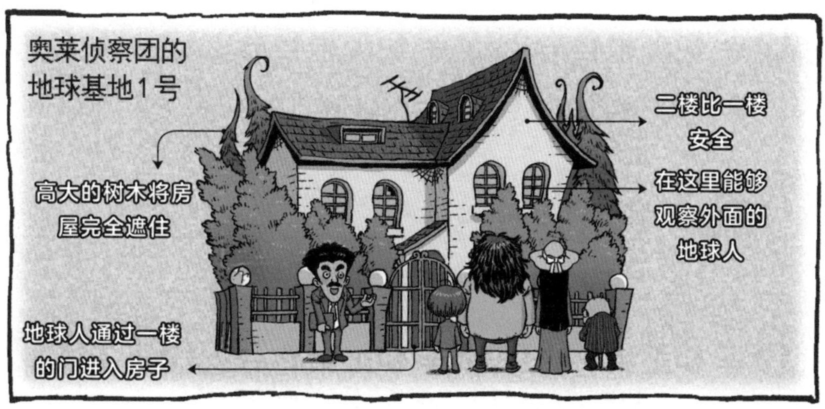

## 地球人的“钱”是什么？

- 地球人似乎认为，他们光是看他人外表就能知道对方的很多信息。因此，为了深入地球人当中，我们必须慎重选择外表。地球人尤其喜欢外表看起来很有钱的人，也许是因为他们认为有钱人就是成功的人。而之所以这么想，大概是因为在地球上，人们只能通过钱购买到生活必需品。他们似乎没有意识到的一个事实就是，真正珍贵的东西是用钱买不到的，所以这种想法非常愚蠢。
- 由于地球行星不向地球人提供任何东西，因此地球人所需的大部分东西都需要地球人自己去寻找。肚子饿了要买东西吃，为了有住的地方要买房子或租房子，为了遮挡身体还要买衣服，而能解决这一切的都是钱。据观察，钱要通过劳动来获得。
- 呼吸所需的空气是免费的，这个真的是很珍贵！就因为这是免费的，所以地球人都不知道珍惜，随意地污染它们。地球上的水曾经也是免费的，但现在好像需要用钱买才能有干净的水用。
- 地球人对地球上的一切，甚至是土地、树木、水果等自然事物都赋予了价值，并用金钱和数字来计算。因此，把金钱视为最高价值的“物质万能主义”现象日益增多。我们真是万幸，因为只要有哈拉哈拉，无论多少钱都可以造出来，所以将来如果要来地球，一定要记得带上它。

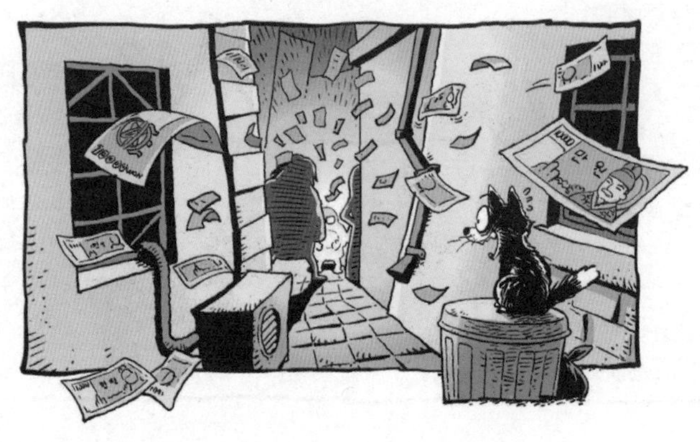

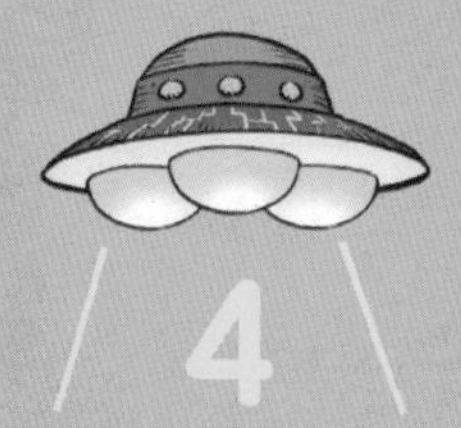

4

# 第一印象很重要

## 地球人认为外貌与能力相关

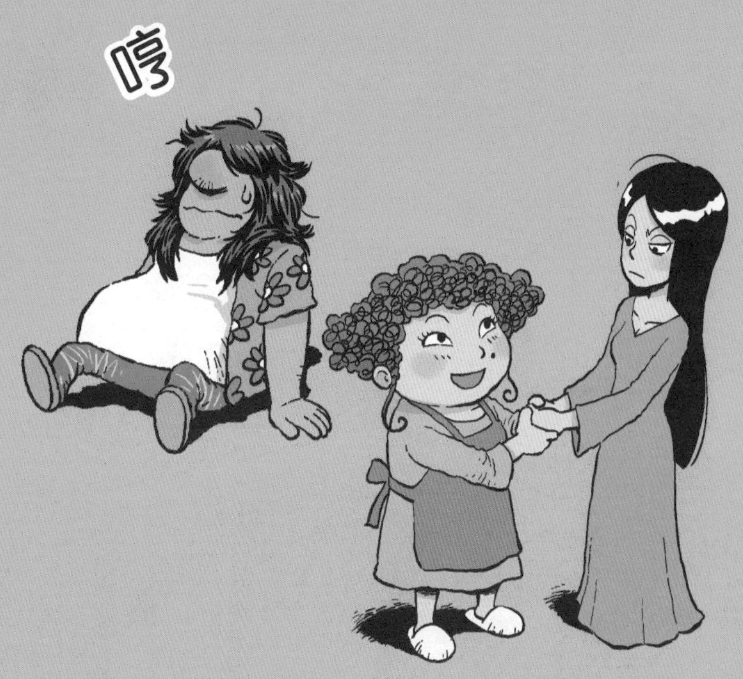

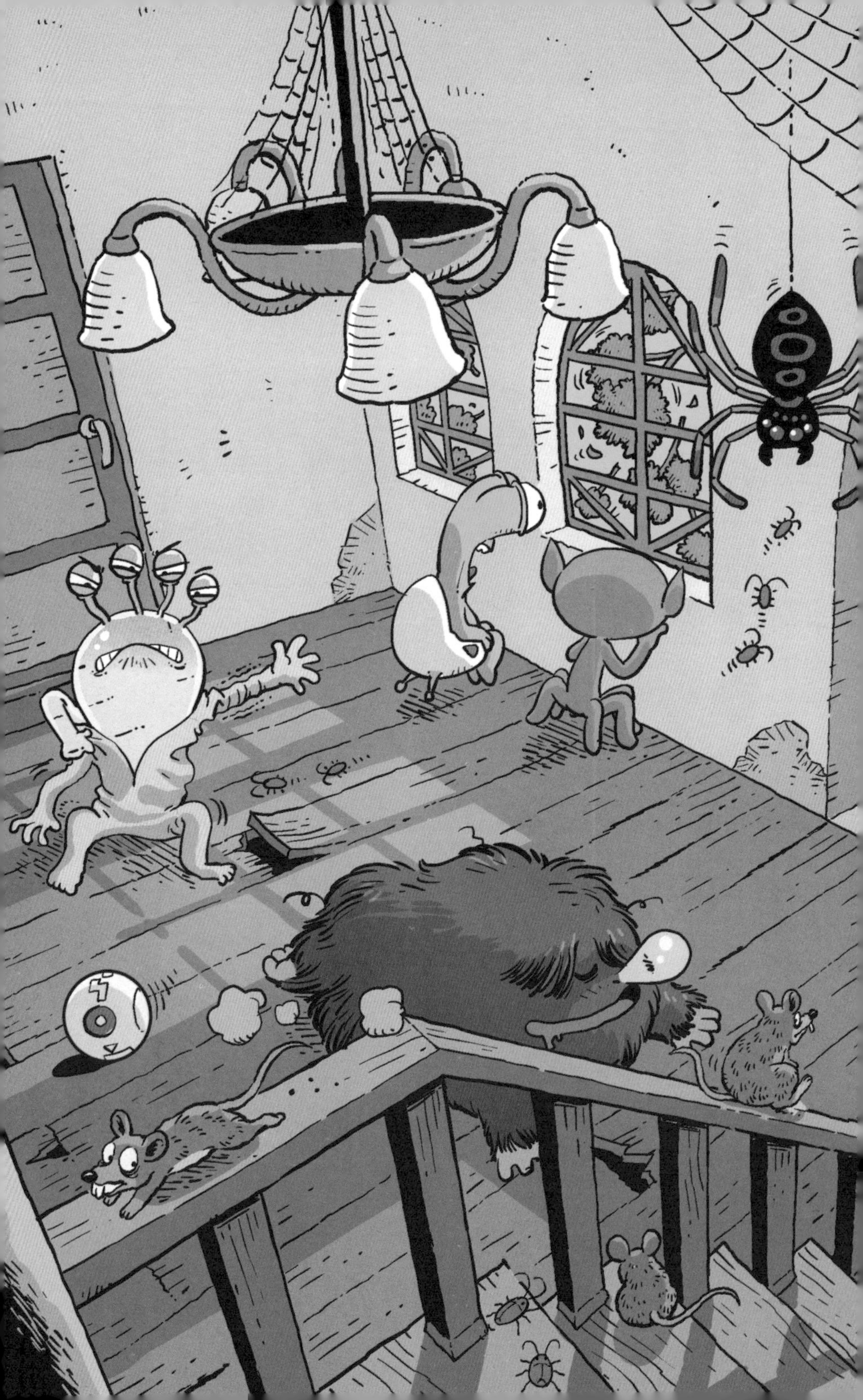

第二天早上，被外面嗡嗡声吓到的奥莱人猛地惊醒，朝窗外探出眼睛一看，金老板正站在院子里，并用锋利的工具把保护侦察团隐私的树枝轻松地切掉了。

“那个地球人侵入我们的房屋了！”

“难道有外星人追踪者？”

奥莱人匆忙穿上地球人外形衣，就在要跑出去时，门咚咚咚地响了，然后突然，门开了。

“谁？”

奥罗拉拿着哈拉哈拉大声喊着，他打算随时把对方消灭掉。

“哎呀妈呀，吓我一跳！门本来就开着的，所以我就……大家都睡醒了吗？我是拾捡奶奶，住在你们隔壁，金老板是我们家的女婿。”

这是一个年事已高、看起来手无缚鸡之力的女地球人，看来没什么必要将其消灭掉。但奥罗拉依旧警惕地问道：“你入侵我们总部的原因是什么？”

“总部？你们可真是有趣！”

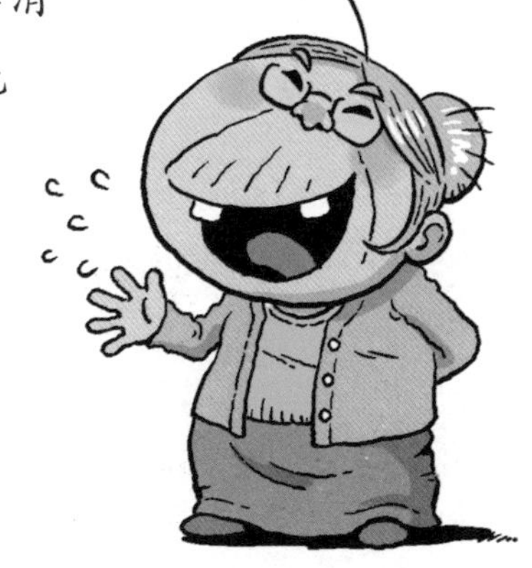

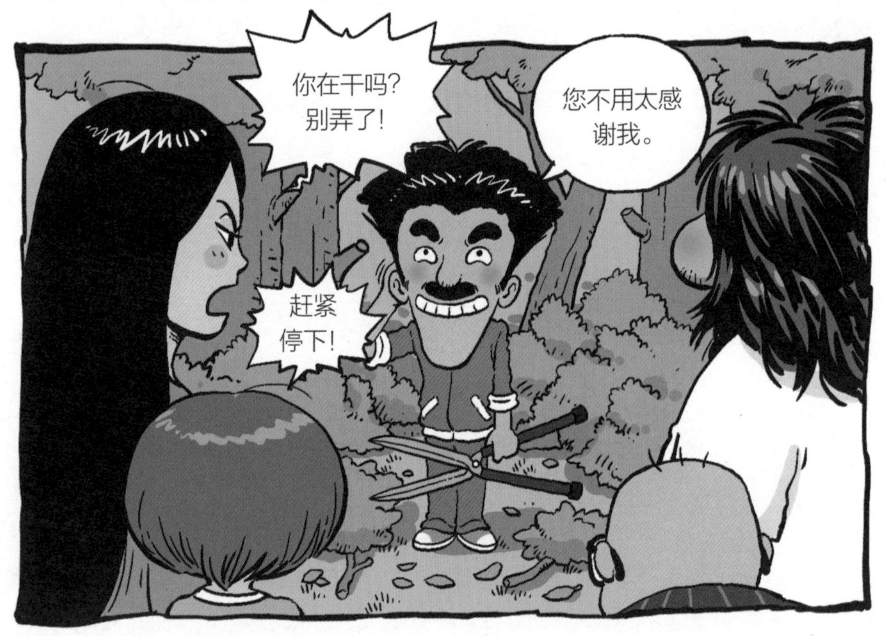


拾捡奶奶悄悄走进屋里坐了下来。

“哎呀，连门都不锁就睡觉吗？进贼可怎么办。不过也是，东西都没搬进来，也没什么可偷的。”

但这些根本就不是这个未经允许就擅自闯进别人家的拾捡奶奶该去考虑的事情啊。

“家里真宽敞，行李今天能搬进来吗？需要我帮忙吗？”

拾捡奶奶和金老板的突然出现让侦察团一度陷入混乱当中。阿萨查找了关于地球人邻居文化的内容。

“地球人有时会去邻居家做客。”

这样的话，侦察团的地球总部也不是绝对安全的，所以即使在总部，也需要随时穿好地球人外形衣。

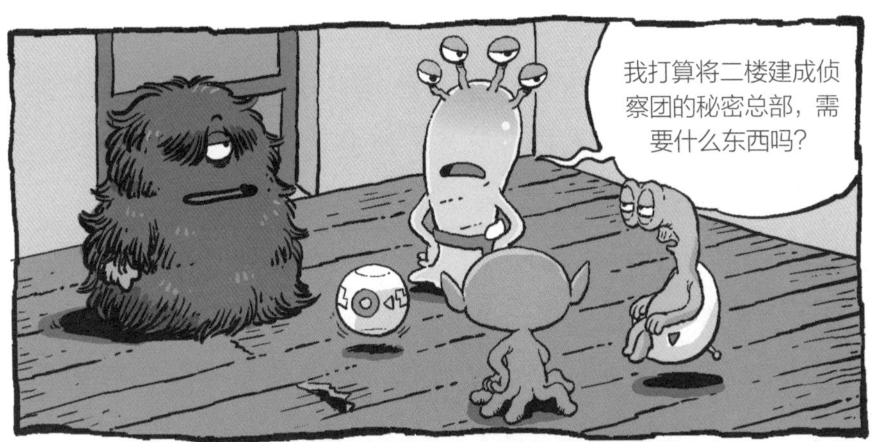
我打算将二楼建成侦察团的秘密总部，需要什么东西吗？
首先把窗户遮板做出来吧。
咻
咻
应该最先设一个和奥莱行星进行联系的通信装置。
给我做一件能用四只脚走动的地球衣。
家里要舒服才行，所以要先准备奥莱工学床。

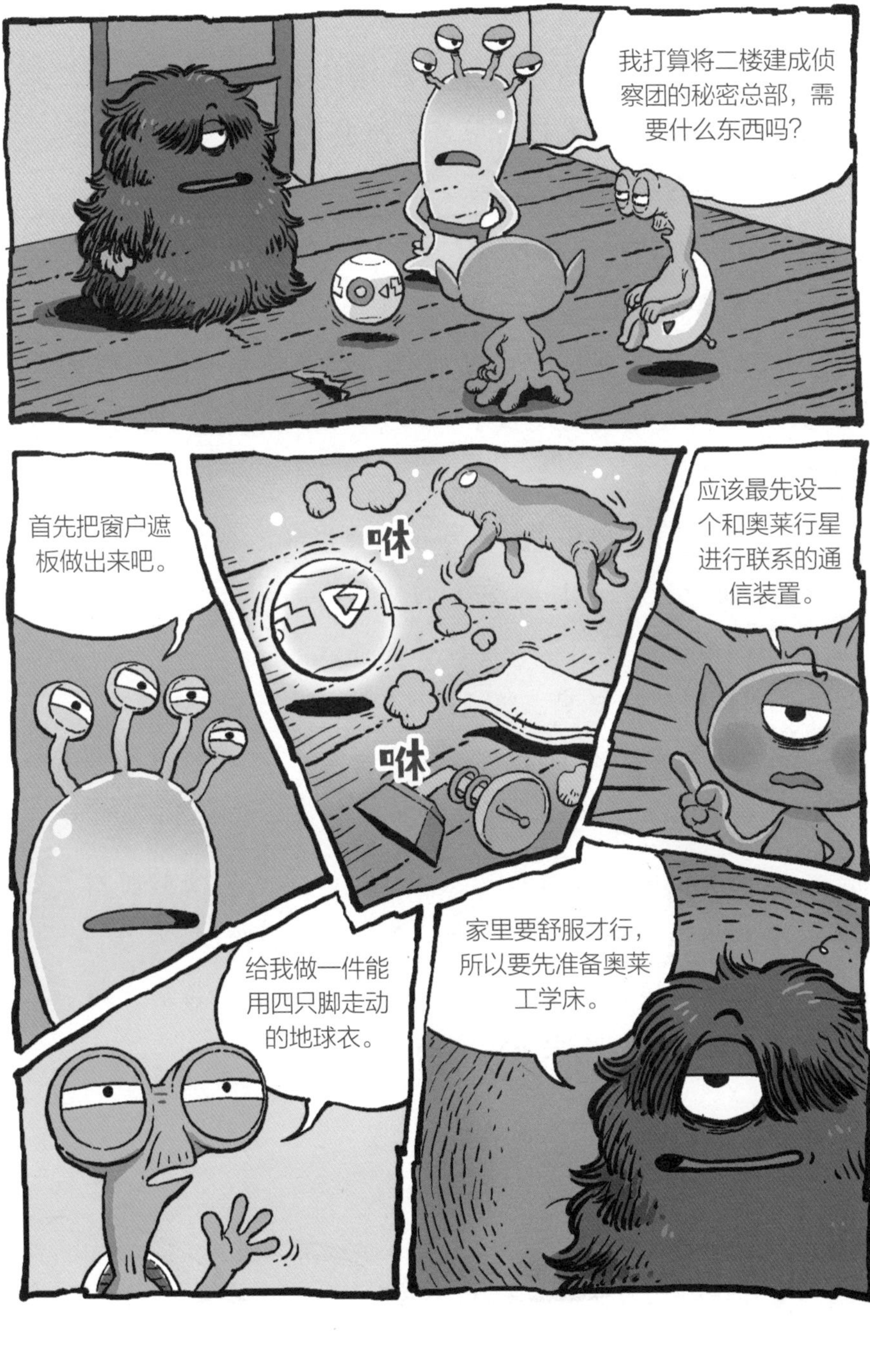

侦察团的秘密总部很快就建成了，下面是一层，按照地球人的方式进行装修，阿萨选了地球上最普通的室内装修风格。

“客厅中间摆放沙发，对面放电视，电视旁边放一个大书架，窗边摆一个大花盆……”

巴巴想要制造一台电视机，准备使用哈拉哈拉，然而哈拉哈拉突然发出了“啪啪”的警告声，巴巴赶紧将它关掉了。

“呃，有些地球上的东西很难造出来，怎么办？”

“那就先造钱！地球上的东西都可以用钱买到。”拉胡德第一次提出了有建设性的建议。

“拉胡德很聪明，跟地球人似的。”

“对于我们外星文明探险家来说，这种程度的聪明才智是最基本的啦。”

奥莱侦察团提着钱袋走出了门，为了需要的时候能够立马造出钱，他们还专门带上了哈拉哈拉。

奥莱侦察团辗转于各种家具店、电子产品店、超市等地方，买到了家里需要的东西。

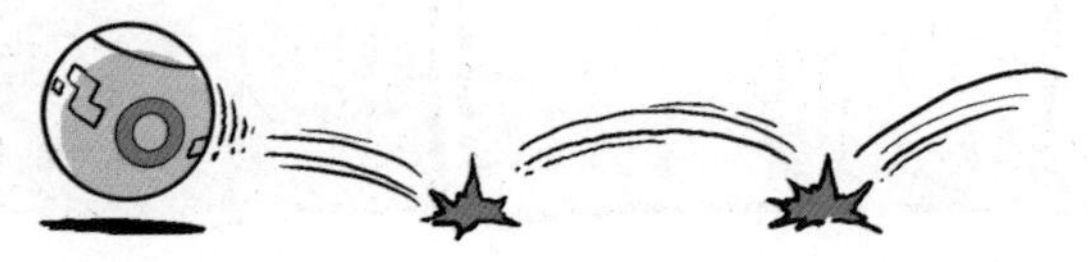

地球与奥莱不同，在奥莱行星，只要申请所需物品，中央中心就会提供过来，而在地球则需要直接掏钱购买，这种购物方式让他们感到蛮有意思的。

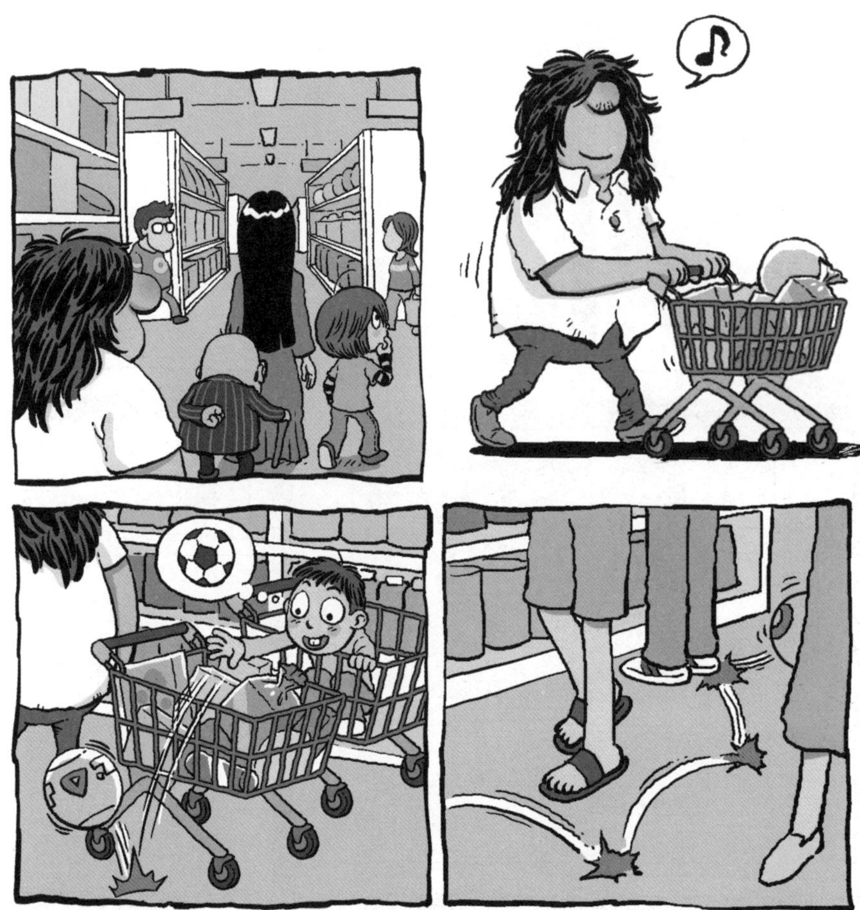

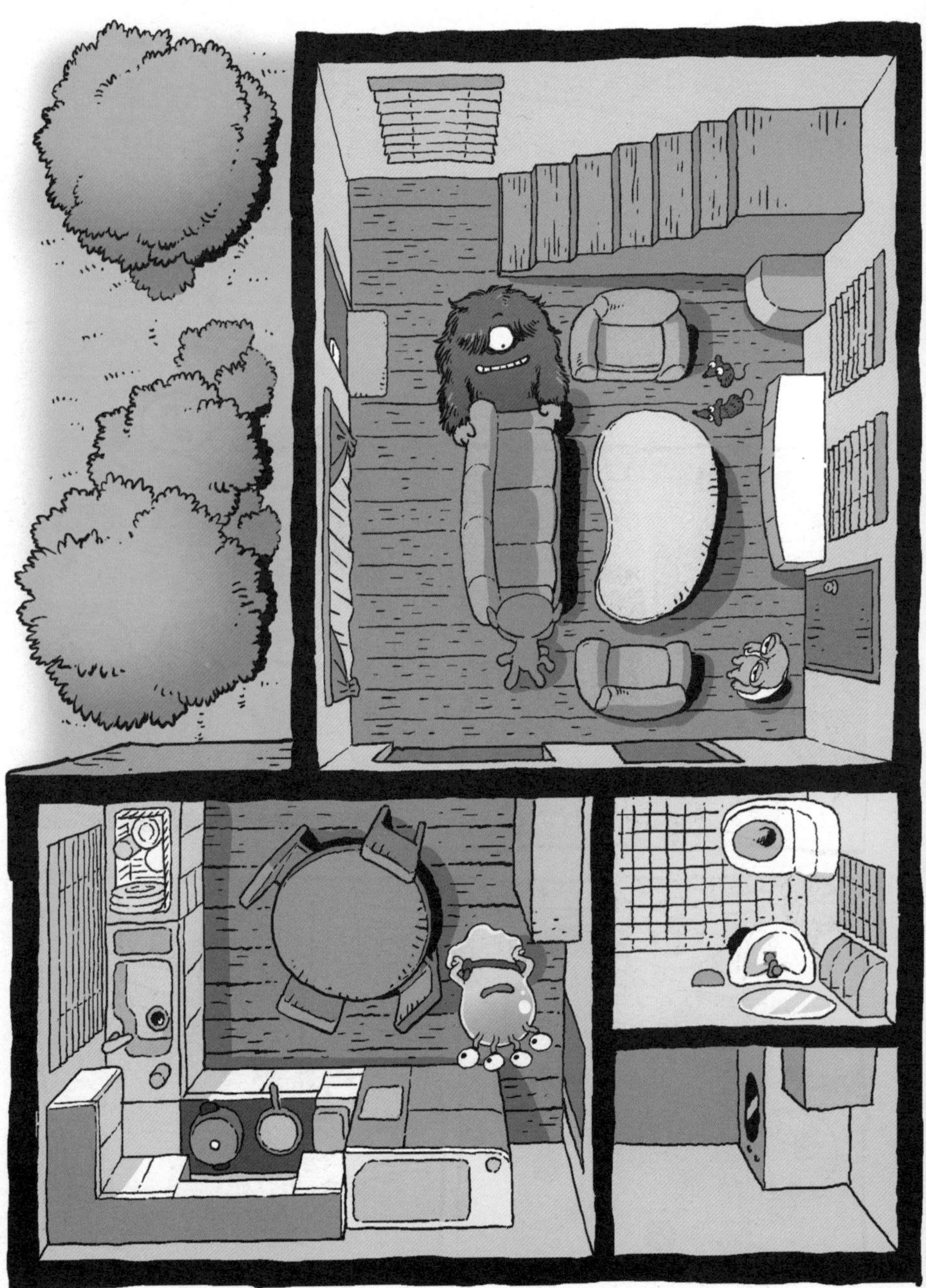

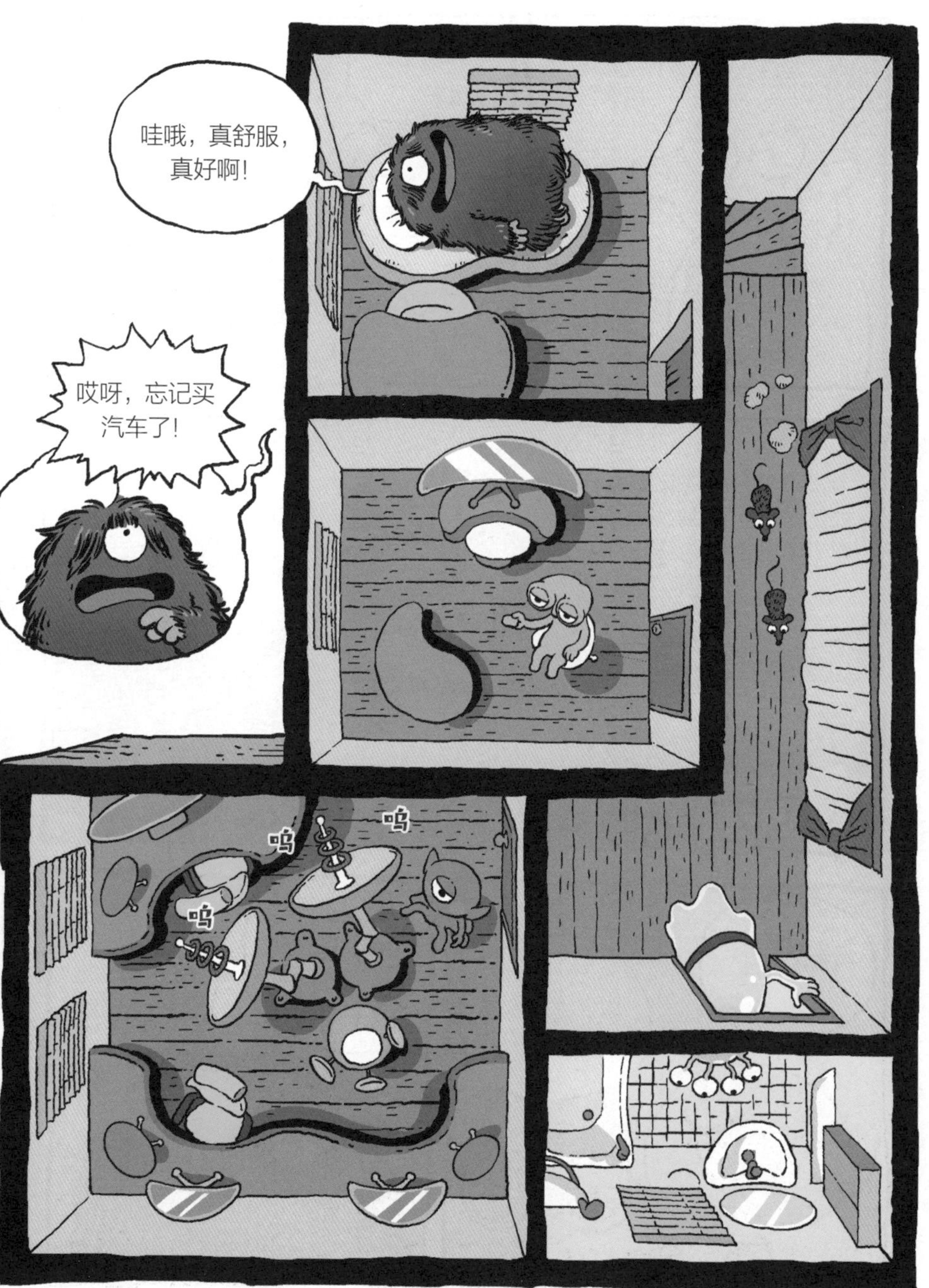
哇哦，真舒服，
真好啊！
哎呀，忘记买
汽车了！
呜
呜
呜

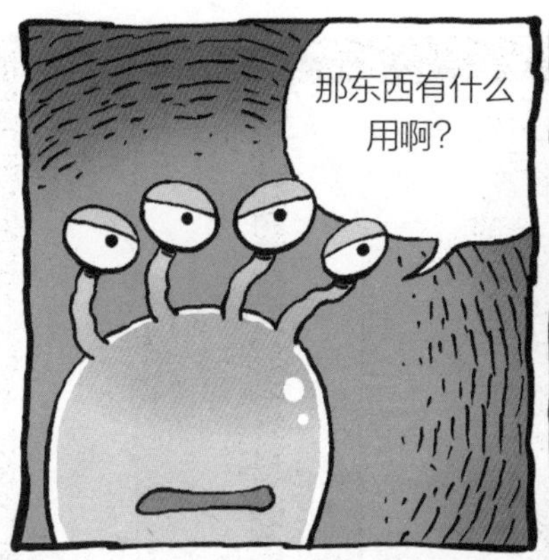
那东西有什么用啊？

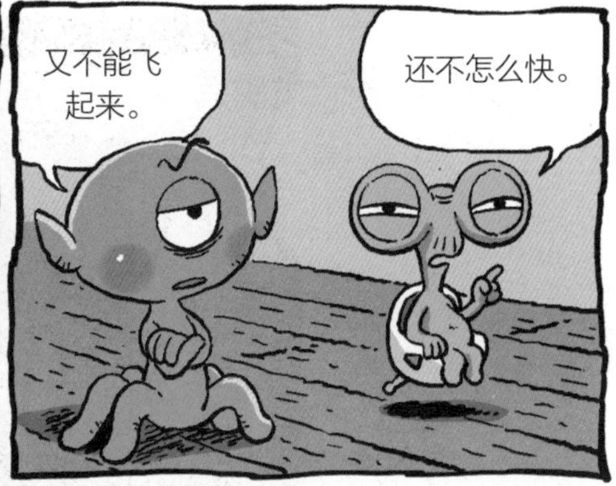
又不能飞起来。
还不怎么快。

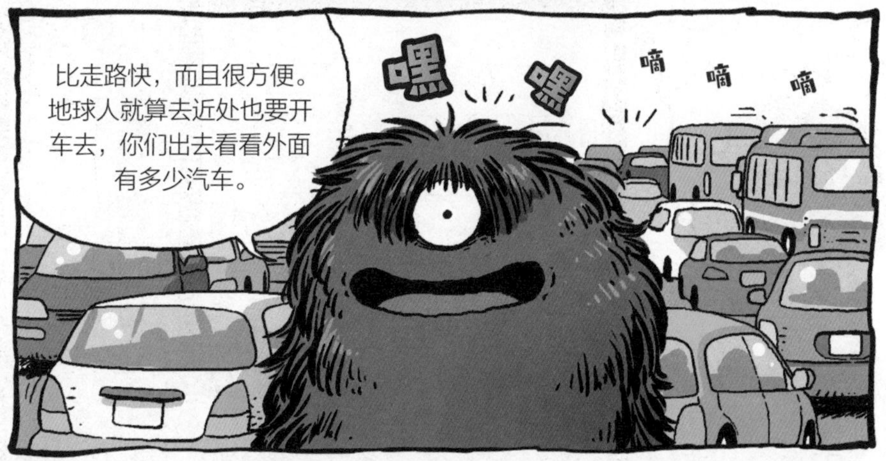
比走路快，而且很方便。地球人就算去近处也要开车去，你们出去看看外面有多少汽车。
嘿
嘿
嘀
嘀
嘀

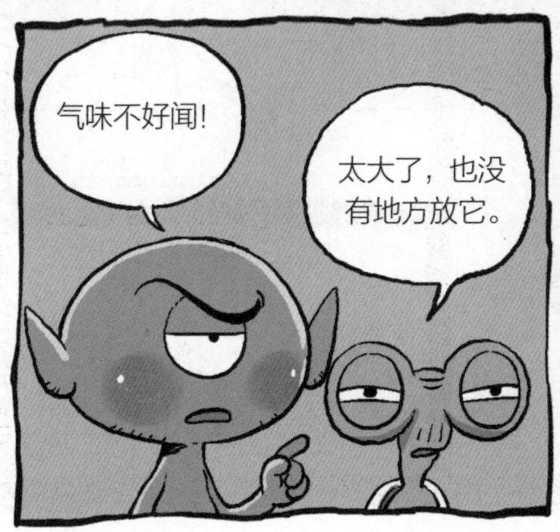
气味不好闻！
太大了，也没有地方放它。

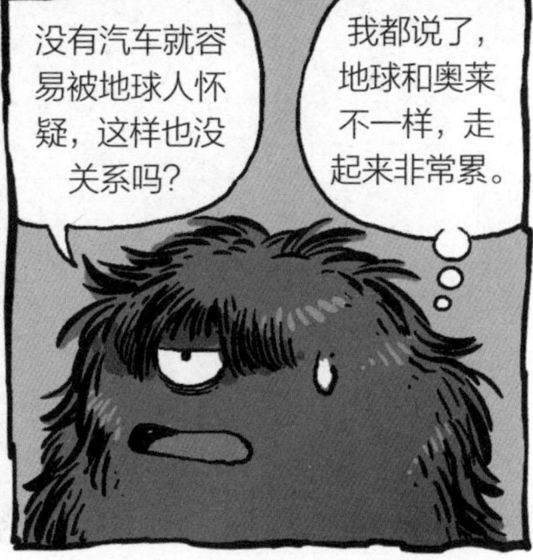
没有汽车就容易被地球人怀疑，这样也没关系吗？
我都说了，地球和奥莱不一样，走起来非常累。

被怀疑可不行！买！
那又需要造点钱了，哎，哈拉哈拉哪儿去啦？

不知道，在哪儿啊？
大家都找找看。

哈拉哈拉消失了！
啊！

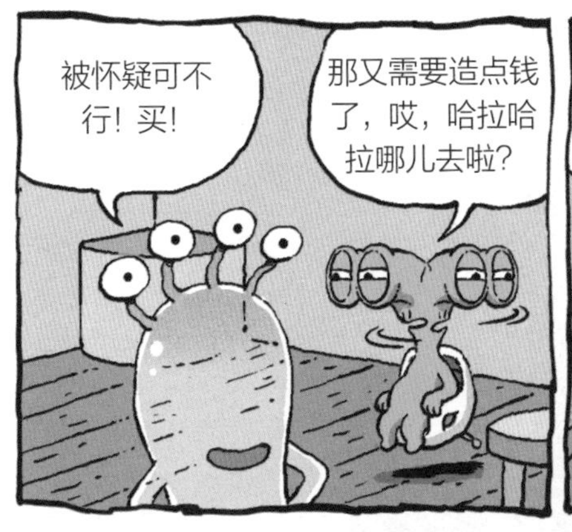

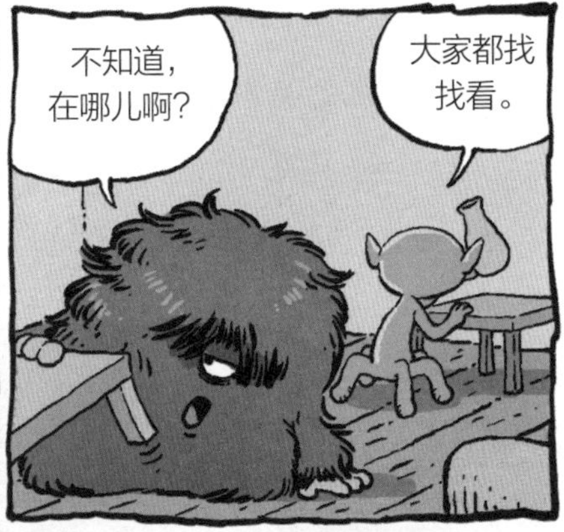

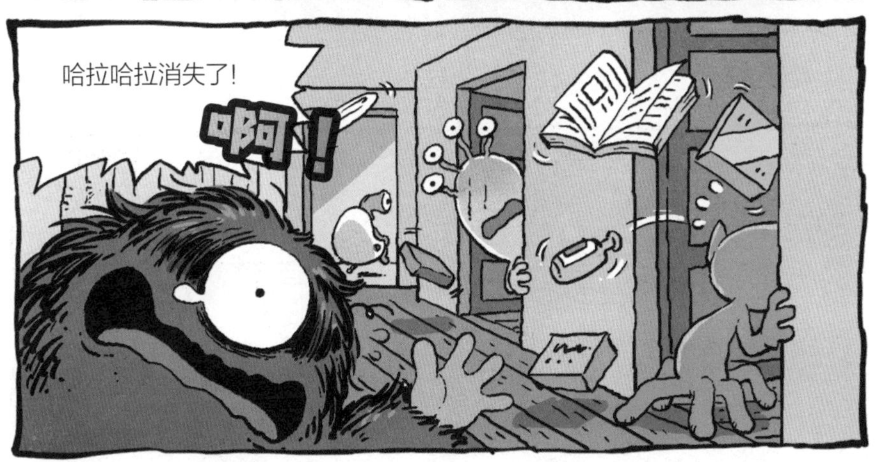

秘密总部彻底乱套了，谁也没有察觉到哈拉哈拉不见了，很明显，地球使得队员们越来越不理性了。队员们为了找到哈拉哈拉，将费了好大劲才精心布置好的地球居住地弄得乱七八糟，然而毫无哈拉哈拉的踪影。

奥莱侦察团陷入了绝望，如果找不到哈拉哈拉，就无法制造需要的东西，地球探测什么的都做不了。奥罗拉想了想目前的情况。

“现在能做些什么？”

“和奥莱行星通信。但如果没有哈拉哈拉，装置一旦发生故障就很难重启了。”

“先把现在的情况告诉奥莱，让他们尽快来接我们。”

“我们剩下的物品就只有外形衣了，四件人形的、一件动物形状的，幸好提前做了一件动物形状的衣服。”

“那现在怎么办呢？我们也不能像真正的地球人一样生活。”

为什么不行？我们像地球人一样生活不就行了嘛！

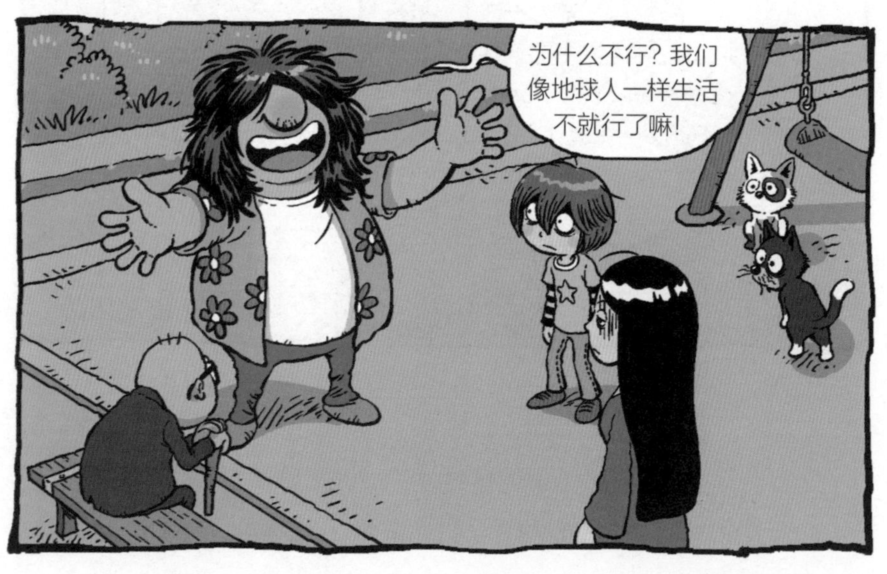

拉胡德说的没错。奥莱侦察团的任务是伪装成地球人，像地球人一样生活并探索地球。如果想要像真正的地球人一样生活，就不应该用哈拉哈拉。

“要想在地球上生存下去就需要钱，要有钱就得干活。”

于是，侦察团为了找工作出了门，在街上折腾了好几个小时，最后还是失败地回家了。

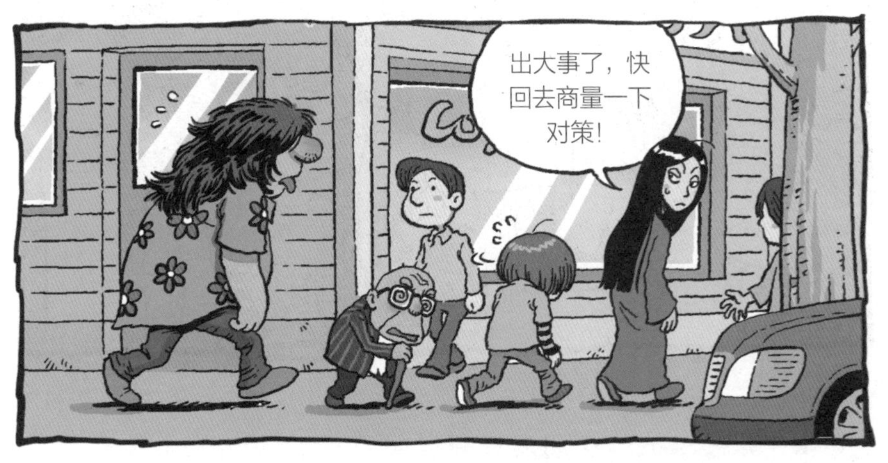


“这是去哪儿了呀？”刚好路过的拾捡奶奶问道。

拉胡德用低沉的声音回答：“要找工作，需要钱。”

“但是没找到吧？”拾捡奶奶旁边的小地球人大声问道。

奥罗拉惊讶地问：“你怎么知道？”

“看脸就知道。”

“地球人真的能从脸上看到好多信息啊，虽然不能每次都说对，但这回确实说对了。我们找工作的确是失败了。”

小地球人向转身离去的奥莱人大声喊道：“我叫珊妮，今年五年级了，他几年级了呀？”

你好呀！
我们做朋友吧！
我们孙女儿的交际
能力可真好哇。

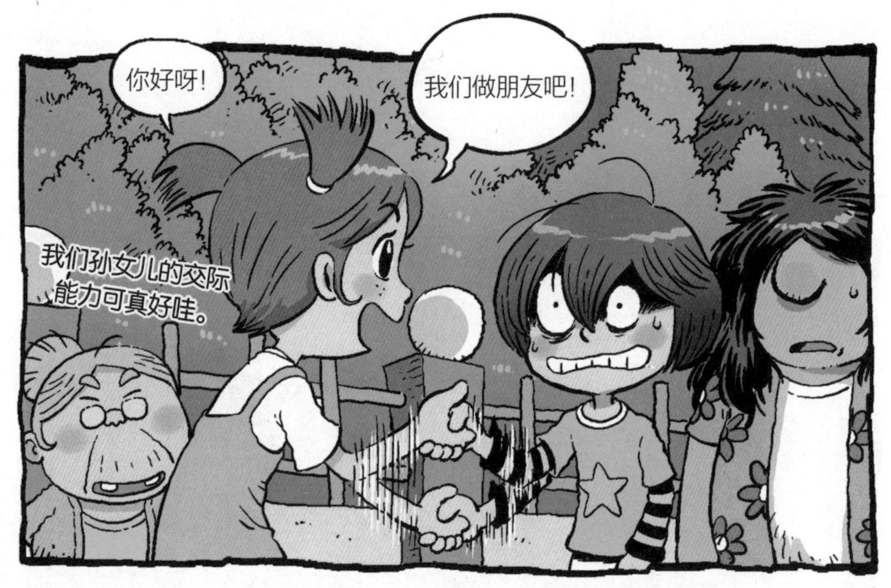

奥莱人被这个问题吓得转过身来，虽然完全没有想到，所幸阿萨非常机智地进行了回答。

“和你同年级。”

“哇，很高兴认识你！朋友！”珊妮猛地握住阿萨的手，激动地说道。

“我这边有一份工作，我妈妈的理发店在招人哦！就在这儿附近，你们可以现在去看看。我和他在你们家一起玩一会儿。”

珊妮推了推奥罗拉和拉胡德，拉着阿萨的手一起进了阿萨的家。还好他们提前做好了迎接地球人来访的准备。

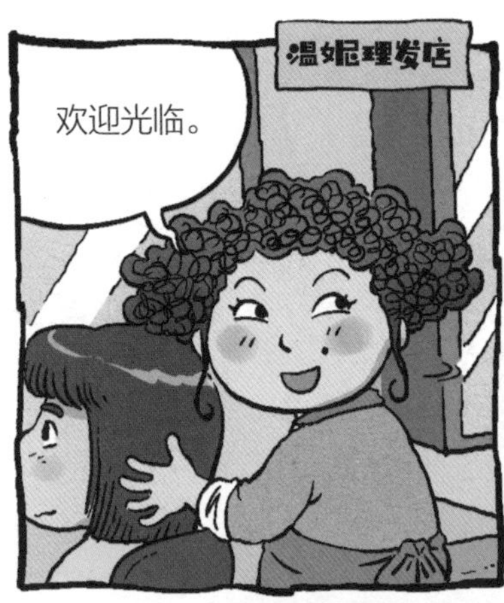
温妮理发店
欢迎光临。

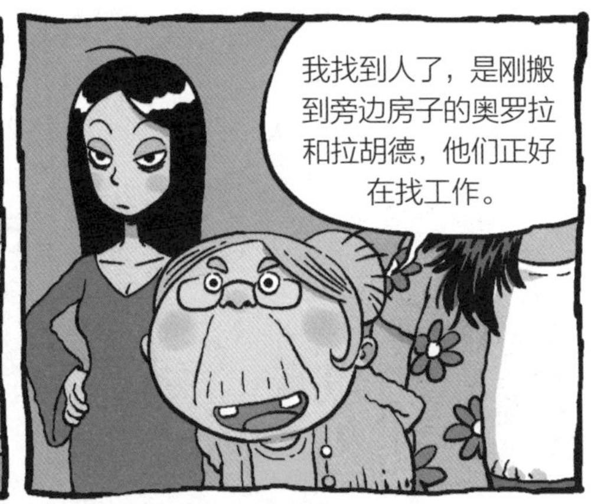
我找到人了，是刚搬到旁边房子的奥罗拉和拉胡德，他们正好在找工作。

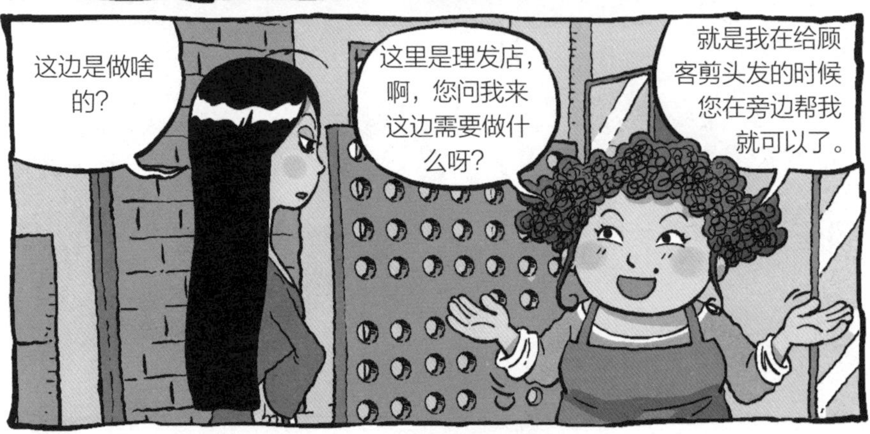
这边是做啥的？
这里是理发店，啊，您问我来这边需要做什么呀？
就是我在给顾客剪头发的时候您在旁边帮我就可以了。

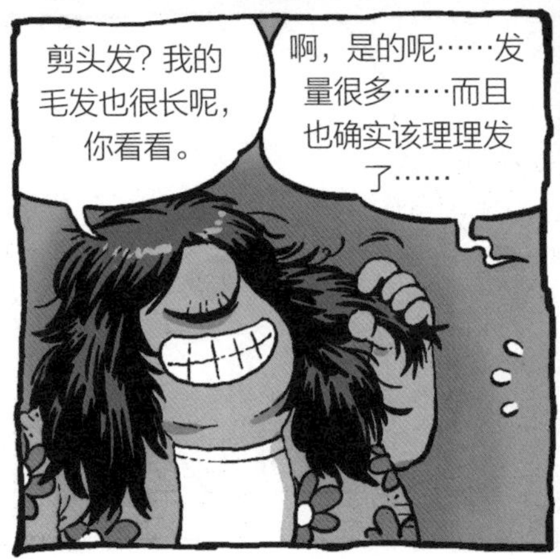
剪头发？我的毛发也很长呢，你看看。
啊，是的呢……发量很多……而且也确实该理理发了……

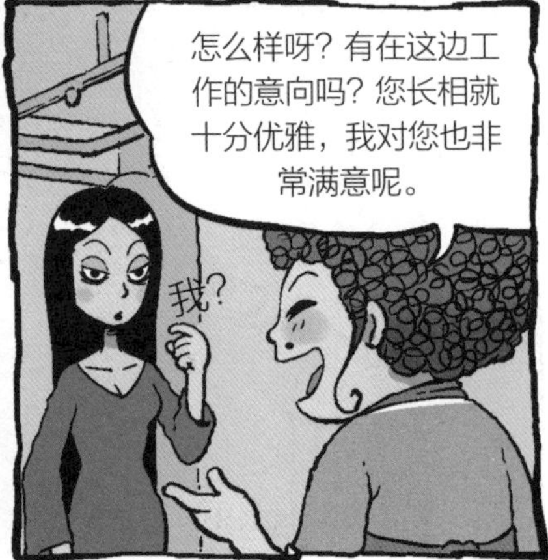
怎么样呀？有在这边工作的意向吗？您长相就十分优雅，我对您也非常满意呢。
我？

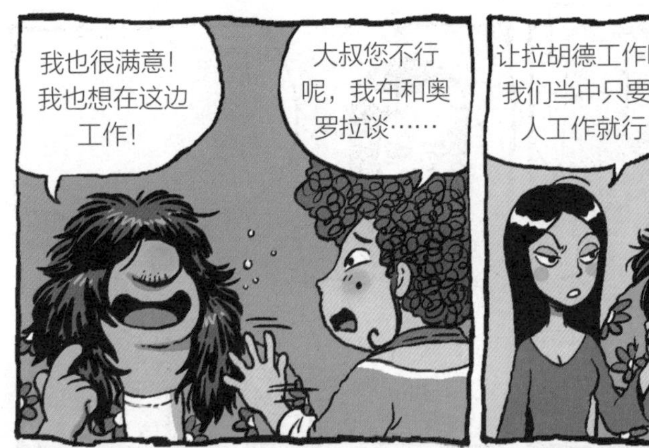
我也很满意！我也想在这边工作！
大叔您不行呢，我在和奥罗拉谈……

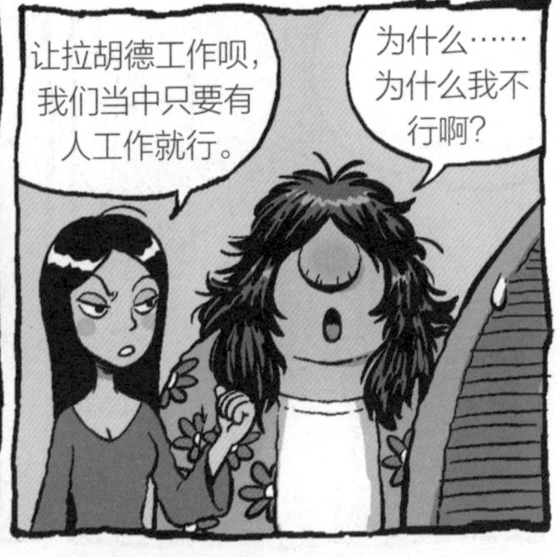
让拉胡德工作呗，我们当中只要有人工作就行。
为什么……为什么我不行啊？

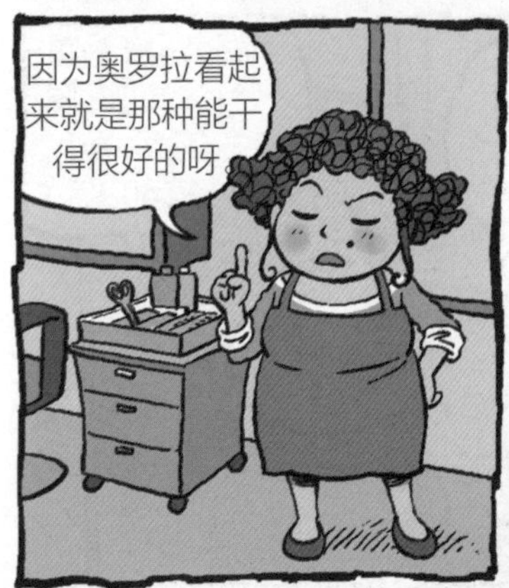
因为奥罗拉看起来就是那种能干得很好的呀。

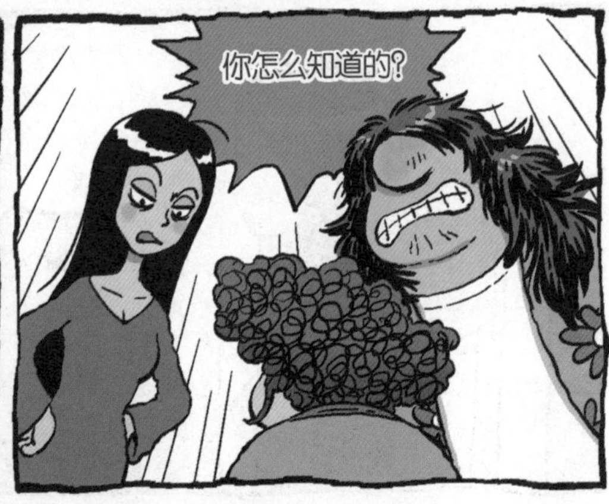
你怎么知道的？

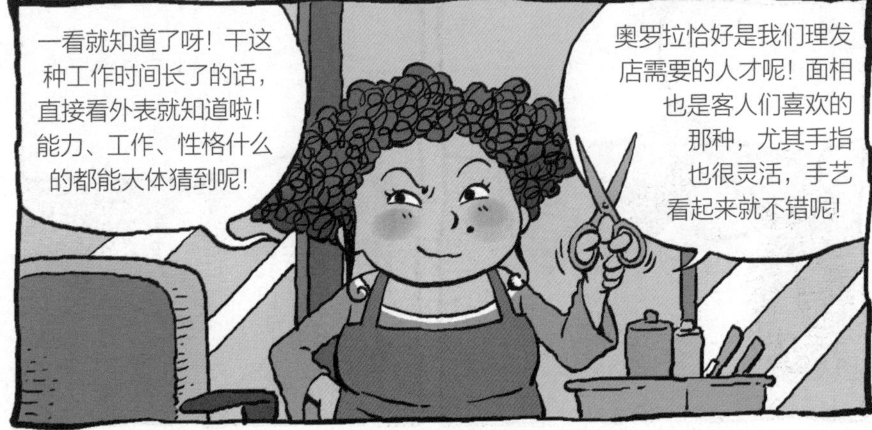
一看就知道了呀！干这种工作时间长了的话，直接看外表就知道啦！能力、工作、性格什么的都能大体猜到呢！
奥罗拉恰好是我们理发店需要的人才呢！面相也是客人们喜欢的那种，尤其手指也很灵活，手艺看起来就不错呢！

如今，奥莱人也大体会根据地球人的外表获得一些信息。但是根据外表就能判断能力如何？简直无法想象，尤其是因为外表被拒绝的拉胡德。

“不能相信温妮院长的话。”

温妮院长突然走了出去。

那个姑娘肯定是学校老师。
那个人学习好认真啊！但肯定是个无业游民。
那个学生肯定学习不好。
那个奶奶一定是个房东。

好！那现在我们来核实一下。

妈呀，那也太没礼貌了！
问无业游民是不是无业游民多伤人家自尊啊！

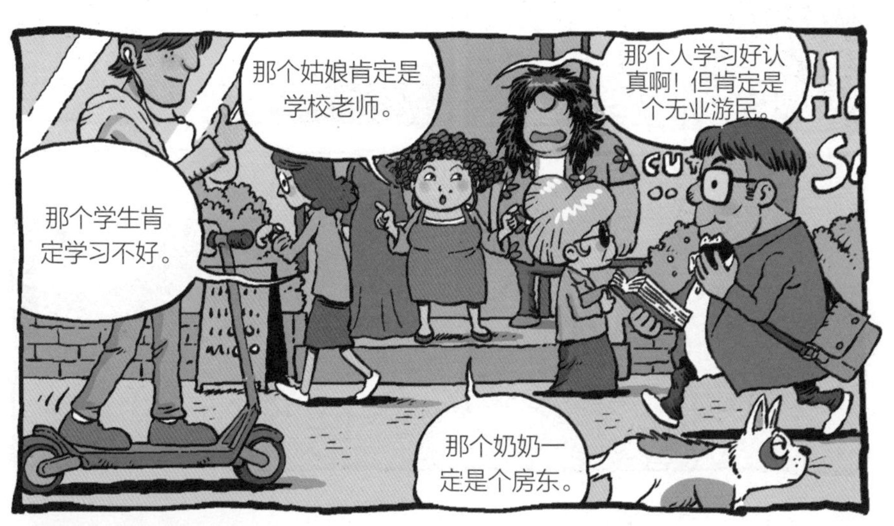

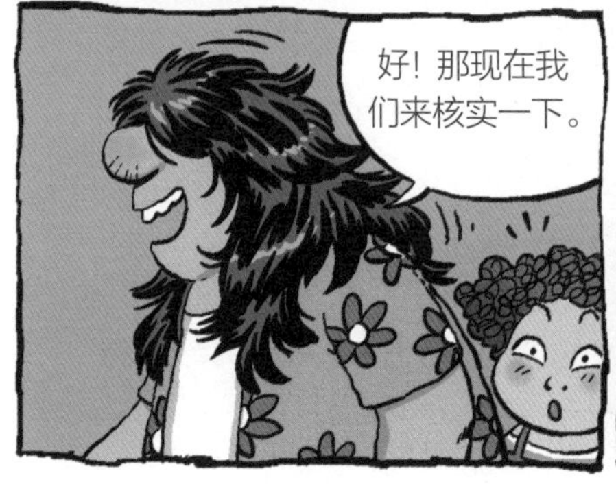

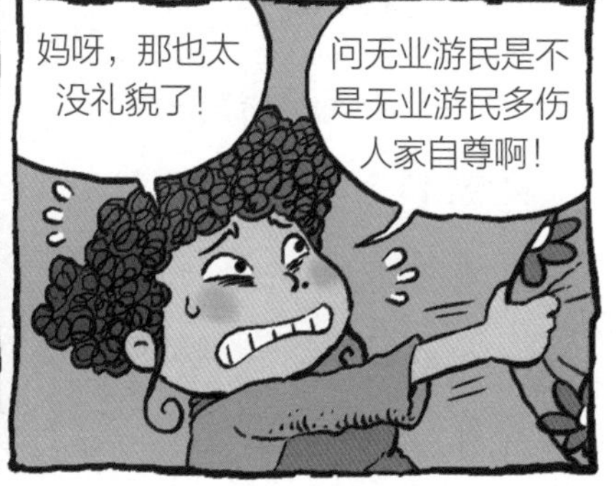

那个小孩子
怎么样？

嗯，那个小
孩子缺爱，
一看脸就知
道了。

奥罗拉、拉胡
德，你们的工
作怎么样了？
！

这是您二位……的儿子？
哎哟，重新仔细一看，是
个从小得到很多爱的孩子
呢！长得还像妈妈，是个
帅小伙儿！”
听听这小子和
自己父母说话
的语气，真没
礼貌啊。
？

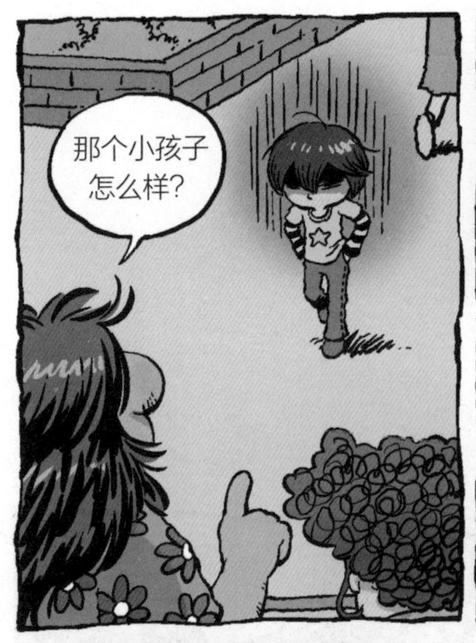

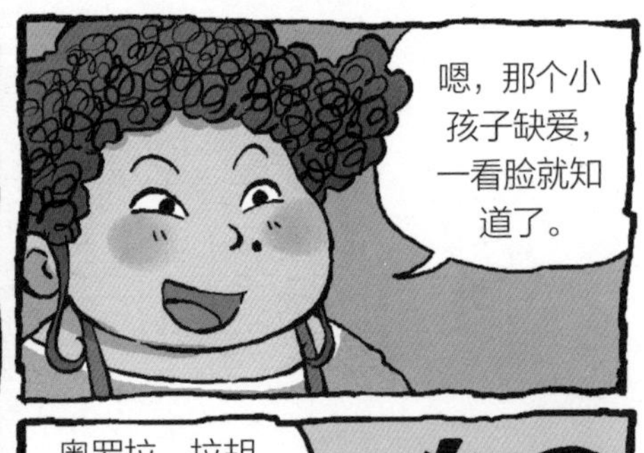

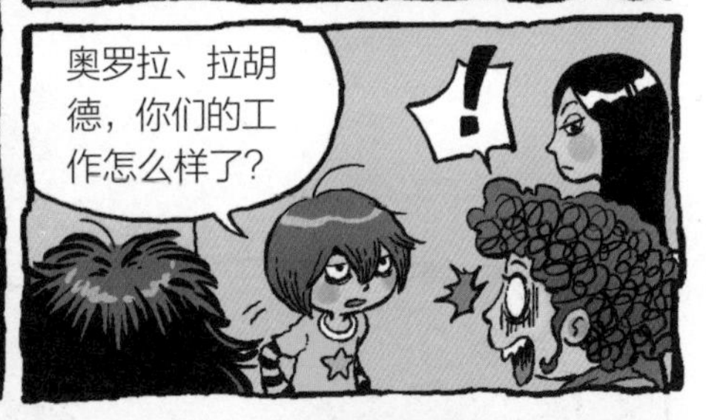

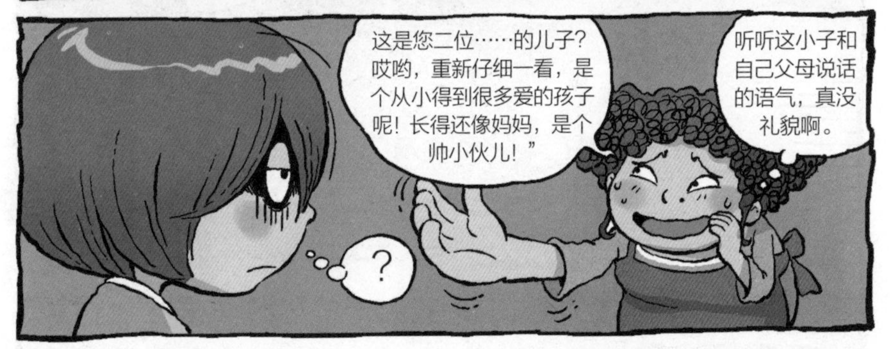

“错！这小孩儿是非常聪明的外星人科学家。”

光看面相就知道能力、工作、性格的温妮院长还是猜错了。拉胡德朝温妮院长理直气壮地说：“你还是看看我和奥罗拉的能力之后再做决定吧！”

最终，一场摸不着头脑的理发助理大对决拉开了序幕。

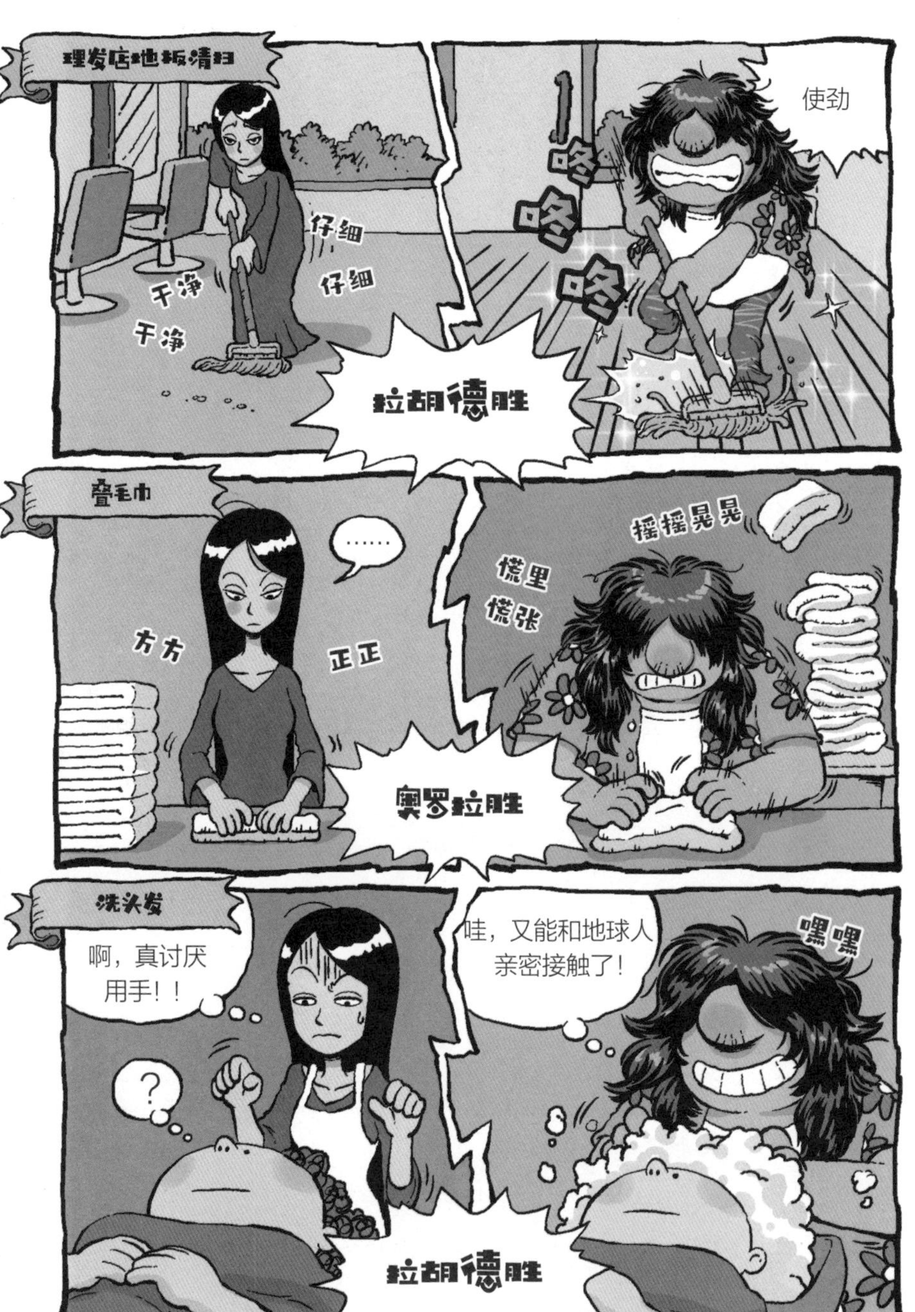
理发店地板清扫
仔细
仔细
干净
干净
咚
咚
咚
使劲
拉胡德胜
叠毛巾
……
方方
正正
摇摇晃晃
慌里
慌张
奥罗拉胜
洗头发
啊，真讨厌
用手！！
?
哇，又能和地球人
亲密接触了！
嘿嘿
拉胡德胜

最终，理发助理大对决的胜者是拉胡德。

尽管如此，温妮院长还是不愿意让长得像棕熊一样的男人担任理发助理。虽有点儿高傲，但外貌优质的奥罗拉似乎更能活跃理发店的气氛。但由于就住在隔壁，她又很难无情地拒绝拉胡德。

“工作做得……确实也不错呢。”

“对吧？哈哈哈哈！”

拉胡德高兴得跳了起来，结果撞上了推车，导致推车破碎，理发工具全部散开了。拉胡德试图捡起掉下来的东西，结果连别的架子都弄倒了。

“哎哟，拉胡德的力量太强了，这样不行的，理发助理还是奥罗拉来做比较合适，你不愿意的话就算啦。”

最终，奥罗拉进入温妮理发店，像真正的地球人一样有了工作。但是奥罗拉并不喜欢这份需要与地球人接触较多的工作。

“这才是真正的地球人，很多地球人都不喜欢自己做的工作。”阿萨透露出一个新的信息。

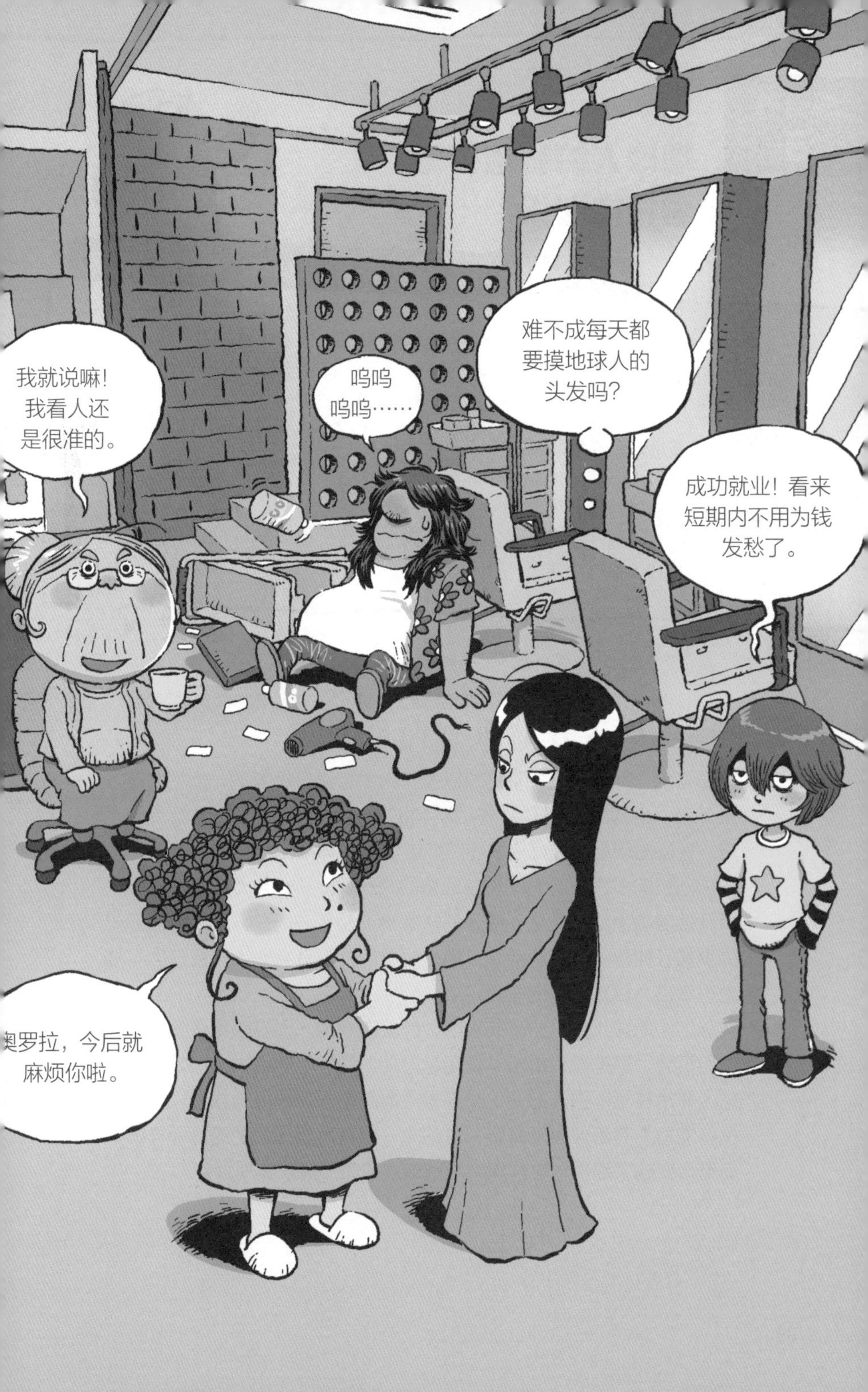
我就说嘛!
我看人还
是很准的。
呜呜
呜呜……
难不成每天都
要摸地球人的
头发吗?
成功就业!看来
短期内不用为钱
发愁了。
奥罗拉，今后就
麻烦你啦。

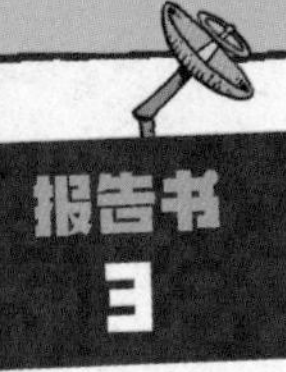

报告书 3

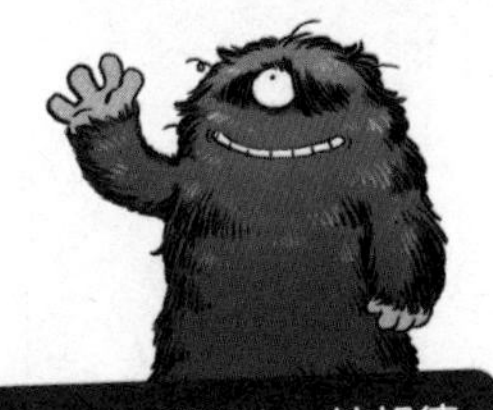

# 地球人的脑结构与居住地剖析

2019年5月8日 7385年17月56日 编辑人：拉胡德

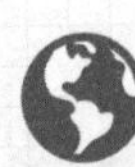

**地球情况概述**

* 在到达地球的三个地球日后，哈拉哈拉丢失，幸好地球外形衣还在，我们能够进行简单的变身，同时已经按照地球人的风格买好了大部分生活用品。为了今后的生活，我们需要赚钱。
* 要想伪装成地球人，就必须拥有工作，于是去温妮理发店应聘职员。温妮院长只注重外貌，于是选择了奥罗拉，即便我证明了自己能做得更好也无济于事。对于地球人来说，外貌到底意味着什么？地球人真难搞懂。

## 地球人通过外貌来判断能力

- 再次强调，地球人好像真的是以视觉为中心进行思考的，他们尤其注重外表。地球人如果遇到长相不错的人，大脑补偿机制就会受到刺激，分泌出使心情变好的多巴胺或血清素等神经传导物质。
- 分泌出来的多巴胺会涌向快乐的核心——伏隔核、负责记忆的海马区以及控制感情的杏仁体，使人们从感情上感受并记住导致多巴胺分泌的事情。如果补偿机制活跃，那么好看的外貌就会使人轻易认为其能力也不错，真是单纯得很。
- 实际上，地球人自己的研究表明，外貌出众的人能够获得更多发挥能力的机会。据推测，得出“长相越好能力越好”的结论大概是由于地球人非常在意周围人的评价，获得“看起来学习很好”或者“看起来很有能力”等看似表示肯定评价的人，很有可能是为了成为那样的人而努力变成了那样，这种现象被地球人称为“自我实现预言”。

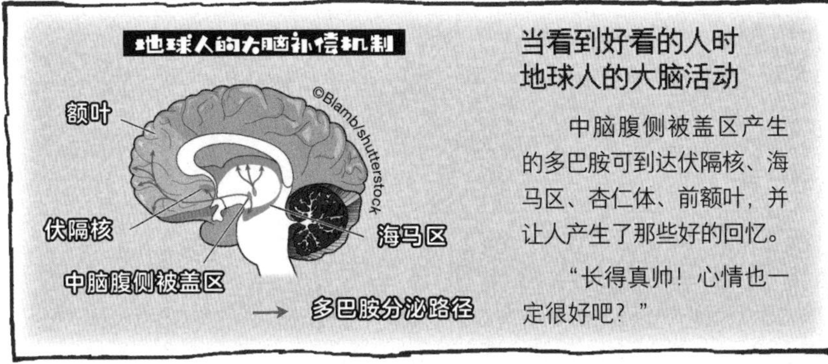


## 地球人的居住地有共同的特点

- 地球人的居住地大致分为客厅、卧室、卫生间和厨房。通常每个房间都有固定的用途，用来睡觉、学习或思考。在卫生间中能够排出能量源的残渣并清洗身体，卫生间虽然没有指定使用者，但每次只能一人使用。
- 厨房和客厅是公共区域。据观察，厨房里储存着各种能量源，用来做成食物。如果食物放置在某个角落时间过长，微生物就会繁殖，就可以接触到地球上的新生物。真是令人激动！厨房里空气新鲜又潮湿，而且食物很多，是虫子和细菌最喜欢的地方，然而地球人并不喜欢它们。
- 客厅是最开放的区域，通常一面墙放置电视，一面墙放置松软的沙发。虽然地球人一般都是一起坐在上面，但各自都做着不同的事情，有的观看电视节目，有的用智能手机打游戏。邻居来家里做客时，也是坐在客厅的沙发上。
- 因此，在客厅的时候，千万不要以奥莱人的样子出现，因为地球人总喜欢到邻居家做客，喜欢多管闲事，不怎么尊重其他的生命体。

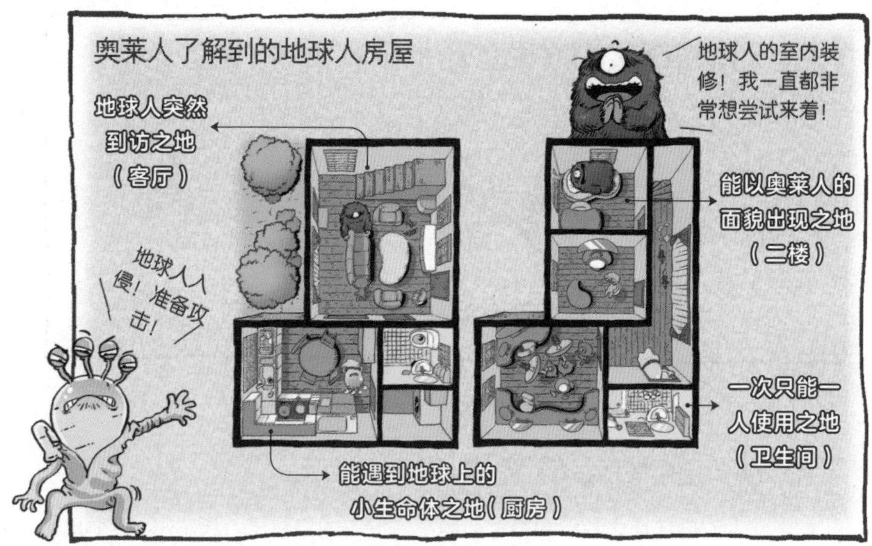


**致未来的侦察团** **编辑人：奥罗拉**

## 要习惯地球人的突然到访

- 地球人总喜欢插手别人的事，他们有时会毫无预兆地来到别人居住的地方，也会在我们穿地球人的衣服遇到问题时突然来帮忙。这个时候千万不要慌张，一定要学会用“等一下”“没关系”等字眼来为自己争取思考的时间。地球人真的是非常令人讨厌的生命体！地球人向来爱管闲事。
- 作为一种社会性的群体，地球人需要获得一种安全感——自己在周围人当中能够起到某种作用，否则他们就会对自己的存在感到不安，有些地球人甚至会因为这种不安而影响生存。希望你们将来不要因为地球人的不安而害怕，可以适当接受他们的多管闲事，这一点对奥莱人来说是最难适应的地方。

5

# 长得好看容易被监视

地球人喜欢的长相是？

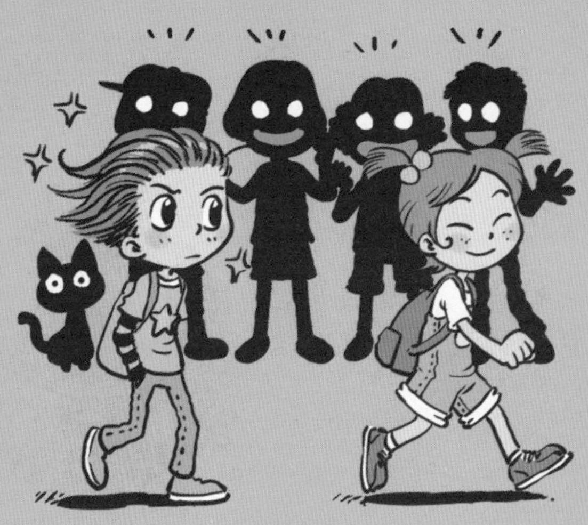

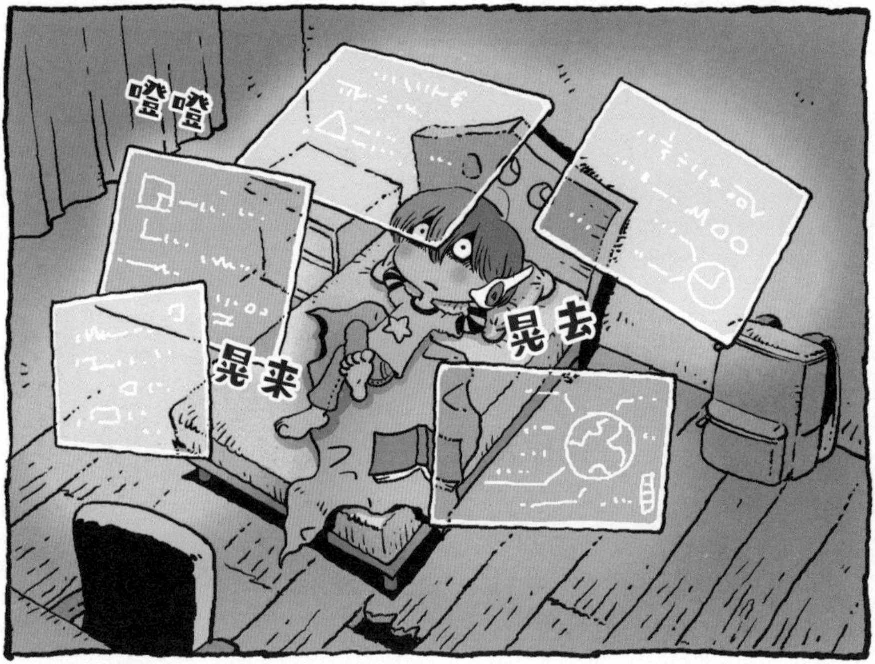

阿萨一大清早就开始忙着执行任务了。

为了寻找消失的哈拉哈拉，他用人造卫星对小区各处进行了拍摄，这对奥莱行星最优秀的科学家阿萨来说并非难事，然而人造卫星发来的照片里并没有哈拉哈拉。阿萨很失望。

“阿萨，一起去学校吧。”突然传来珊妮洪亮的声音。

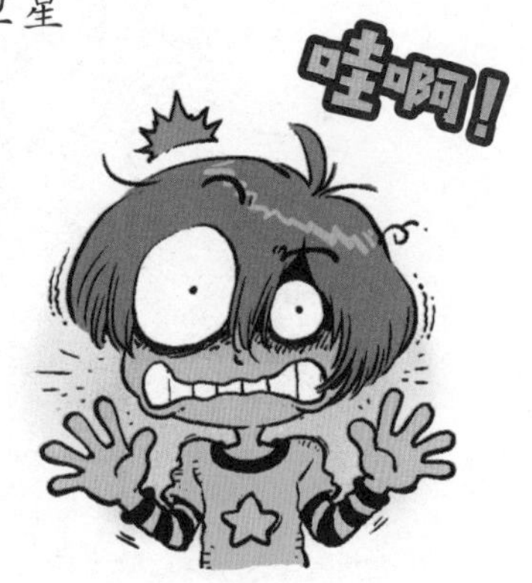

“学校是用来教育地球小孩子的，我又不需要，我没什么可学习的。”阿萨斩钉截铁地回绝了。

“真的吗？你是天才吗？真好呀。但还是要去学校！”

“给我个理由。”

“这就是我们小孩子的残酷命运呀，你不想去父母也会抓着你去的，小学可是义务教育！”

这个信息可是奥莱人不知道的。

突然，奥罗拉开始收拾阿萨的书包，拉胡德给阿萨梳头。阿萨长长的刘海儿梳开之后，露出了他的脸庞。

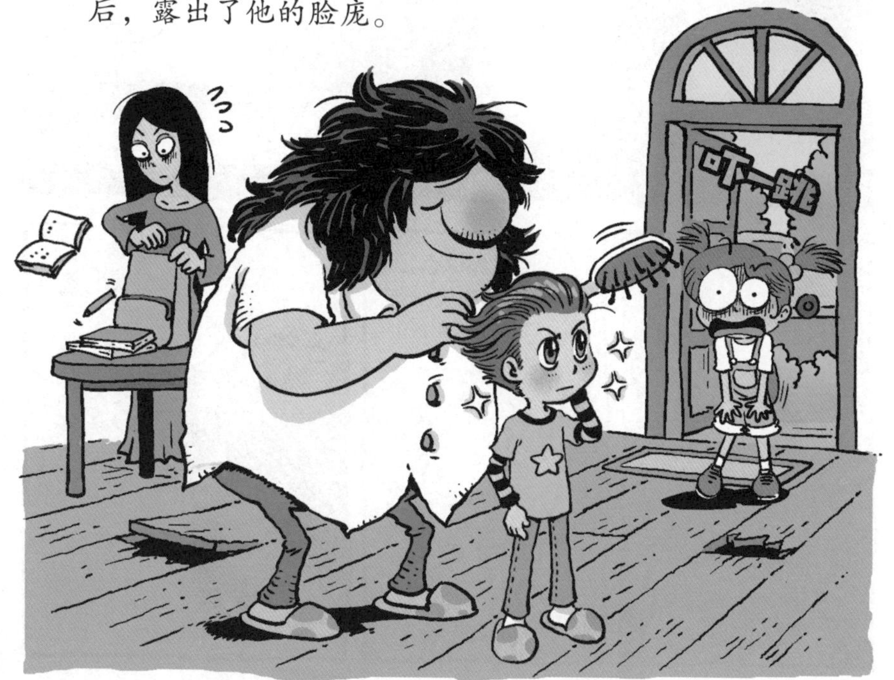

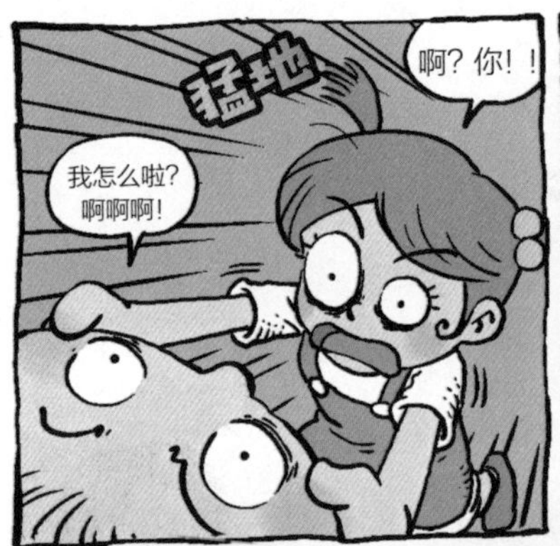
猛地
啊？你！！
我怎么啦？
啊啊啊！

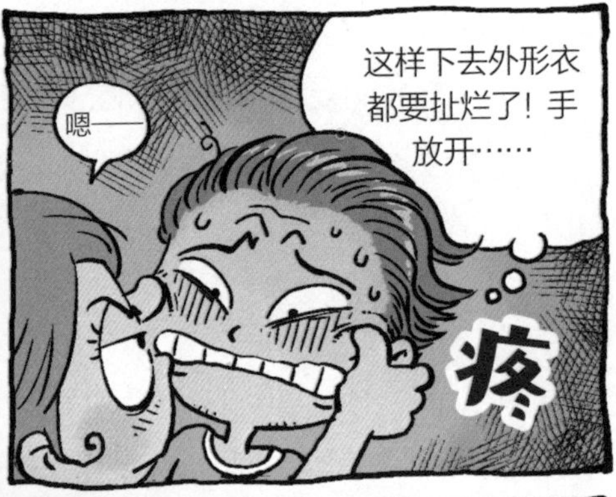
这样下去外形衣
都要扯烂了！手
放开……
嗯——
疼

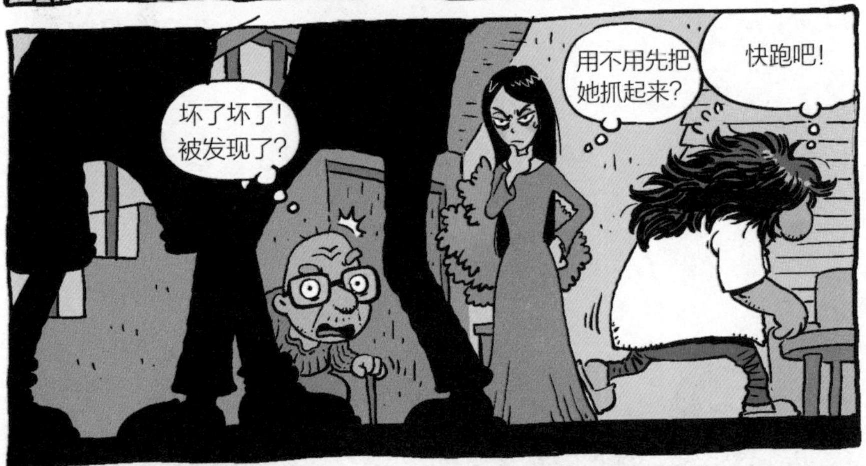
快跑吧！
用不用先把
她抓起来？
坏了坏了！
被发现了？

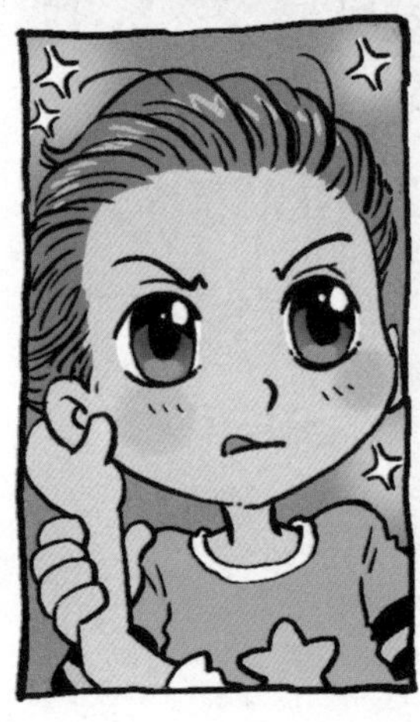

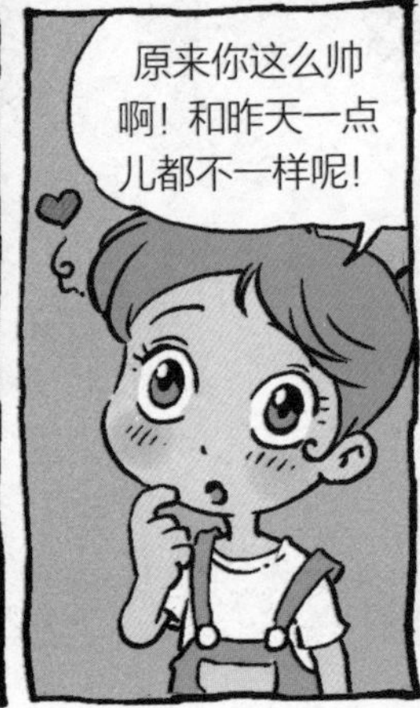
原来你这么帅
啊！和昨天一点
儿都不一样呢！

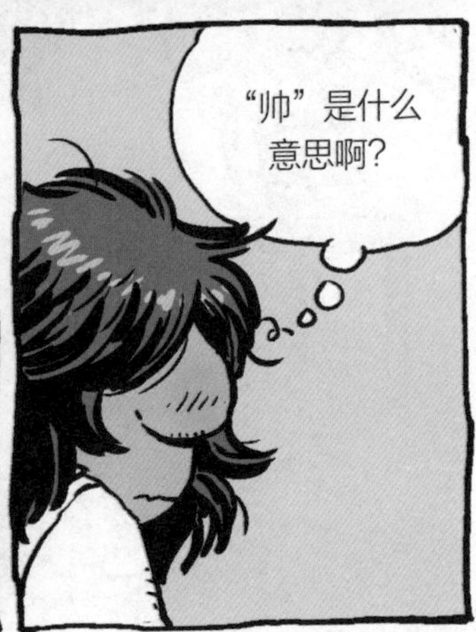
“帅”是什么
意思啊？

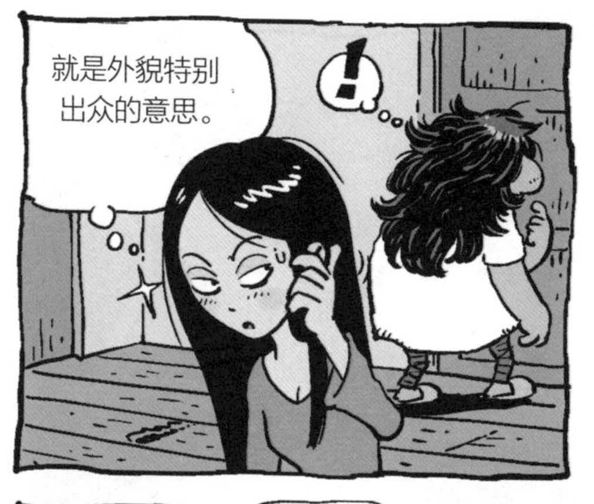
就是外貌特别
出众的意思。
!

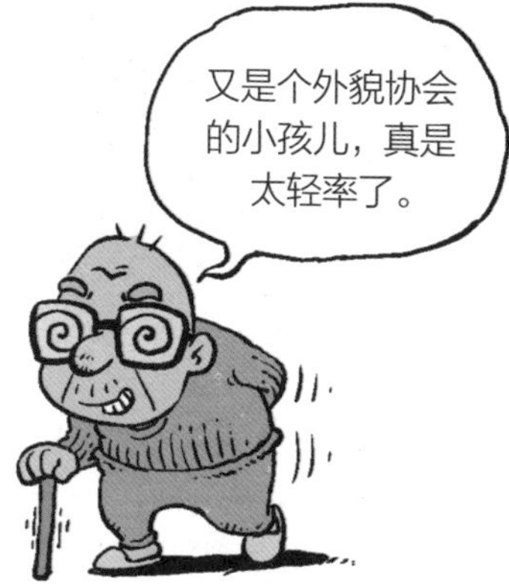
又是个外貌协会
的小孩儿，真是
太轻率了。

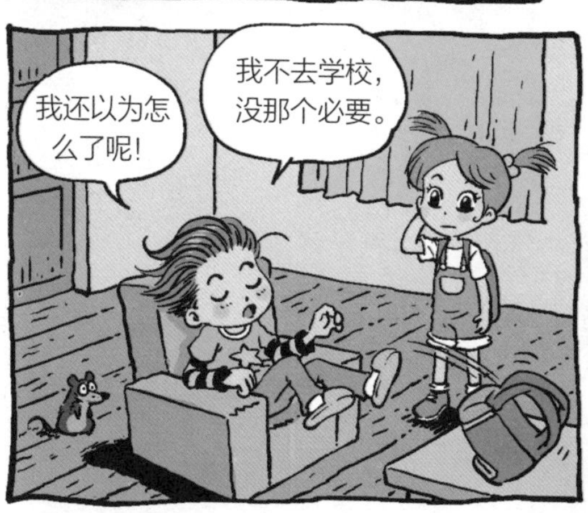
我还以为怎
么了呢！
我不去学校，
没那个必要。

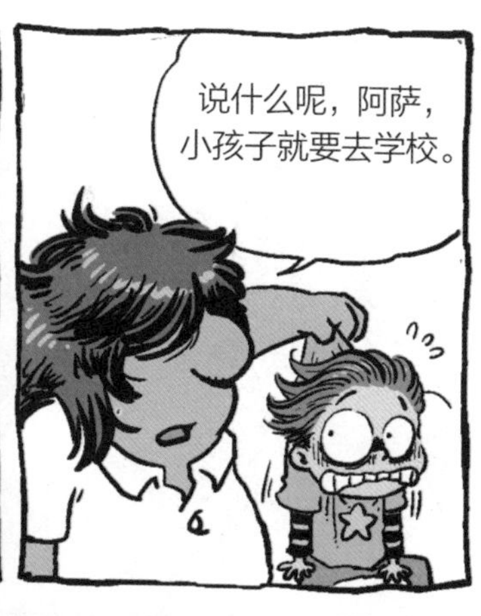
说什么呢，阿萨，
小孩子就要去学校。

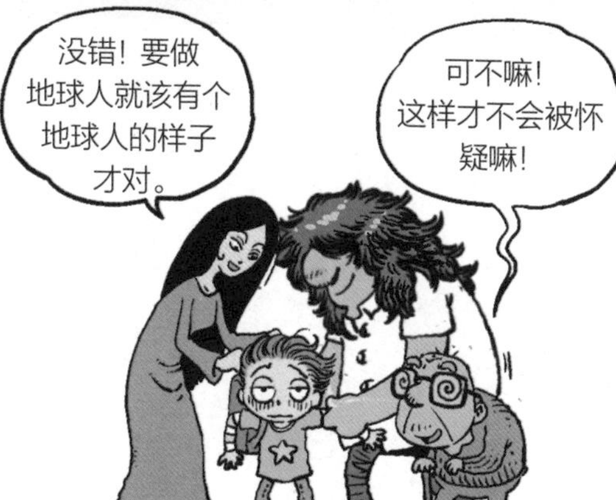
没错！要做
地球人就该有个
地球人的样子
才对。
可不嘛！
这样才不会被怀
疑嘛！

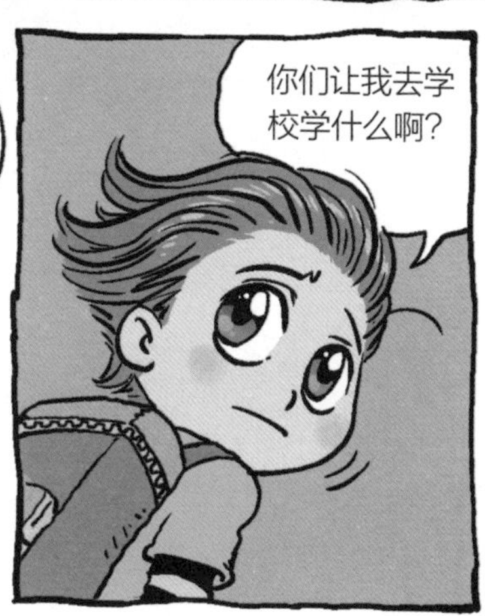
你们让我去学
校学什么啊？

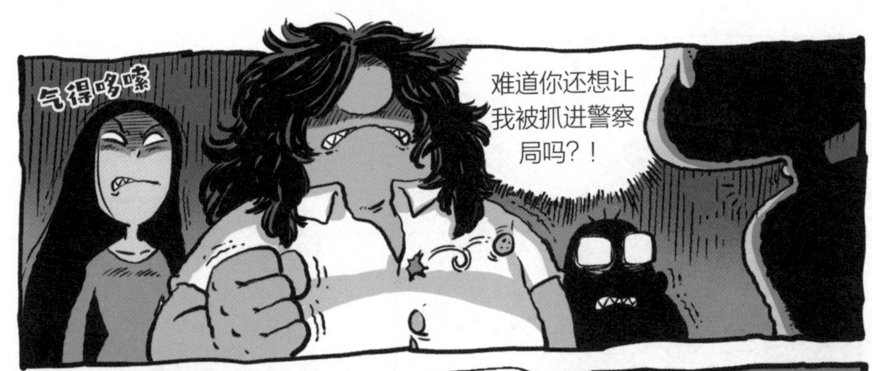
气得哆嗦
难道你还想让
我被抓进警察
局吗？！

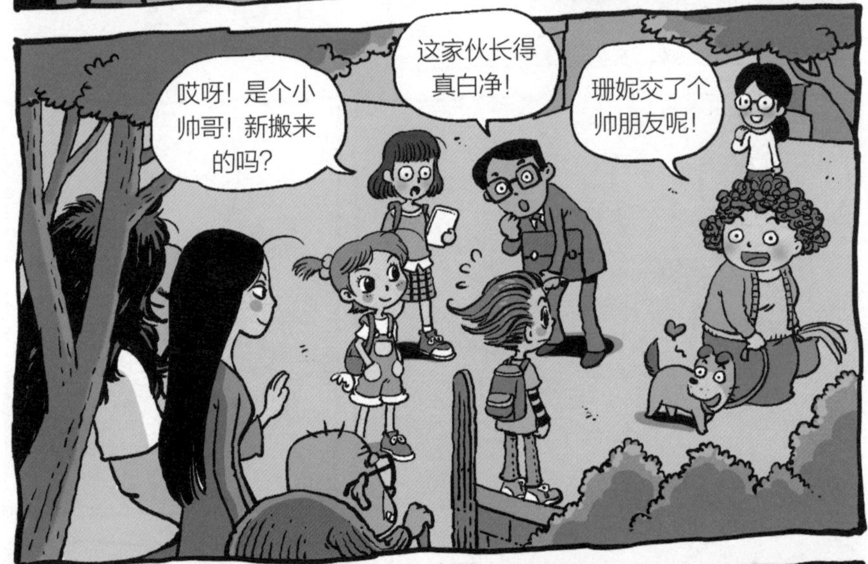
哎呀！是个小
帅哥！新搬来
的吗？
这家伙长得
真白净！
珊妮交了个
帅朋友呢！

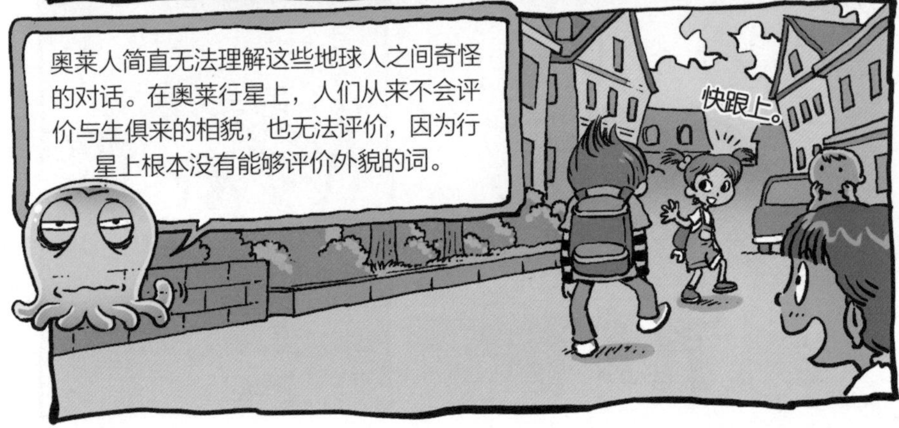
奥莱人简直无法理解这些地球人之间奇怪
的对话。在奥莱行星上，人们从来不会评
价与生俱来的相貌，也无法评价，因为行
星上根本没有能够评价外貌的词。
快跟上。

去上学的路上，阿萨始终无法摆脱陌生人的注视，连地球小孩子都会瞟一眼阿萨，然后相互窃窃私语。

看到了吗？
他皮肤好白啊。
这是谁呀？
眼睛好大啊！
是明星吗？
哎，珊妮交男朋友了吗？
咯咯咯

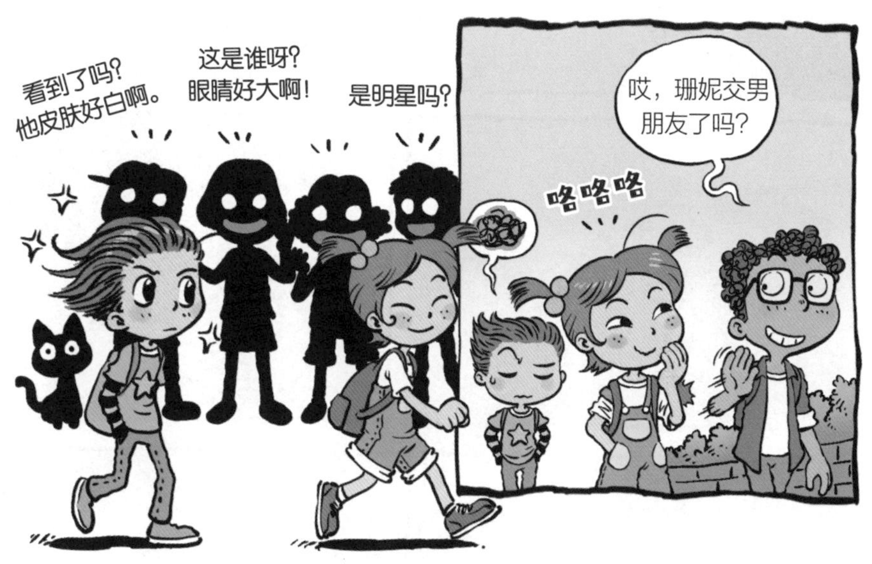

阿萨根据他们的眼神和对话内容，得出了一个结论：自己长得很帅，长得好看的地球人容易被关注。

“偏偏变身成了这个长相，真是巨大的失误啊。现在为了不被发现真实身份，我只能装得像个地球人了。”

阿萨虽然不想引起地球人的关注，但对于“长得帅的地球人”来说，这根本不可能。

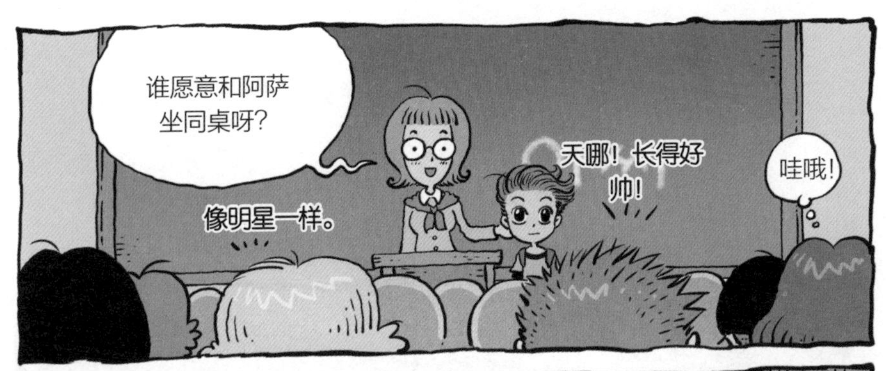
谁愿意和阿萨
坐同桌呀？
天哪！长得好
帅！
哇哦！
像明星一样。

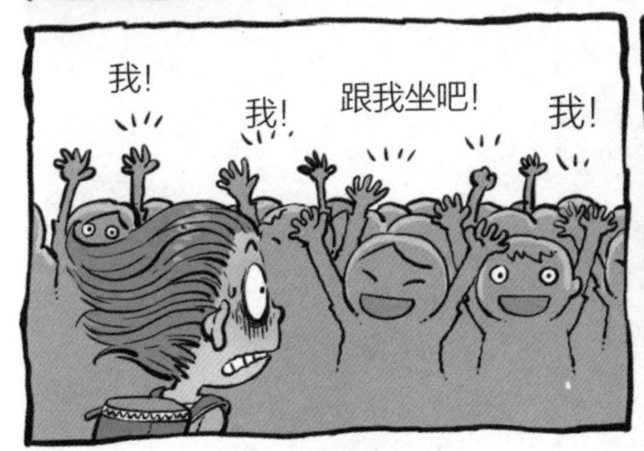
我！
我！
跟我坐吧！
我！

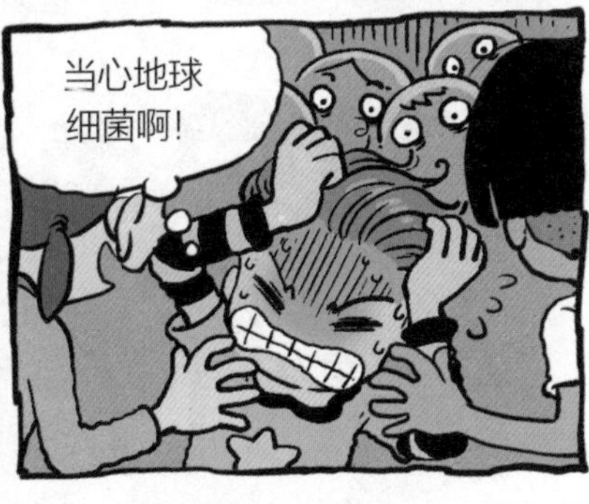
当心地球
细菌啊！

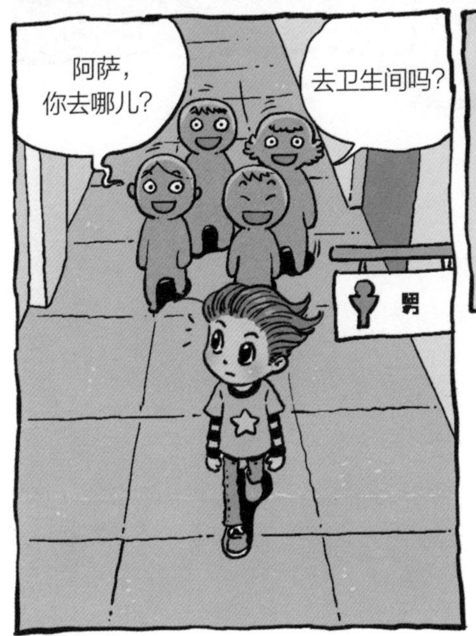
阿萨，
你去哪儿？
去卫生间吗？
男

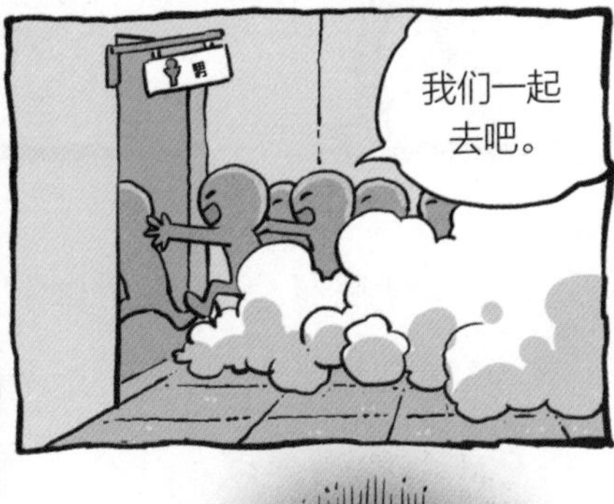
男
我们一起
去吧。

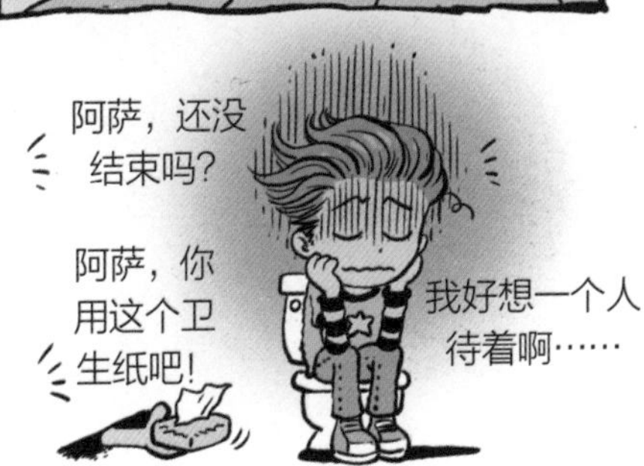
阿萨，还没
结束吗？
阿萨，你
用这个卫
生纸吧！
我好想一个人
待着啊……

体育课上，运动场中央发生了一些争吵。

“阿萨是我们队的！”

一直和珊妮同一队的俊对无缘无故就选择阿萨的珊妮很生气——都说了又不能用脸来打球！

我们选阿萨吧。
我也要选阿萨！
阿萨人气好高呀！

阿萨球打得很好吗？

好像会打得很好啊！腿这么长。
阿萨！
阿萨！
腿长和打球的能力有什么关系啊？！
气到哆嗦
天生
短腿

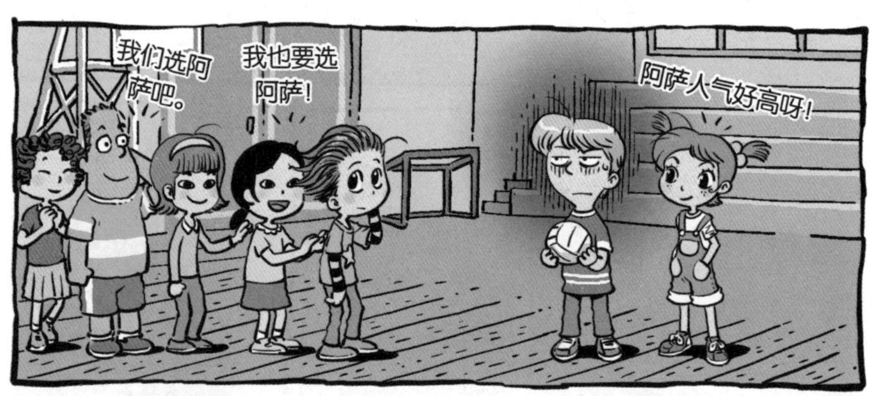

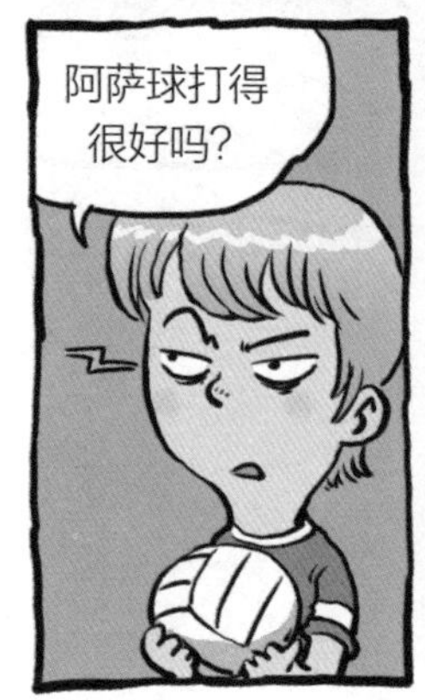

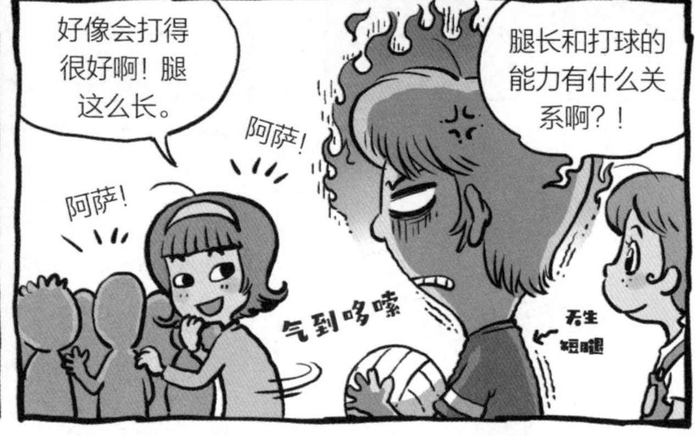

对于珊妮和朋友们都不问自己就无条件地相信自己能够做好这件事，阿萨简直不能理解。最重要的是……

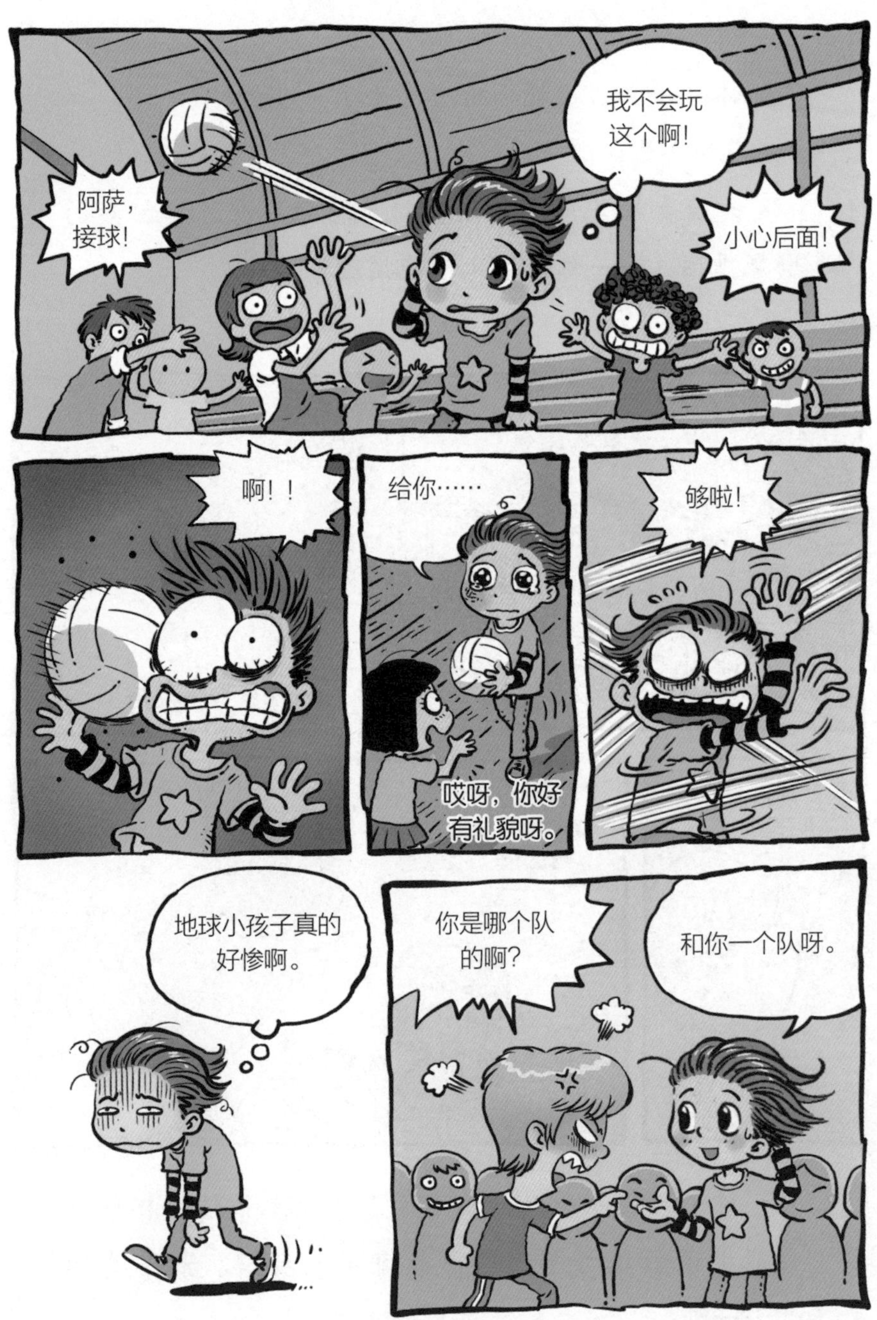
阿萨，
接球！
我不会玩
这个啊！
小心后面！
啊！！
给你……
哎呀，你好
有礼貌呀。
够啦！
地球小孩子真的
好惨啊。
你是哪个队
的啊？
和你一个队呀。

“都说你要问清楚再选人的嘛！你不是说他擅长运动的吗？”

俊对珊妮勃然大怒。

“我也没想到会这样。但是，你干吗发火啊？有赢就有输嘛！打球难道就是全部吗？”

没错，打球不是人生的全部。但对于已成为地球小学生的阿萨来说，学校生活成了他人生的绝大部分，理由只有一个：要表现得像个地球人！

随着时间的流逝，学校里关注阿萨并感叹的人越来越少，阿萨也逐渐放心，但这是在听到珊妮传来令人惊讶的消息之前。

“阿萨，你看到自己的粉丝网页了吗？我要不要也加入‘阿萨粉丝’呀？”

去卫生间的阿萨
赞
评论
转发
美娜和其他330人
阿萨太帅了！

正在散步的阿萨
赞
评论
转发
美娜和其他450人
原来阿萨养小狗。

这是阿萨吗？
赞
评论
转发
美娜和其他626人
……??????

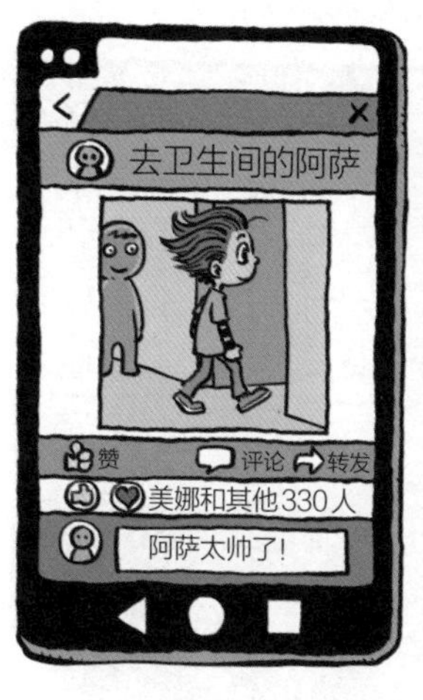

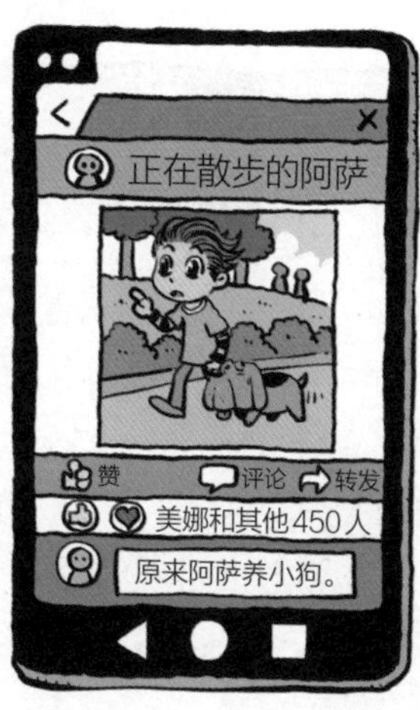

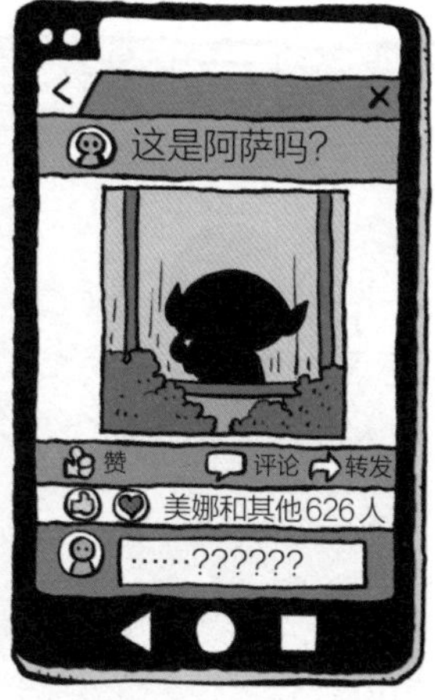

“阿萨粉丝”页面中全都是自己一举一动被监视拍下的照片。

“无语！阿萨粉丝为什么要跟踪我？”

“肯定是因为喜欢你呀。”

“他们都不了解我。”

“嗯，本来长得稍微好看的人就很受欢迎嘛。”

又是长相，阿萨简直无法理解。

“这和我的外貌有什么关系啊？对他们有什么好处吗？”

“能有什么利益啊！就是单纯看着心情好呗，想要和你亲近，所以就成立了粉丝俱乐部……不都是那样吗？”

“不，他们根本没有权利去欣赏或者评价我的外貌！”

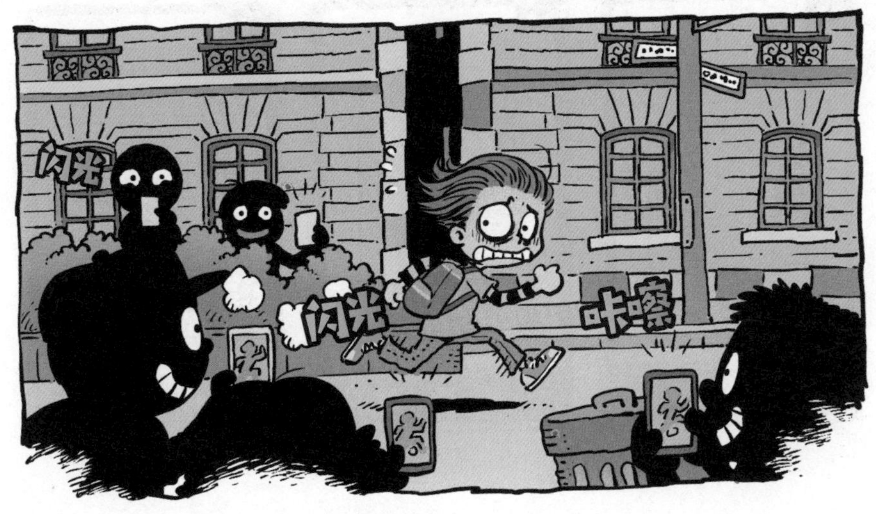

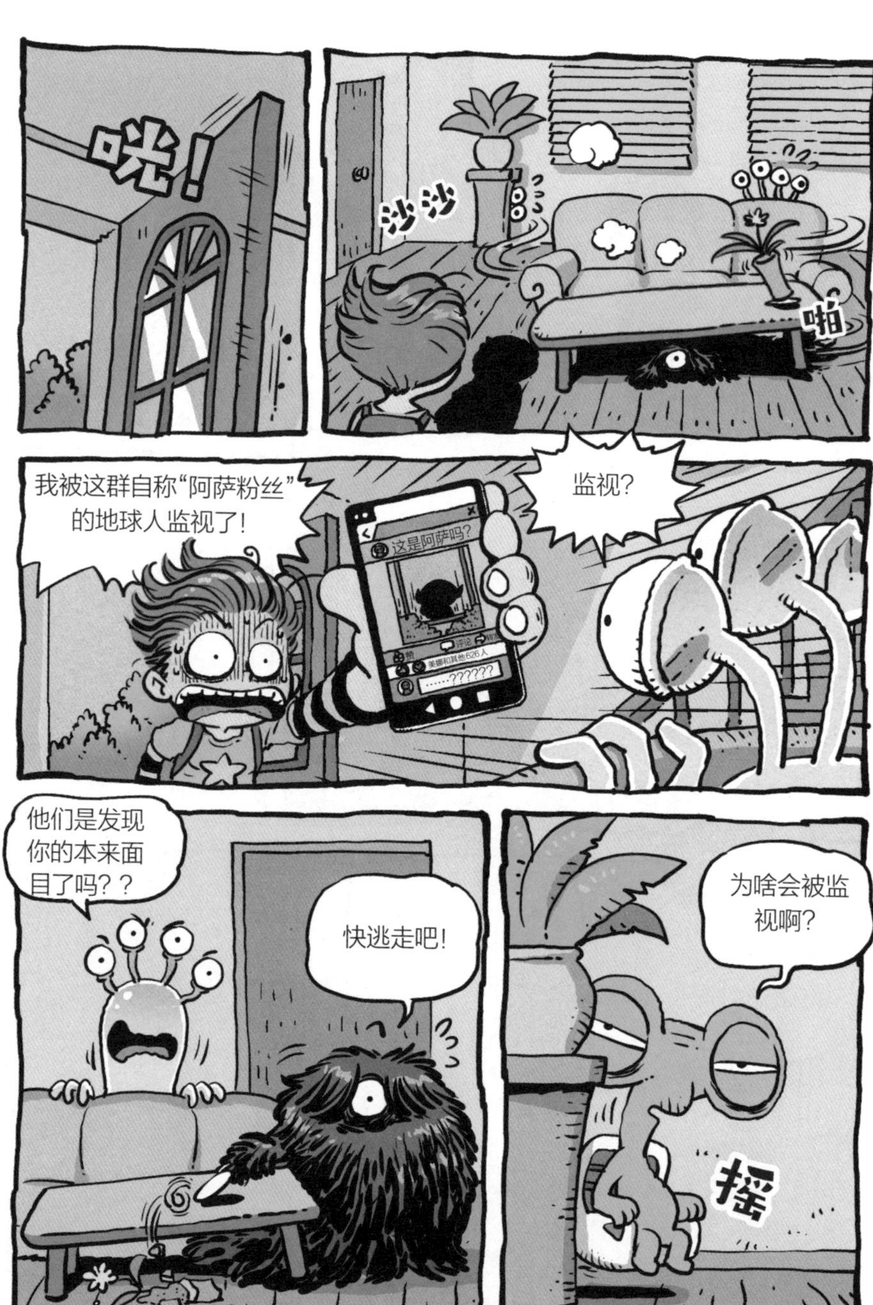
咣！
沙沙
啪
我被这群自称“阿萨粉丝”的地球人监视了！
这是阿萨吗？
评论
美娜和其他626人
……??????
监视？
他们是发现你的本来面目了吗？？
快逃走吧！
为啥会被监视啊？
摇

因为长得
太帅……
哪里
帅啦？
哼……
要是因为脸的
话，那就把脸挡
住呗！
点头
GU
有什么能把脸
挡住的东西啊？
这小子竟然跟
我说平语*……
我这悲惨的人生
啊……
口罩的话……
那边……

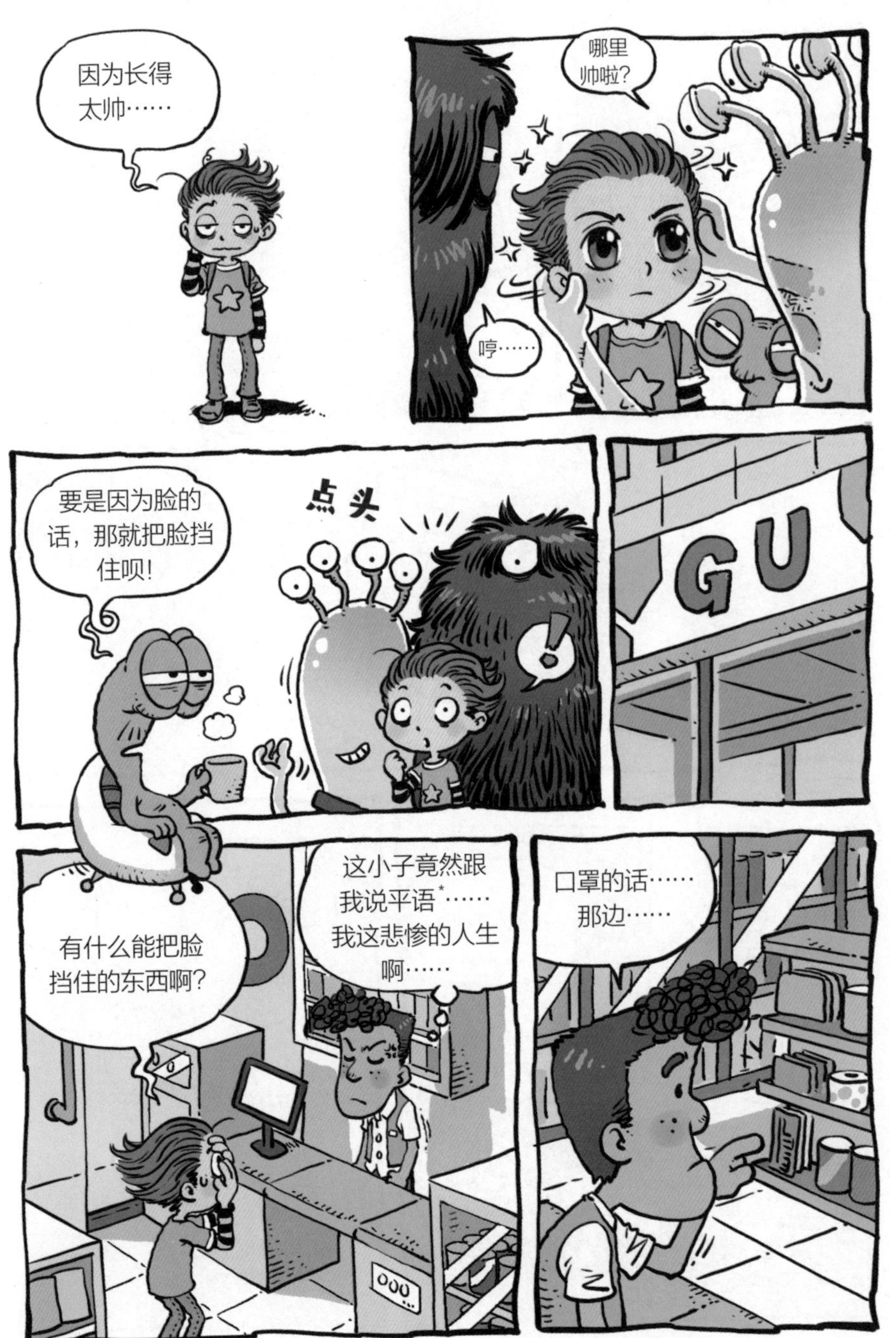

*本书原语言是韩语，在韩语中有平语和敬语之分。一般来说，与和自己同龄或比自己小的，抑或关系很好的人交谈使用平语，而与年龄比自己大、职位比自己高的人交谈则使用敬语。——编者注

当阿萨伸手去拿口罩时，自己的脸露了出来。就在看到阿萨长相的那一瞬间，路易仿佛停止了呼吸。阿萨的脸正是路易想要的那种类型。

路易不由得捏住了阿萨的脸。

这炯炯有神的眼睛、精致的鼻梁、丰满的嘴唇、白皙光滑的皮肤！
你要不要跟我换脸啊？要不然我就按照你这张脸整容吧！你说怎么样？我能整成你这样子吗？
？
？
？

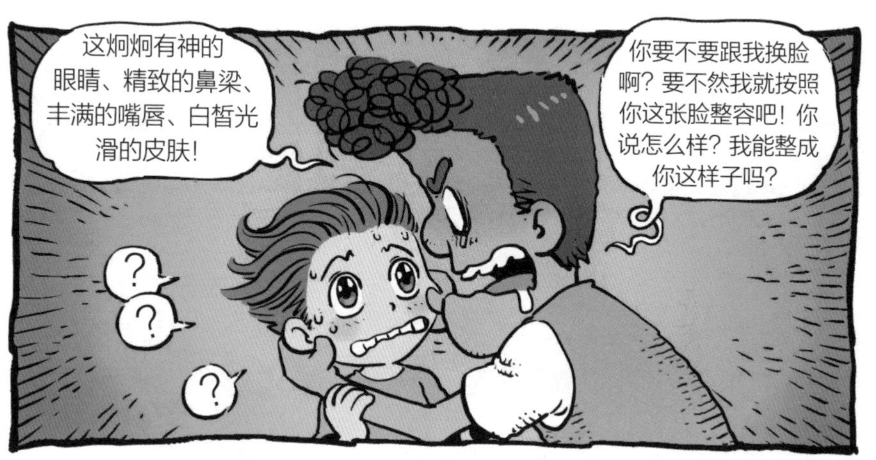

阿萨挣扎着想摆脱这个地球人的魔掌。路易遗憾地叹了一口气，放开了阿萨。

“我开玩笑的啦！放心，我不会偷你的脸的！不过你为什么要遮住这么帅气的脸啊？遮住了简直就是人类的损失！好羡慕你哦，长得可真帅。”

阿萨摇了摇头。迄今为止，外貌给阿萨带来的只有痛苦。

“长得帅究竟有什么好的？好看完全是灾难！”

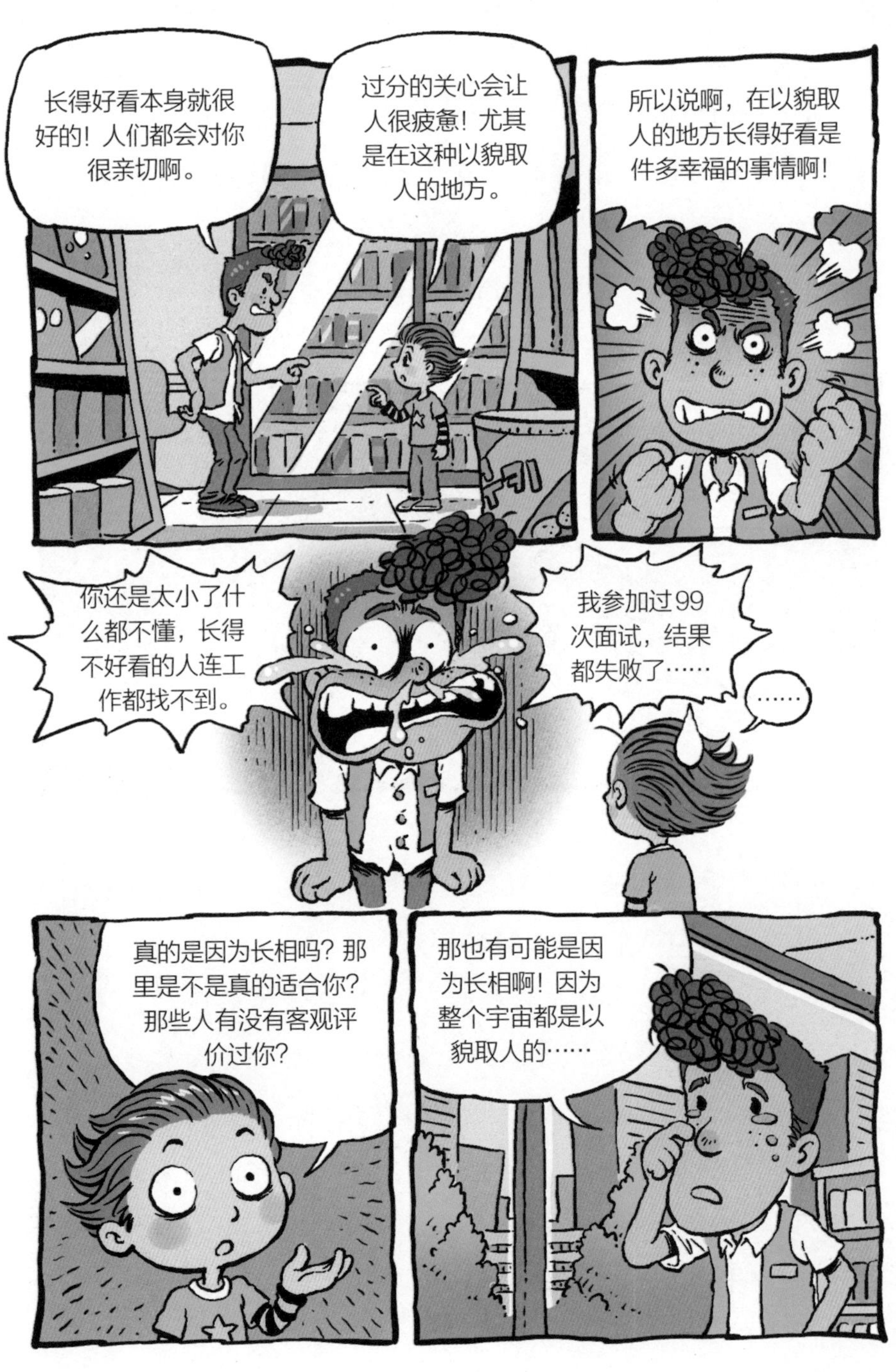
长得好看本身就很好的！人们都会对你很亲切啊。
过分的关心会让人很疲惫！尤其是在这种以貌取人的地方。
所以说啊，在以貌取人的地方长得好看是件多幸福的事情啊！
你还是太小了什么都不懂，长得不好看的人连工作都找不到。
我参加过99次面试，结果都失败了……
……
真的是因为长相吗？那里是不是真的适合你？那些人有没有客观评价过你？
那也有可能是因为长相啊！因为整个宇宙都是以貌取人的……

外貌
至上主义

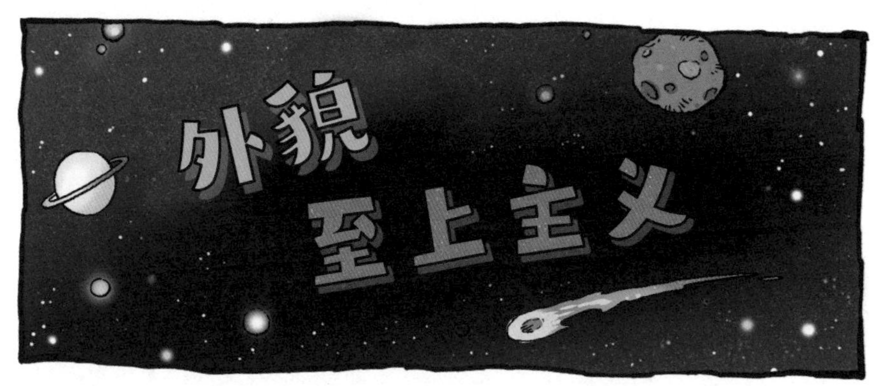

路易的想法错了。阿萨探访过十多颗宇宙行星，只有地球人是用外貌判断能力的。

“我说，地球人！并不是整个宇宙都是以貌取人的！只有地球人是这样……”

“真的吗？”

路易的眼睛里闪现出了希望。

我就说嘛！
怎么可能那么遥远的行星都是外貌主义？
好想去仙女座星系呀！
要是外星人来了
把地球人消灭掉的话……

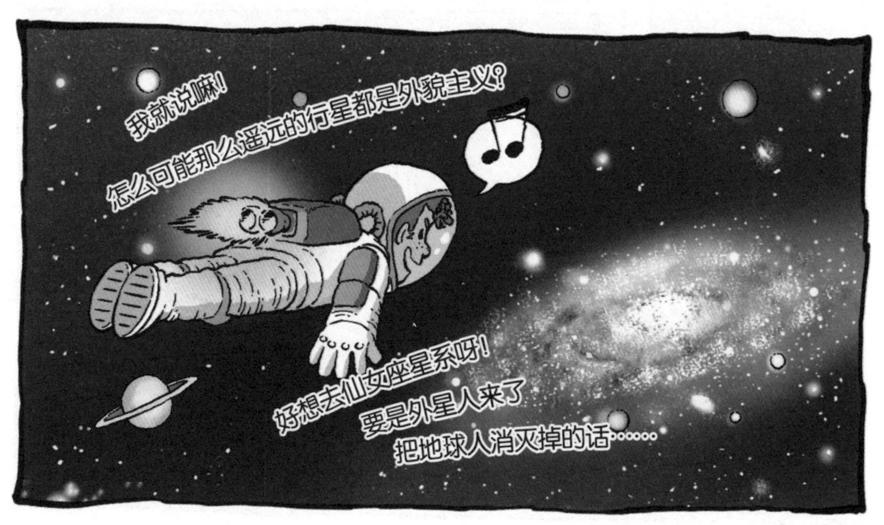

果然，地球人路易对宇宙还是了解太少了。

“外星人是不会入侵地球的。”

“瞧你说的，外星人又不傻！能放过这么适合居住的地球？说不定已经有外星人来到地球上了呢，甚至可能就在我们小区里！”

妈呀！来地球不到七天，莫非我们的身份已经被发现了？

阿萨声音颤抖着问：“你为什么会觉得外星人已经到地球上了？”

此时，坐在便利店里吃方便面的郑博士正在竖起耳朵听两人的对话。

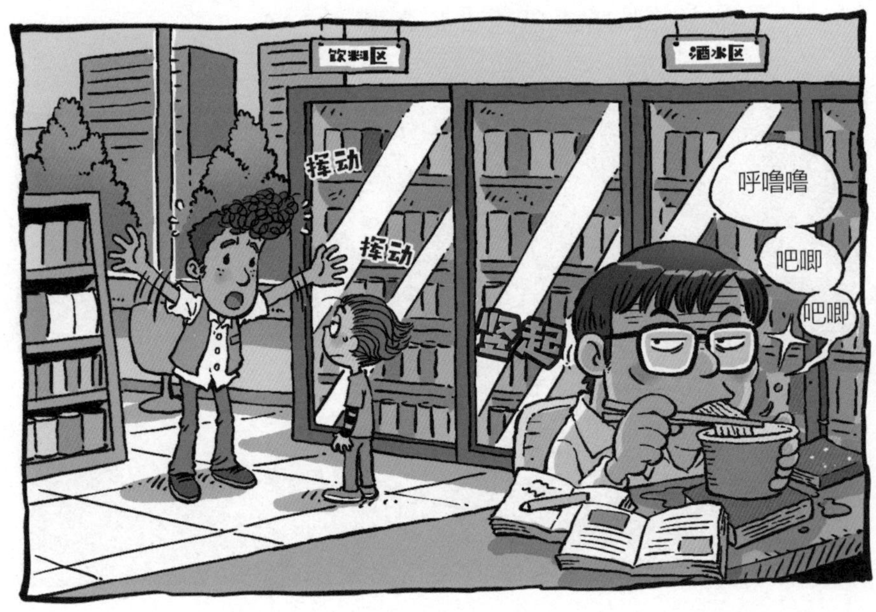

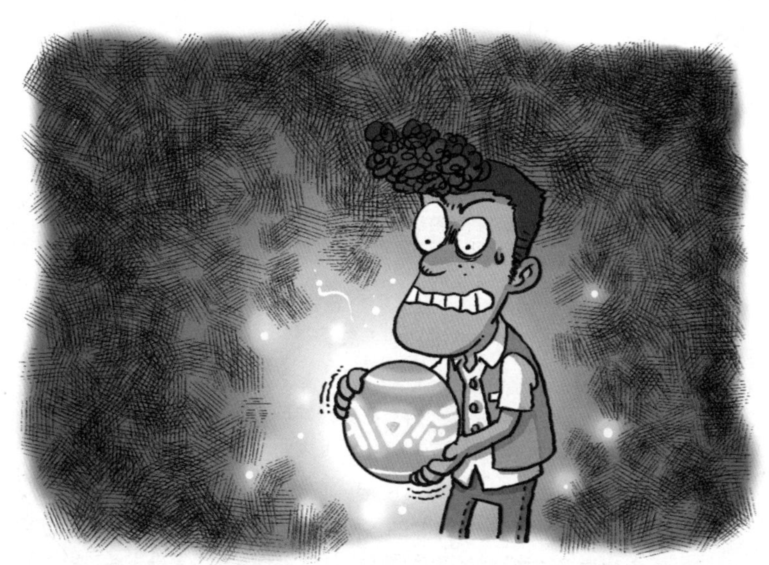

“几天前我捡到了一个非常奇怪的东西，长得圆圆的，能发出像极光一样的光，摸一下还有电。由于太奇怪了，我就把它带去了警察局，警察也说第一次见这个东西。我敢确定那个东西肯定来自外星，我可在电影里面见过类似的！”

肯定是哈拉哈拉！得快点儿回到总部制定一下找回哈拉哈拉的对策。阿萨悄悄地往后退着步子。

“等等小屁孩！你这小子一直讲平语，以后叫我‘哥’，听到没！看在你小子长得好看的分儿上，今天暂且饶了你。”

阿萨都顾不上回答就赶紧离开了便利店。

“刚才还一直嚷嚷说自己是外貌主义的受害者，现在又说因为我长得好看而饶了我。这逻辑真是让人无法理解。”

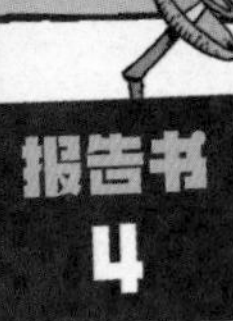

# 报告书 4 在地球上长得好看容易被监视

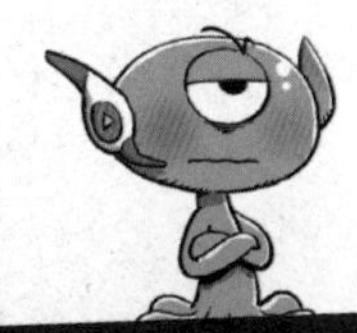

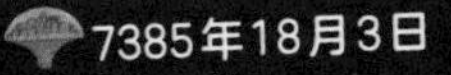2019年5月12日 7385年18月3日 编辑人：阿萨

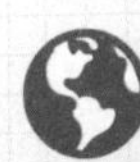

**地球情况概述**

*地球人总喜欢过分关心别人，特别是会监视那些长得帅的地球人，也会将这期间了解到的信息与其他人共享。

*被认为是“长得帅的地球人”的我处处受到地球人的监视。本来要观察地球人，如今却受到地球人的监视，我担心侦察团在执行任务时会出现大问题。

*便利店兼职生路易羡慕我的长相。听他说完之后，感觉在地球上长得帅的人所具有的优势似乎非常多。要继续使用这张脸吗？

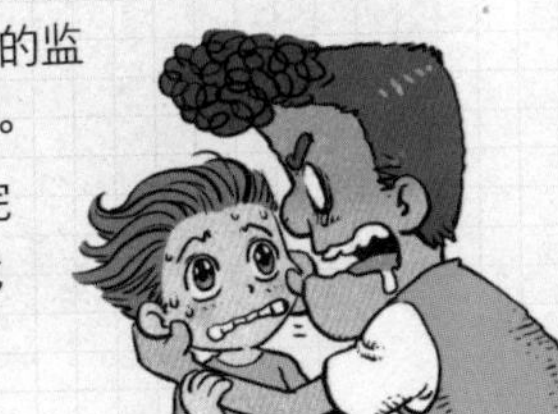

## 地球上美人的标准

- 地球人把外貌当作判断别人的重要标准，以看脸为主。从我的脸来看，地球人容易对五官分明、皮肤光滑、脸和身体比较对称的外形产生好感，他们把这种好感叫作“魅力”。
- 地球人虽然数学能力远不如奥莱人，却给好看的脸却规定了多种数学比例。比如，脸的横竖比例应该为1:1.618，或者额头上端到眉毛、眉毛到鼻尖、鼻尖到下巴的比例应为1:1:1。地球人在脸上画上各种线，并计算出优秀外貌的黄金比例。在我看来，研究这个毫无用处。
- 在那些每时每刻都受到人们监视的被称为“艺人”（在电视上展现唱歌、舞蹈、演技等才能的人）的地球人当中，有很多人拥有这种黄金比例。
- 今后派遣来的侦察团在选择地球人外貌时千万不要选择这个比例，否则很容易被监视，十分不方便。我亲身经历过，所以非常懂。

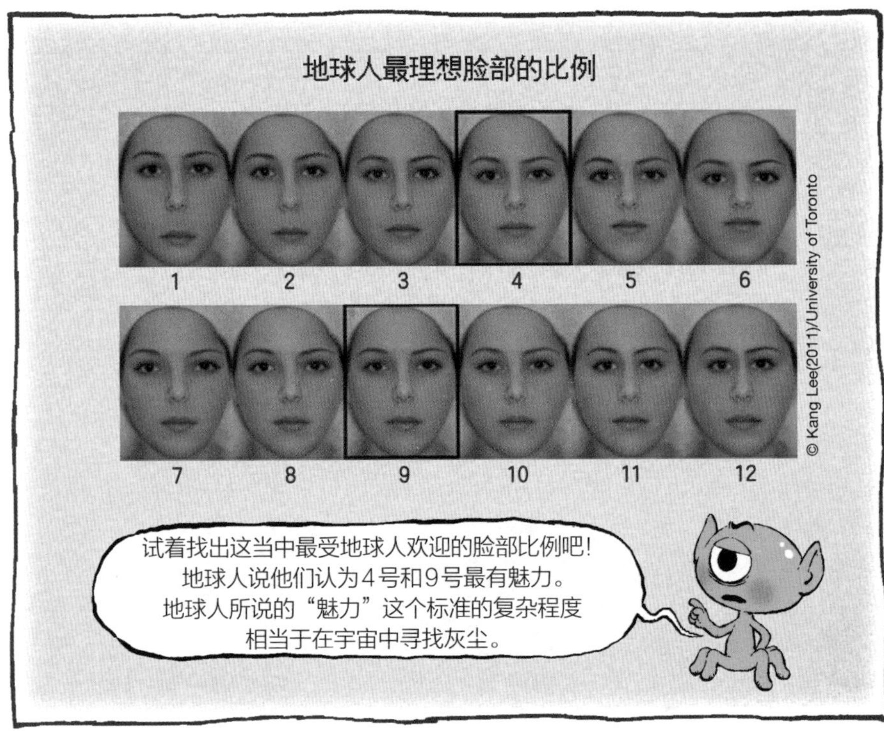


## 地球人讲究外貌是有原因的

- 据推断，地球人非常重视对种族的保护。由于平均预期寿命为83岁左右，因此为了将种族保留下来，他们将怀孕和生育视为人生中非常重要的活动。所以，与拥有良好基因的健康配偶结成夫妻是一个非常重要的课题。这是地球人和其他所有需要保留种族的地球生物共同形成的进化规律。
- 地球人之所以将左右对称视为一种魅力，可能是认为这是能够代表个体没有健康缺陷的间接标准，对于这一点今后还有必要继续观察和分析。对好看的外貌产生好感和对是否有能力的这种判断似乎对地球人寻找适合生孩子的另一半产生了影响。这样下去，由于长得太帅，说不定我也会有地球孩子了。

## 地球人的眼睛并不客观

- 地球人倾向于眼睛看到的东西就是真实的，但是看见的东西是大脑解释的结果。因为大脑还不够发达，所以很容易造成失误。
- 地球人自己也知道这个事实。实际上，为了证明是大脑开的“玩笑”，他们也做过各种错觉实验。但即使理解了这个实验，他们也无法看到真实存在的事物。我不太理解为什么会这样。

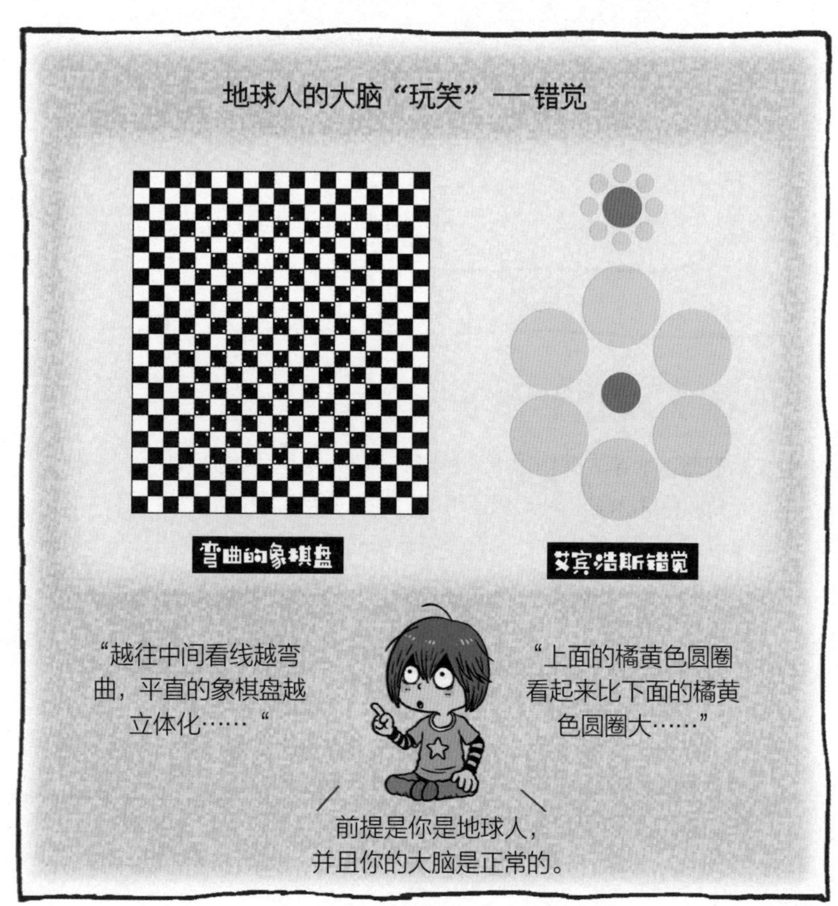

6

# 克隆人的行星

## 地球人追求流行趋势

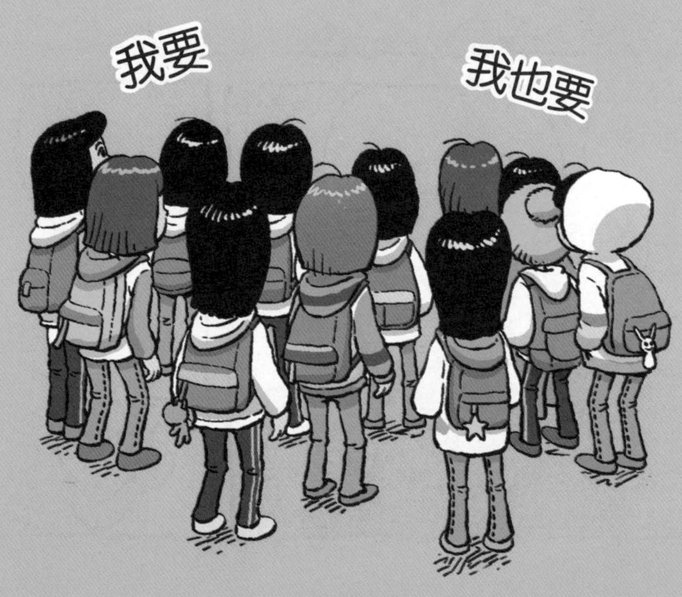

哈拉哈拉偏偏在警察局里，正好是来地球的第一天拉胡德被抓去的地方。

我们得去找到哈拉哈拉。
我才不去，我绝对不去警察局！
一窝蜂都冲去会不会太显眼了？
我的脸太容易受关注了，我也不去。

我们得低调点儿……
就算显眼也不能被怀疑！
那有什么方法吗？

有的，变身成狗就可以了。

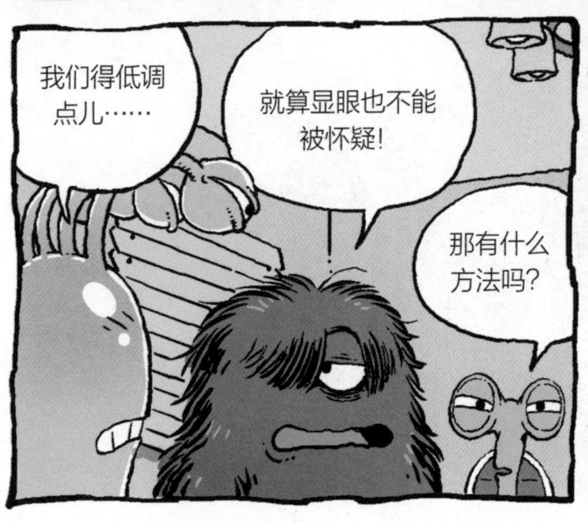

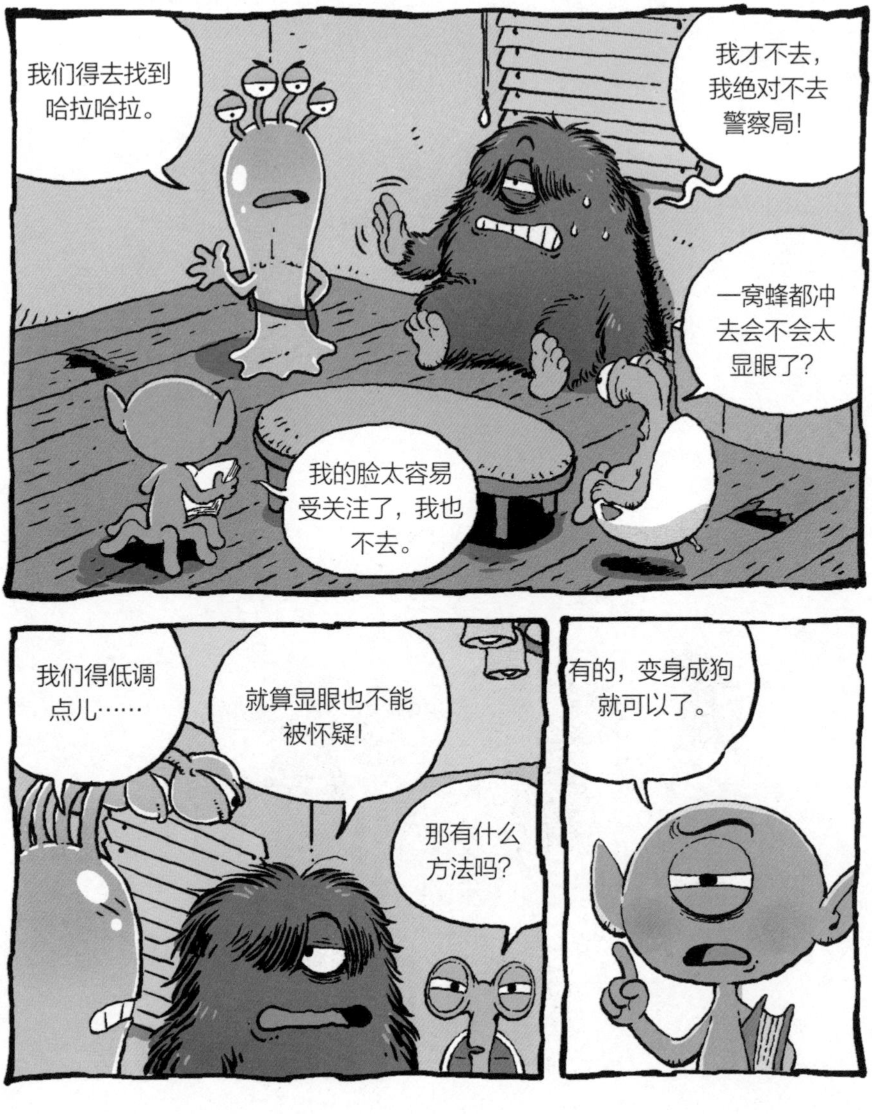

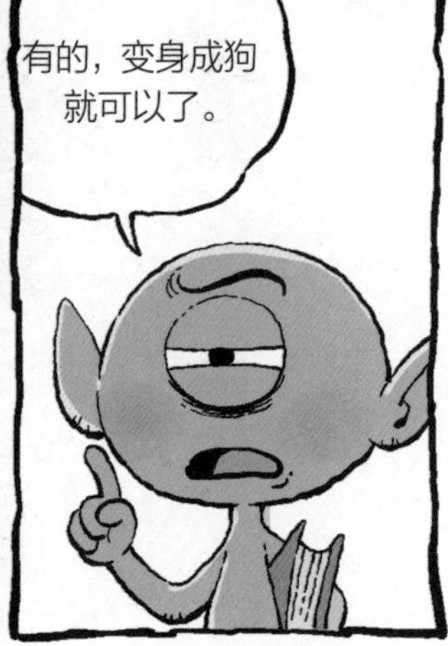

外形不是地球人的话，就不用担心被发现什么异常了，于是唯一拥有狗外形衣的巴巴决定出面。

阿萨将狗狗的一些信息告诉了巴巴。

“狗心情好的话，尾巴会轻轻摆动，害怕时尾巴会夹进腿缝里。被地球人抚摸的时候会仰面朝天躺下。狗不会说话，所以千万要记得闭嘴。”

“汪！汪！汪！”

巴巴真的像狗一样叫着走了出去，拉胡德跟在后面朝他挥了挥手。

“小心点儿！我去过一次警察局，发现那儿真的会让人很害怕！”

欸？这家人原来养狗吗？
不牵绳子就出来不太好吧……
邮箱

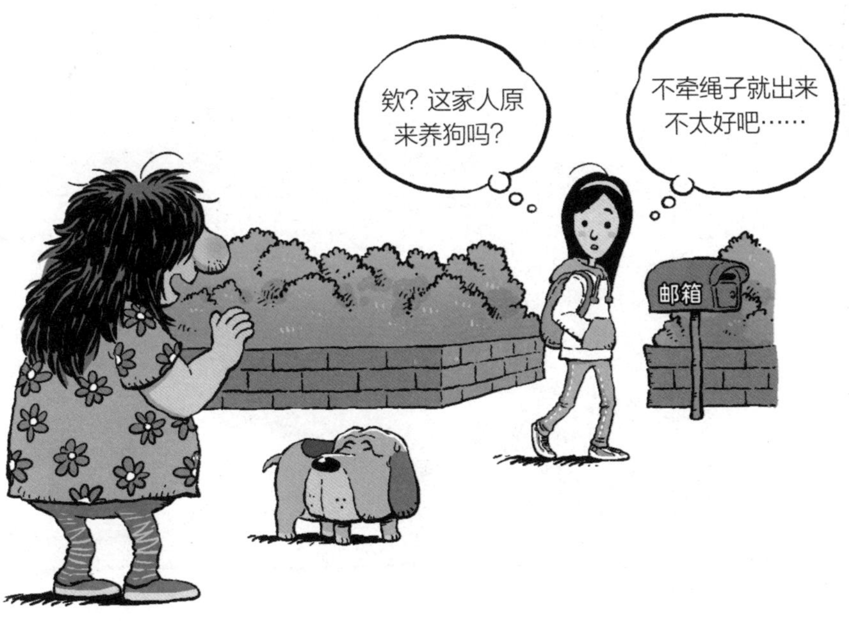

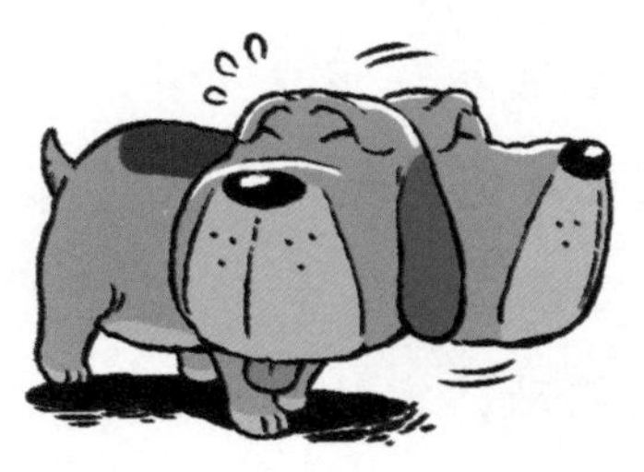

到达警察局后，巴巴为了感知哈拉哈拉的电波打开了通信系统，但是不知道地球人对哈拉哈拉做了什么，竟然感觉不到任何电波。

“到底在哪里啊……”

巴巴四处张望，发现警察局里一条狗也没有，看来狗是不犯罪的。

“你见到那个像是来自外星的球了吗？”

终于，巴巴听到了关于哈拉哈拉的消息。

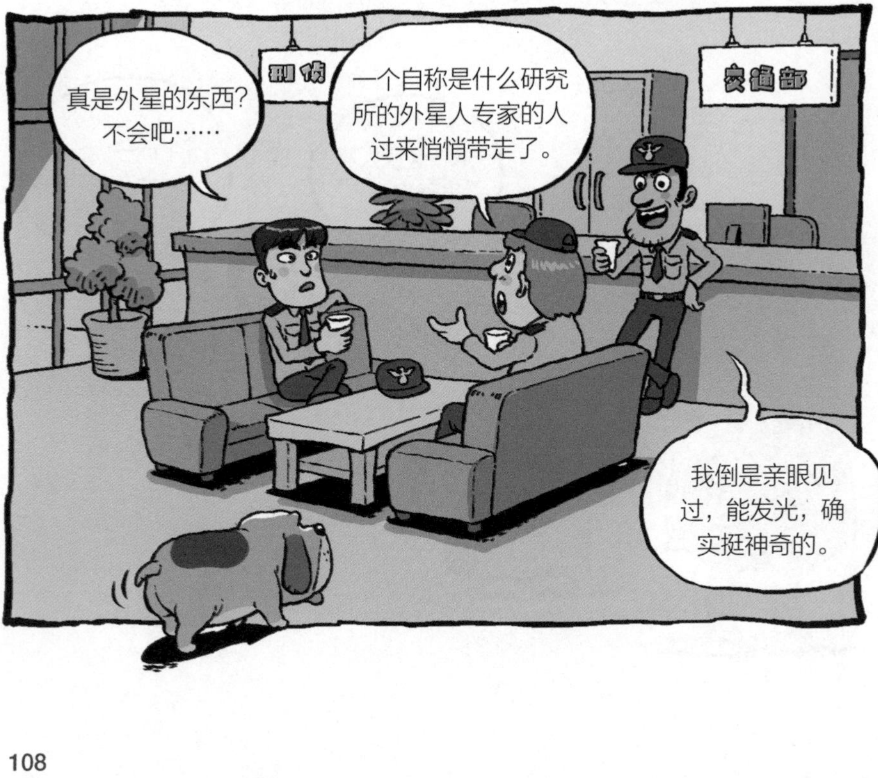

刑侦

交通部

真是外星的东西？不会吧……

一个自称是什么研究所的外星人专家的人过来悄悄带走了。

我倒是亲眼见过，能发光，确实挺神奇的。

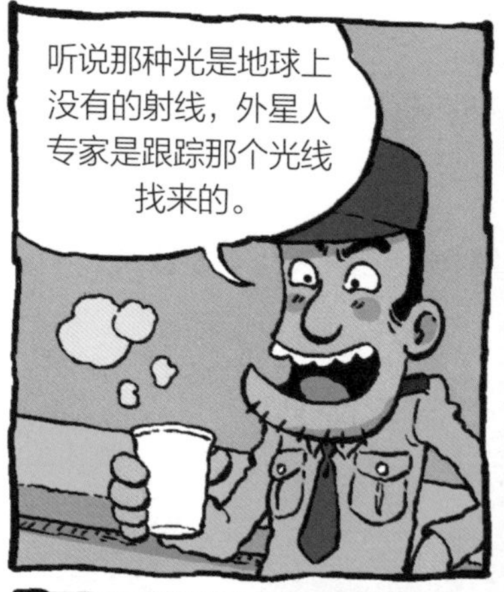
听说那种光是地球上没有的射线，外星人专家是跟踪那个光线找来的。

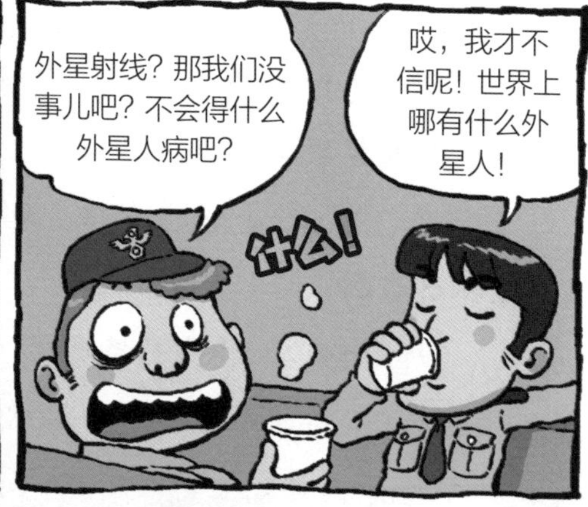
外星射线？那我们没事儿吧？不会得什么外星人病吧？
什么！
哎，我才不信呢！世界上哪有什么外星人！

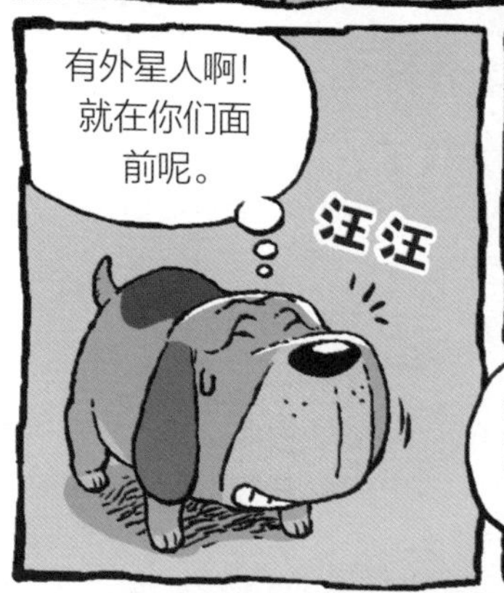
有外星人啊！就在你们面前呢。
汪汪

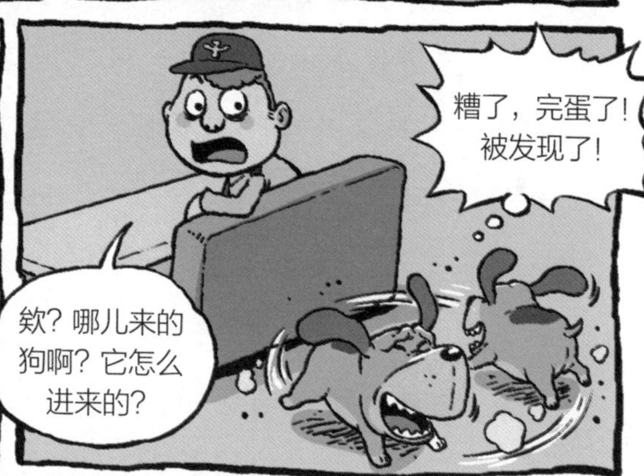
糟了，完蛋了！被发现了！
欸？哪儿来的狗啊？它怎么进来的？

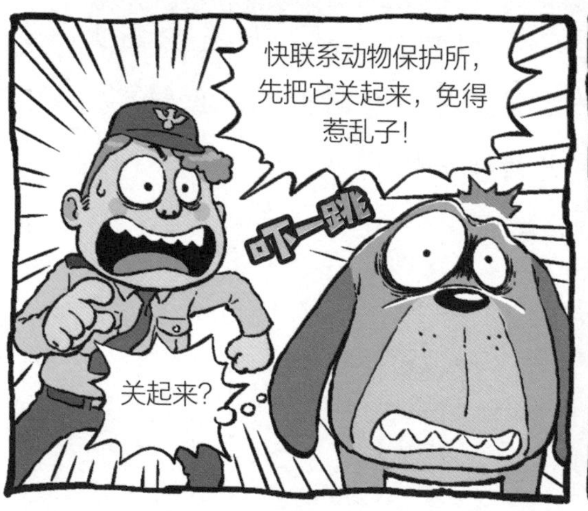
快联系动物保护所，先把它关起来，免得惹乱子！
吓一跳
关起来？

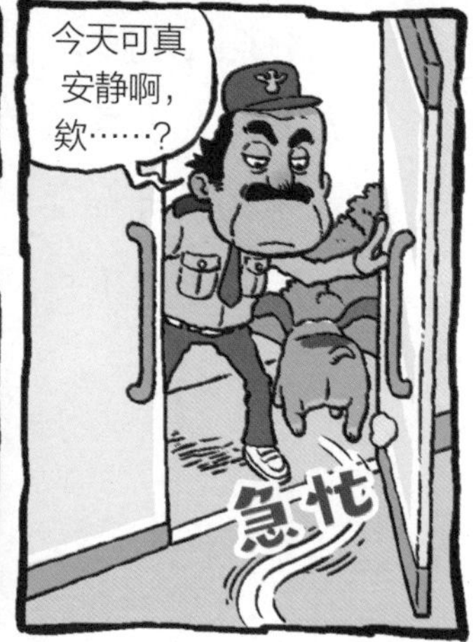
今天可真安静啊，欸……？
急忙

几个小时过去了，巴巴依旧没回来，拉胡德不安地在房间里踱来踱去。

“警察局还是很危险的，可别为了找哈拉哈拉也被抓进去啊……”

“那拉胡德，你去救巴巴吧。”阿萨说道。

再也不想靠近警察局的拉胡德跳了起来。

“为什么要我去啊？”

“因为我是小孩子啊。根据地球的情况，这种事情一般由大人来处理。奥罗拉又出去工作了，家里唯一的大人只有你咯。”

毫无办法的拉胡德走到了外面，碰巧邻居珊妮正从家里出来。

“大叔，您看到我姐姐了吗？”

“你看到我们的狗了吗？”

“哇！大叔，您还养狗吗？泰迪？还是珍岛犬呀？不对，是博美吧？最近流行养博美呢，我朋友也是在不久前开始养可爱的博美的。”

珊妮依旧不停地讲着话。

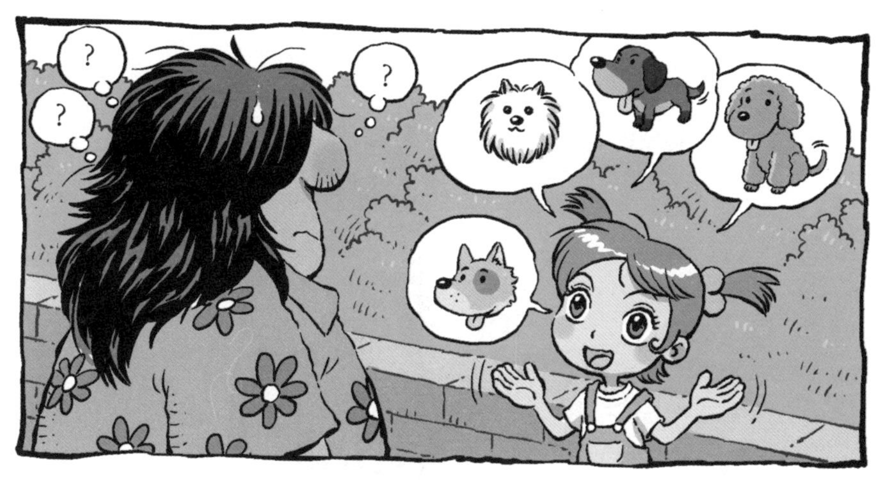


拉胡德决心不再出错，像地球人一样，自然地进行接下来的对话……

"'流行'是什么啊？"

"您连'流行'都不知道吗？"

珊妮瞪大了眼睛问道。难道拉胡德又一次提出了非地球人的问题吗？

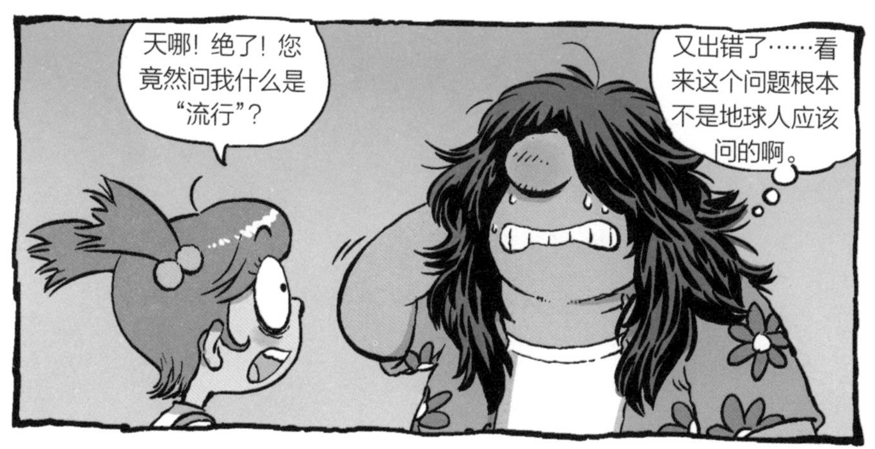

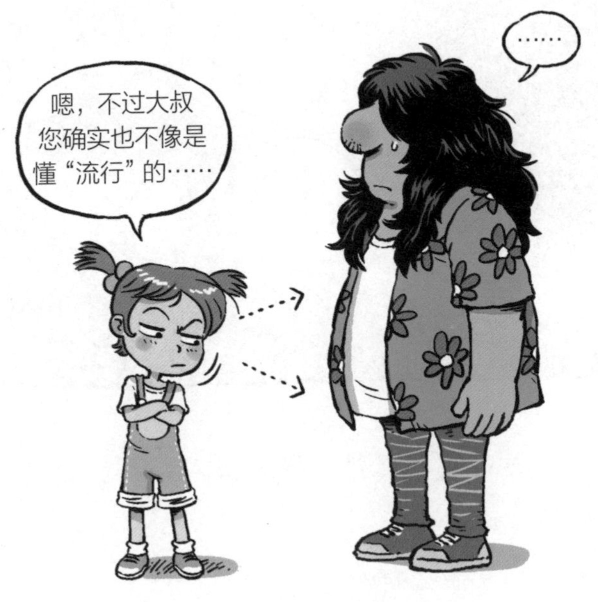


珊妮上下打量着拉胡德，并点了点头。

“没关系啦。不过，小狗是从家里跑了吗？坏了，连绳子都没有就自己乱跑的话，说不定会被抓走的。”

“被抓走吗？”

本来是为了隐藏真实身份想安全一点儿而变身的，现在反而更危险了！看来在地球上生活真不是件简单的事。拉胡德急忙向警察局走去。

“我得赶紧找到巴巴才行。”

“一起去吧。反正我也顺路去找姐姐，就先帮您找小狗吧。”

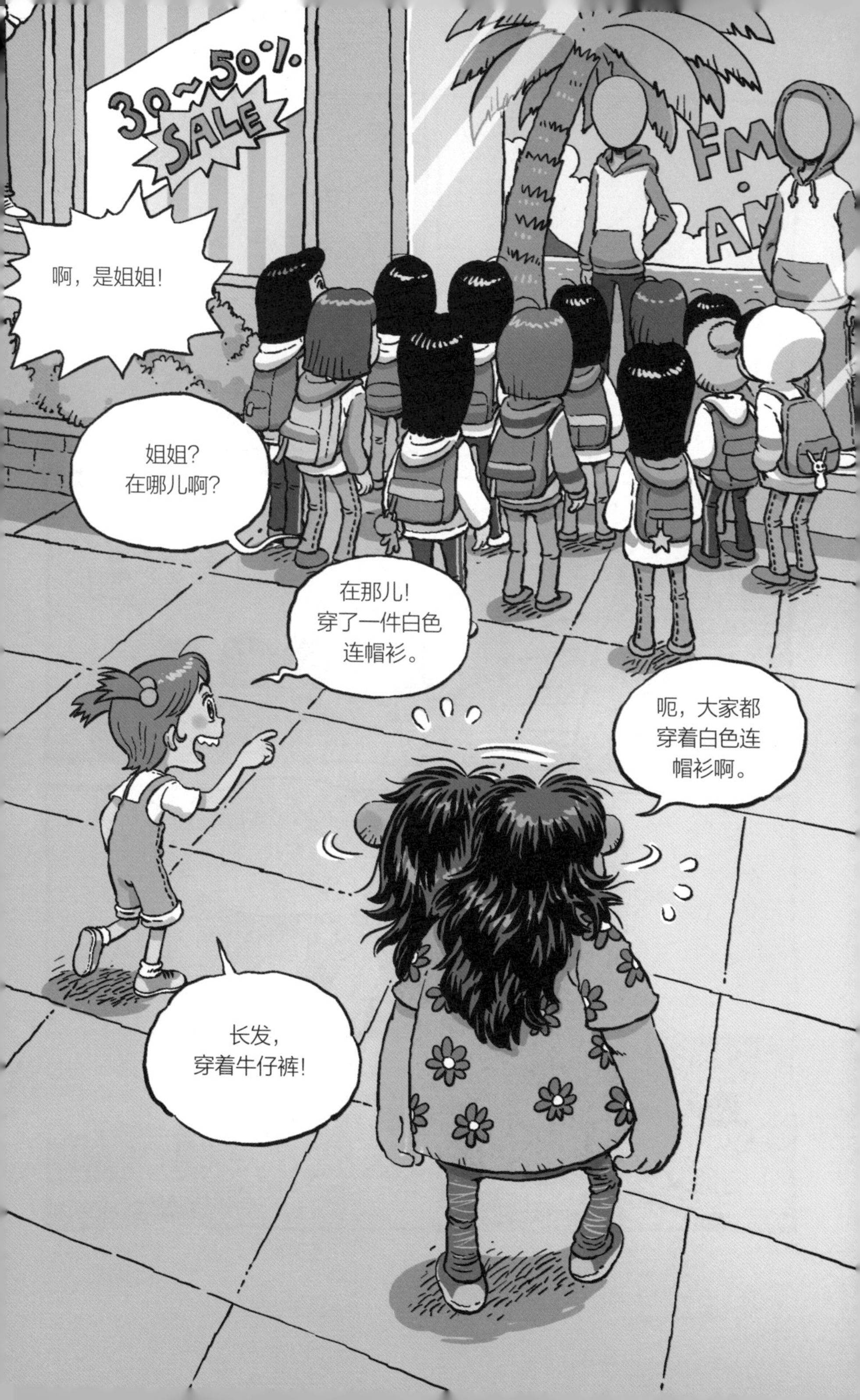
30~50%
SALE
FM
AN
啊，是姐姐!
姐姐?
在哪儿啊?
在那儿!
穿了一件白色
连帽衫。
呃，大家都
穿着白色连
帽衫啊。
长发，
穿着牛仔裤!

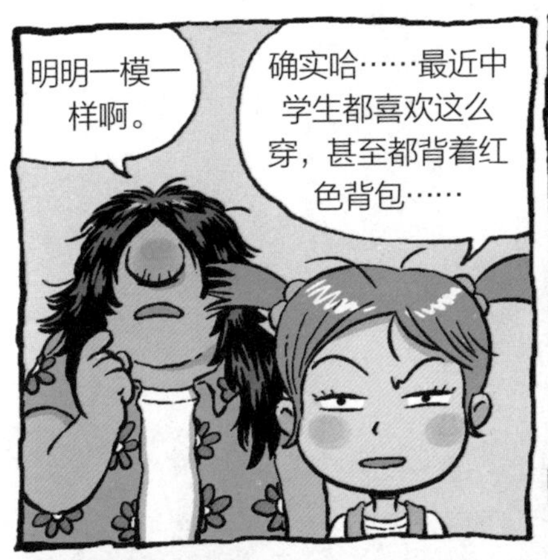
明明一模一样啊。
确实哈……最近中学生都喜欢这么穿，甚至都背着红色背包……

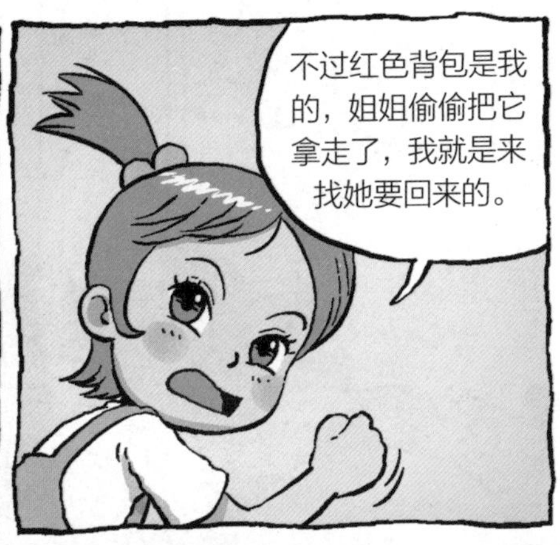
不过红色背包是我的，姐姐偷偷把它拿走了，我就是来找她要回来的。

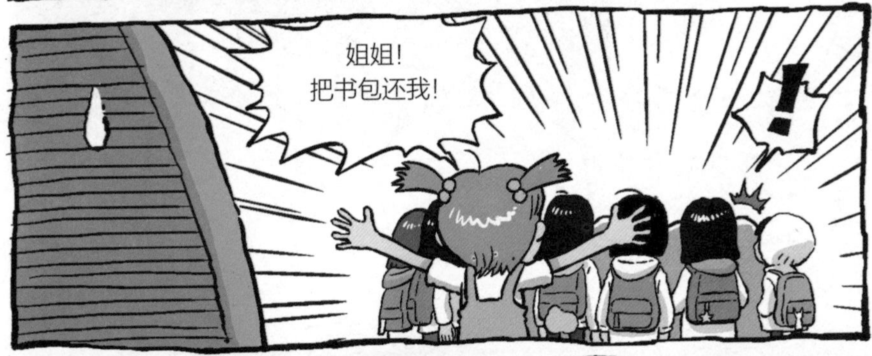
姐姐！
把书包还我！
！

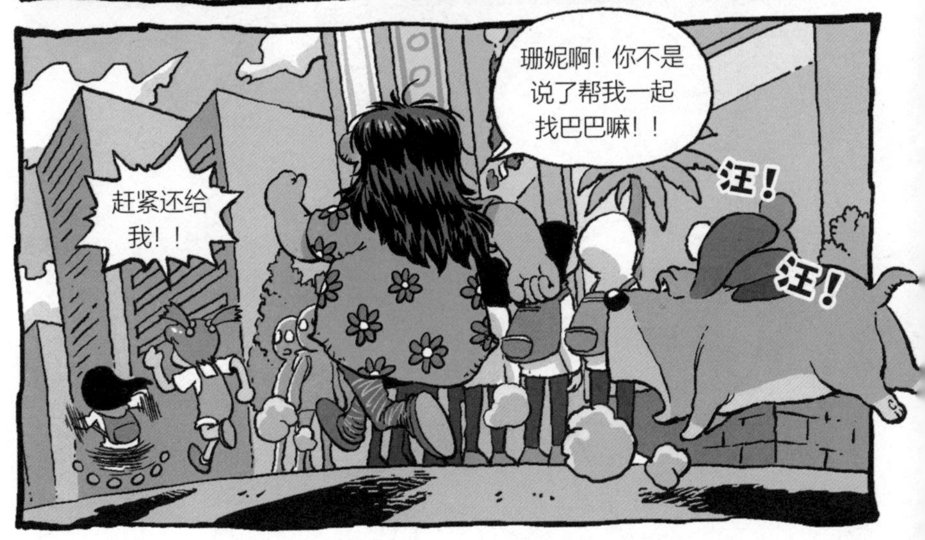
珊妮啊！你不是说了帮我一起找巴巴嘛！！
赶紧还给我！！
汪！
汪！

“巴巴，你跑哪儿去啦？怎么回来这么晚啊？”

拉胡德猛地抱起突然出现的巴巴。

“我从警察局跑出来之后迷路了，然后偶然看到了尤妮就跟着来了。”

拉胡德抱着差点儿成为外星失踪者的巴巴回到了家里。没拴绳子的狗竟然会被抓走，真是无语。

“巴巴，你都快成地球人了。”

“什么意思啊？”

“因为你能从穿着一样的人群中看到尤妮呀。”

“你不会是用眼睛分辨的吧？长相相似的地球小孩子穿的衣服几乎都一模一样……我是用气味找到的……”

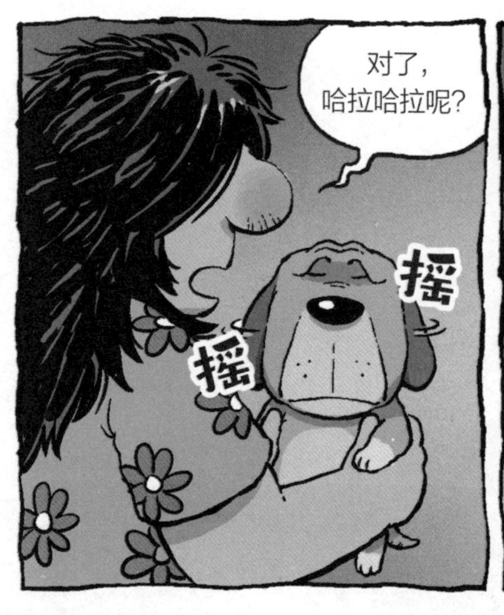


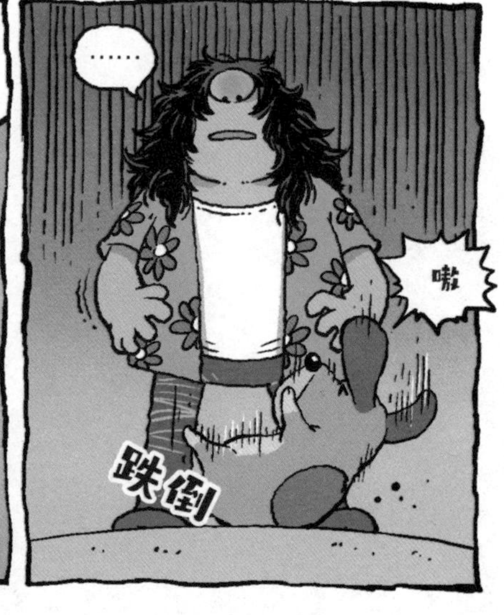

奥罗拉从理发店下班后，与其他奥莱人聚集在二楼本部。巴巴讲了从警察局得知的事情。

“哈拉哈拉不在警察局，听说是某研究所的外星人专家把它带走了，但不太清楚具体是谁，也不知道带到哪儿去了。”

奥莱侦察团非常失落，如果找不到哈拉哈拉，不光是地球探测任务，就连侦察团的生存也会成问题。

“如果不想被发现真实身份，我们就要像地球人一样生活。”

“那就要紧跟流行了。”拉胡德说道。

由于是第一次听到这个词，大家的眼睛都瞪得圆圆的。

流行是什么？
究竟是要随大流
还是要与众不同呢？

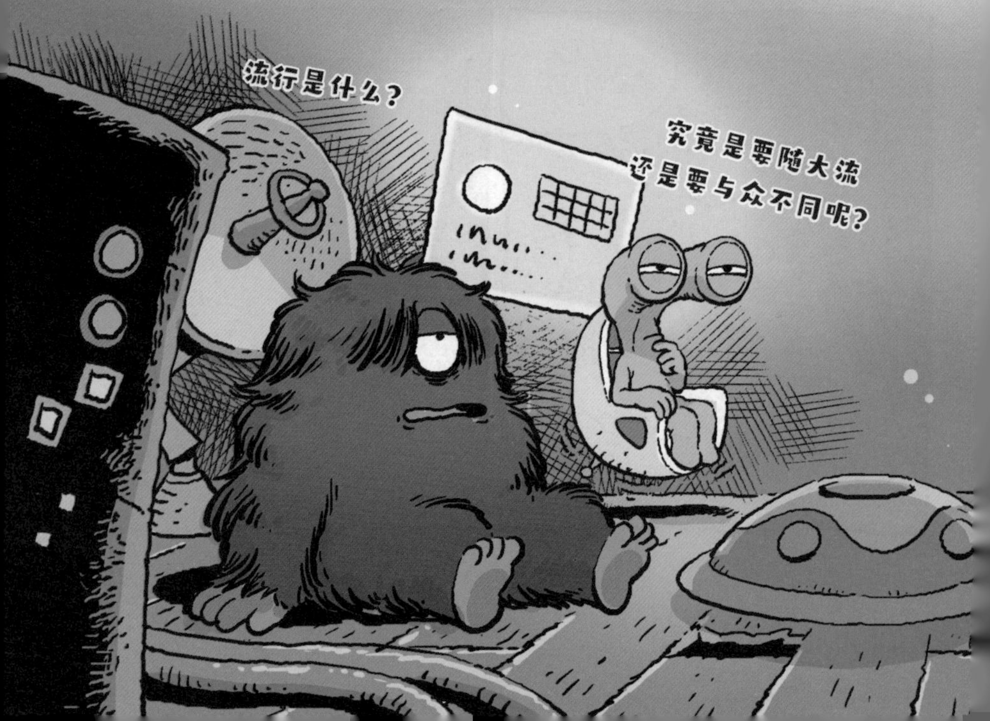

“流行是指某一个时期特定的行动样式、思想或物品等等，是由于受到众多人的喜爱而广为传播的社会同好现象，地球人喜欢紧跟流行。”

阿萨很快找到了有关流行的信息。

“总而言之，地球上的中学生都穿着同样的衣服，背着同样的书包，发型一模一样。”

奥莱人中最为了解流行的拉胡德补充说。巴巴想起了刚才见过的尤妮。

“难道地球人在梦想制造克隆人吗？”

拉胡德点点头，又摇了摇头，地球人总是让人捉摸不透。如果弄不明白这些，奥莱人随时都会被外星人跟踪者发现。

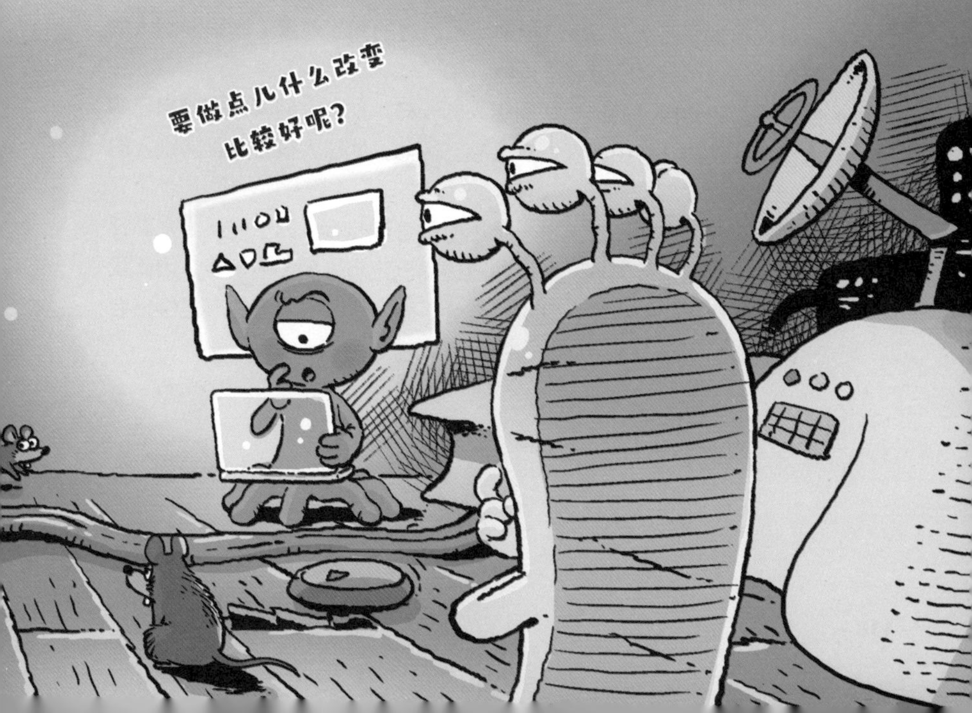

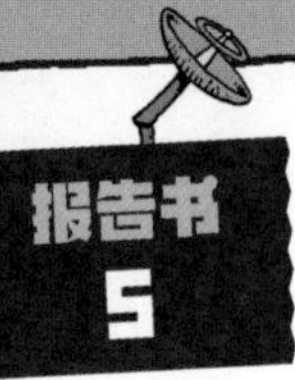

报告书 5

# 绝对不要凸显自己，要随大流

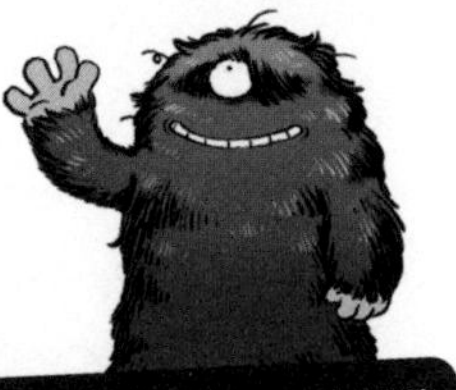

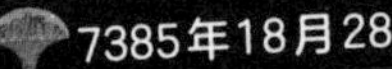

2019年5月17日　7385年18月28日　编辑人：拉胡德

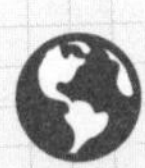

**地球情况概述**

*本来以为现在多少能够区分地球人的脸了，然而今天我们再次遇到了难题。听说隔壁的中学生尤妮穿着牛仔裤和白色连帽衫，背着红色背包出了门，结果聚集在一起的15名中学生都打扮得一模一样。

*地球人将这个现象称为"流行"。长得差不多的地球人为什么连衣服都要穿成一样的呢？我无法理解。为什么人们既希望能够相互区分开，却又和别人穿着相似的衣服？我真是越来越不理解地球人了。

## 对地球人来说，流行是很重要的

- 地球人似乎非常重视“流行”。今天尤妮的穿着就充分体现了十几岁的地球人的流行趋势。我听说地球人在选择一起生活的小狗品种时也是跟随流行的，真是荒唐。地球上可是有200多种狗的！
- 这种现象似乎与奥莱5000年前所经历过的同步现象（即跟随别人的喜好来让自己获得安全感）类似。
- 据观察，只要自己的选择和周围人的一样，那么人们就会相信自己的选择是正确的，并由此获得安全感。因此，地球人很容易跟随别人的选择。
- 地球人会在人多的餐厅前排一个小时队等候吃饭，为了购买大众都穿的鞋子宁愿花更多的钱，所以跟随地球流行趋势需要很多钱。因此我推测，如果购买的人少，其价格就会下降，所以不流行的产品价格会比较低廉。

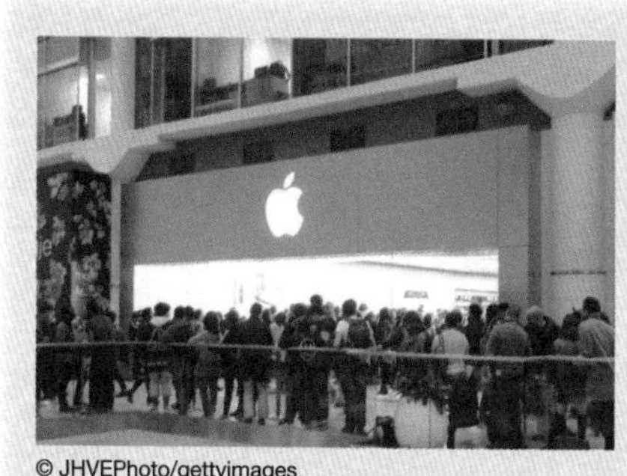

© JHVEPhoto/gettyimages

地球上最常见的通信工具就是手机。当新产品上市时，会有成千上万的地球人为了买到它们而在商场门口排好几天的队。

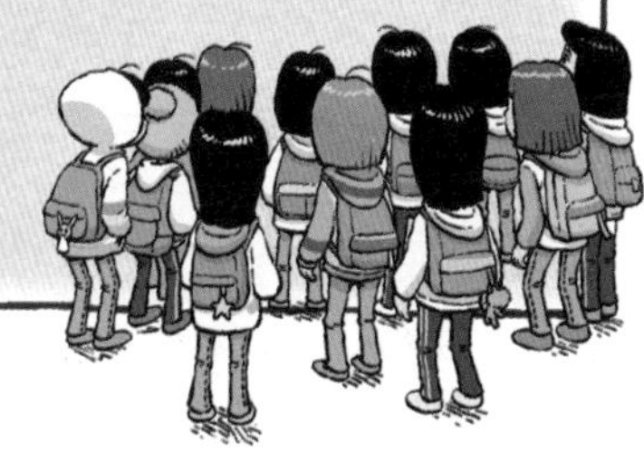

- 然而，这个推测又出现了错误。在地球上，有时候需求小的产品价格反而更高。由于产量不多，且出售的数量也不多，因此地球人就会对这些稀有产品进行叫价。有些人会故意找这种产品，这似乎是为了显得和别人不一样，而且这些尝试也可能成为流行。
- 地球上的流行可以解释为，通过模仿他人的所作所为来获得安全感，或试图寻找不同于他人的独特之处而产生的一种现象。究竟该顺应潮流，还是选择他人都不喜欢的东西？在地球上生活真的很矛盾，真是令人捉摸不透。

只有紧跟潮流才
不会落后！
顺应潮流或者选择他人不喜欢的，都可以成为“流行”。
看来我要做一顶地球人
绝对不会戴的帽子！

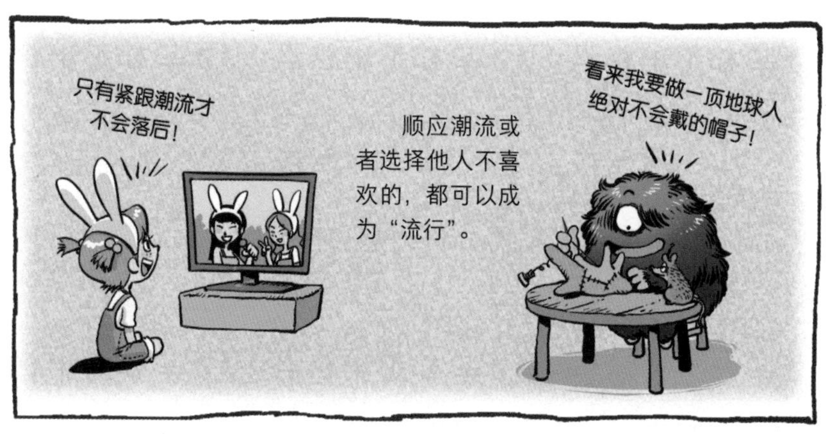

## 青少年们紧跟流行的原因

- 地球人的大脑一直发育到10岁后半期，最晚发育的区域就是大脑最前面的“前额叶”。前额叶起着决定与规划的作用，而十几岁的青少年的这个部位还没有完全发育好。因此，地球青少年即使身体成长得像成人一样，思想上也并不成熟，很难在规划事情或选择方法时做出合理的决定。再者，这一时期非常容易受到同龄群体的影响。
- 今天我在地球人的论文资料集里发现了有趣的实验，主题是12~17岁的青少年喜欢和购买的音乐差异。十多岁的青少年之间有特定的流行音乐种类，该实验的参与者在购买音乐时，相比自己喜欢的音乐，最终选择了同龄团体都喜欢的音乐。明明在听自己喜欢的音乐时大脑的补偿中枢会活跃起来，但当与同龄人的流行不同时，负责决定的前额叶和主导不安的杏仁体也会活跃起来。感知到自己的喜好和别人的喜好不同的瞬间，他们似乎会在情绪上感到不安，最终他们通过接受同龄群体的喜好来消除自己的不安。这看起来非常没有主见。
- 据说，地球上的青少年制造并追逐大人们和同龄人之间的流行的心理非常强烈。只要处于这种流行中，就听不到大人们的唠叨了。对他们来说，“与同龄人一样”的这种归属感更为重要。我看到了地球人脆弱的影子。

当当当当！
真好！
补偿中枢活跃
可是我的朋友们都不听这种歌曲啊……
前额叶（决定）和杏仁体（不安领域）活跃

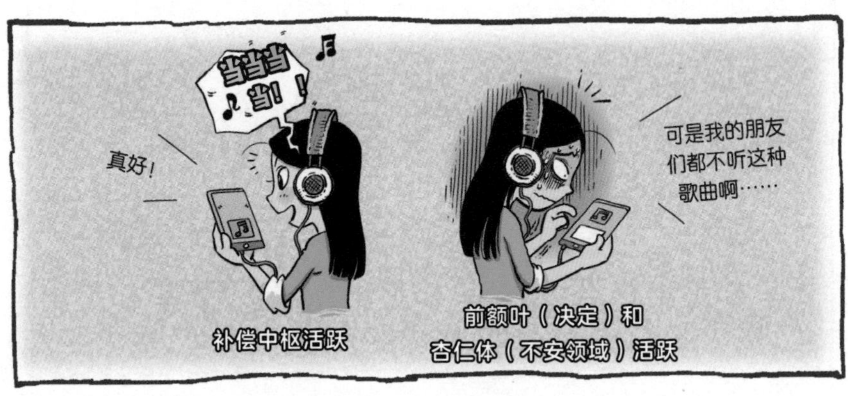

# 外星人邻居

## 地球人为了美貌甘受巨大的痛苦

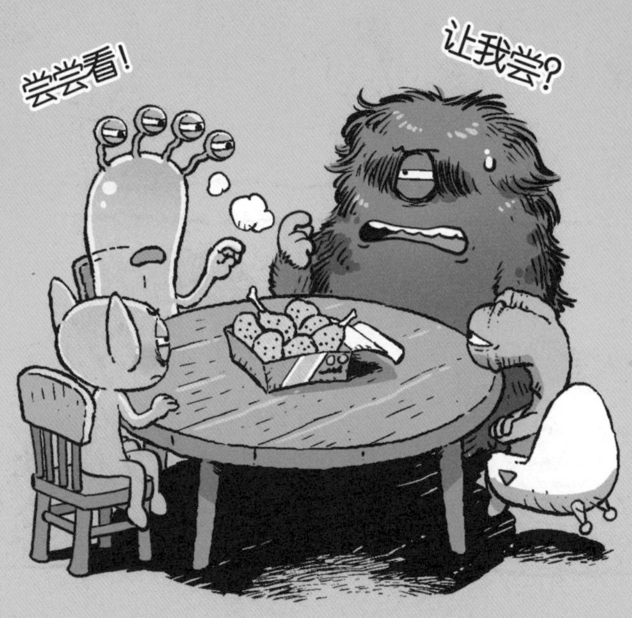

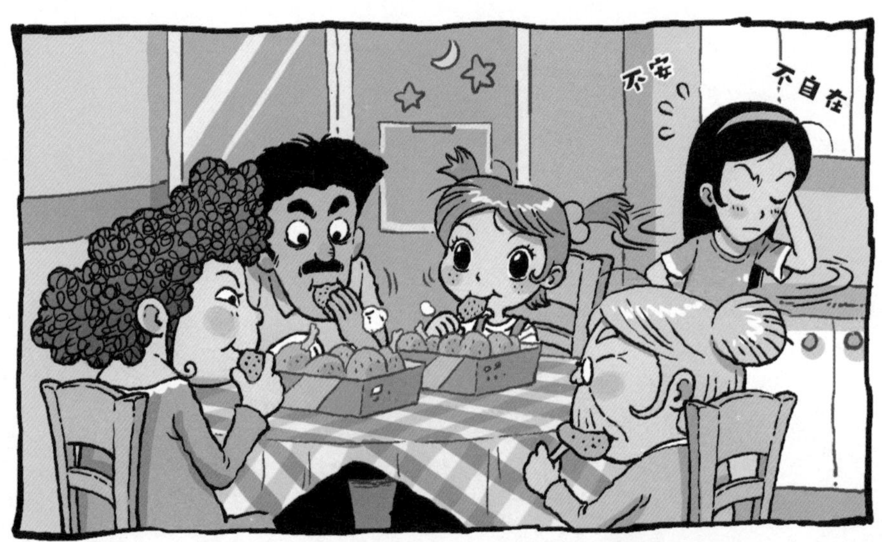
不安
不自在

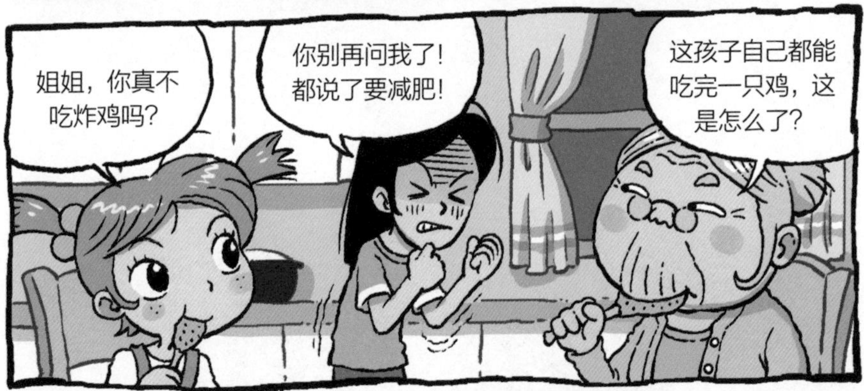
姐姐，你真不吃炸鸡吗？
你别再问我了！都说了要减肥！
这孩子自己都能吃完一只鸡，这是怎么了？

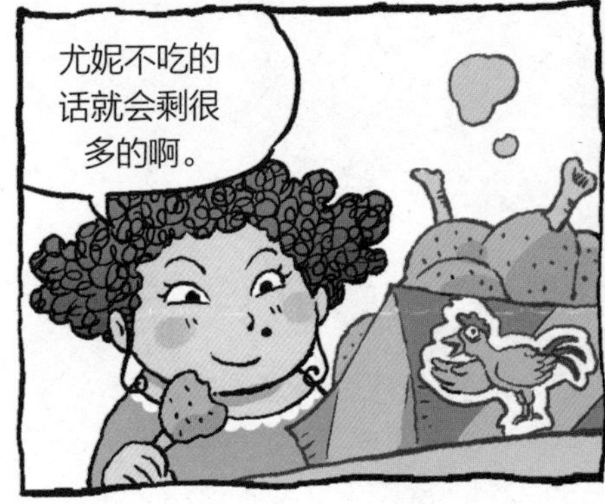
尤妮不吃的话就会剩很多的啊。

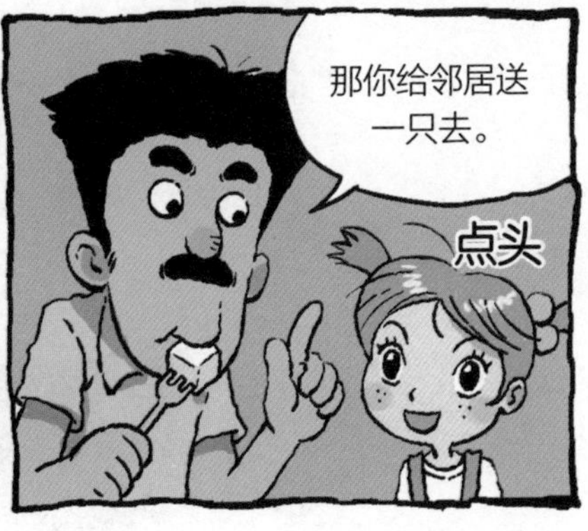
那你给邻居送一只去。
点头

叮咚！

奥莱人被突然响起的铃声吓了一大跳。

“谁，谁呀？”拉胡德急忙套上外形衣并喊道。

“我是珊妮呀！”

又是隔壁的。

只要有空就要来奥莱侦察团总部的地球人。奥罗拉赶紧穿上外形衣，打开了门。

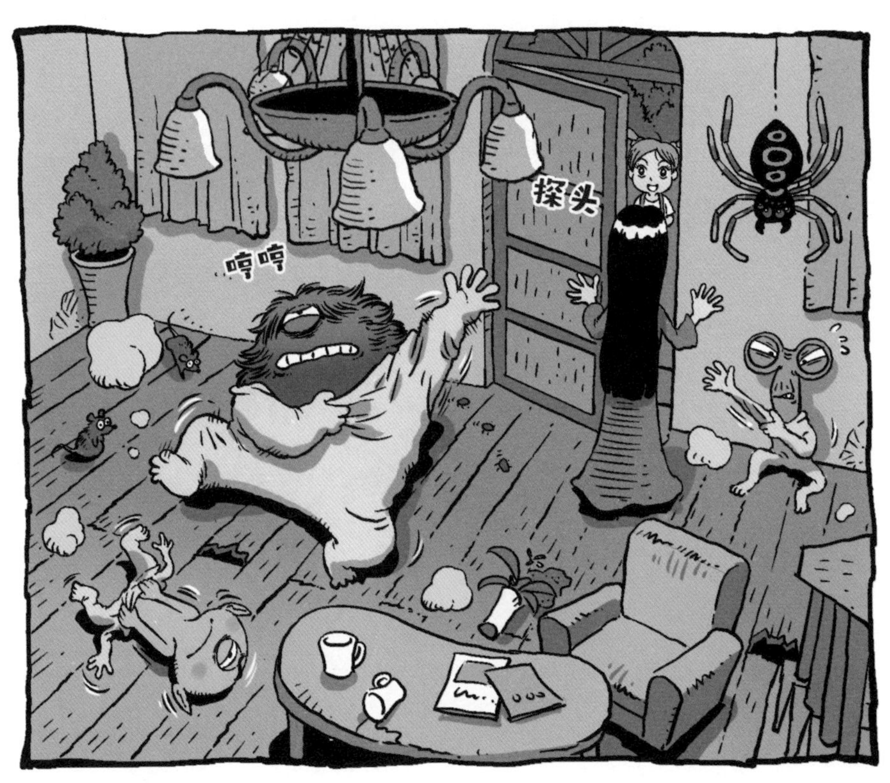

“我妈妈买了炸鸡，这是给你们的。”

珊妮将炸鸡盒递出来时，一股动物死亡的气味扑面而来。

奥罗拉不由得把头转向一边。

“不用了，我们不需要。”

从几千年前开始，奥莱行星上的奥莱人就没有食用过死动物了，他们通过合成来摄取所需的营养素——这也不是什么难事。

“不要客气。因为姐姐没吃，所以剩下了很多。姐姐是好不容易才忍住的。”

“连尤妮都不吃的炸鸡，我们也不吃。”

“哎呀，姐姐想吃这个东西，但因为要减肥，所以不能吃。”

珊妮耐心地捧着散发着难闻气味的地球食品，在房屋里一个劲儿地唠叨。

“小狗在吗？我能和它玩一会儿吗？”

“小狗？啊，家里的狗……有吧，小狗在的。”

为了让巴巴听到，奥罗拉故意说得很大声。

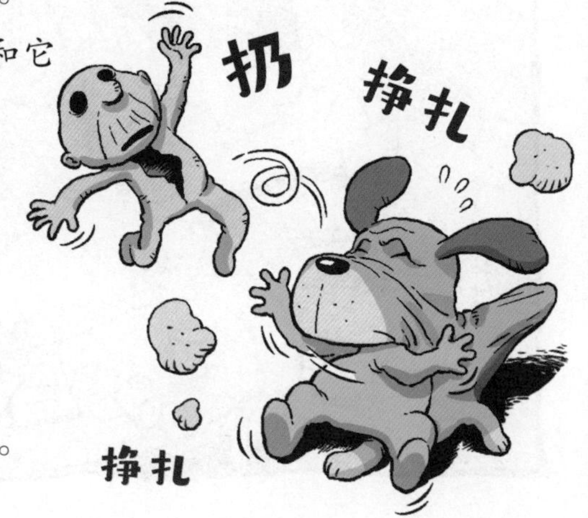

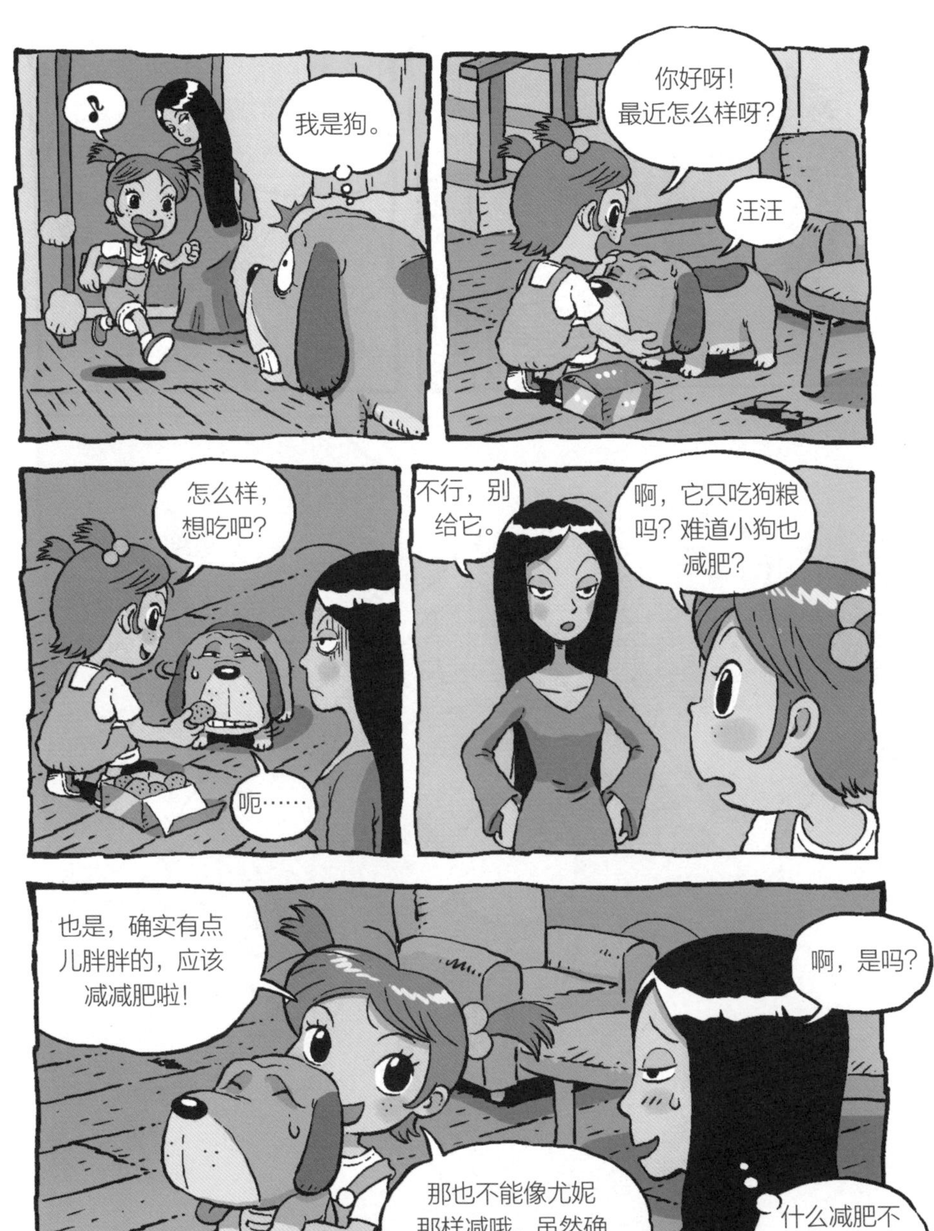
我是狗。
你好呀!
最近怎么样呀?
汪汪
怎么样,
想吃吧?
呃……
不行,别
给它。
啊,它只吃狗粮
吗?难道小狗也
减肥?
也是,确实有点
儿胖胖的,应该
减减肥啦!
啊,是吗?
那也不能像尤妮
那样减哦,虽然确
实能变好看,但是
太痛苦了。
什么减肥不
减肥的……
说啥呢?

不过，为啥要减肥啊？

什么为什么呀，当然是为了变漂亮呀。我姐姐……
你把我放下去再讲话啊……
挣扎
挣扎

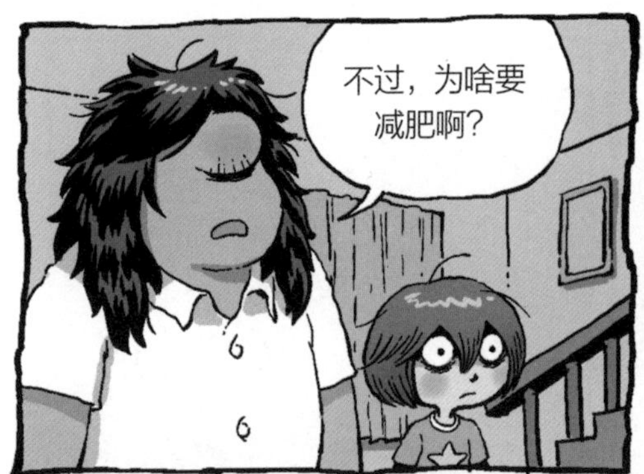

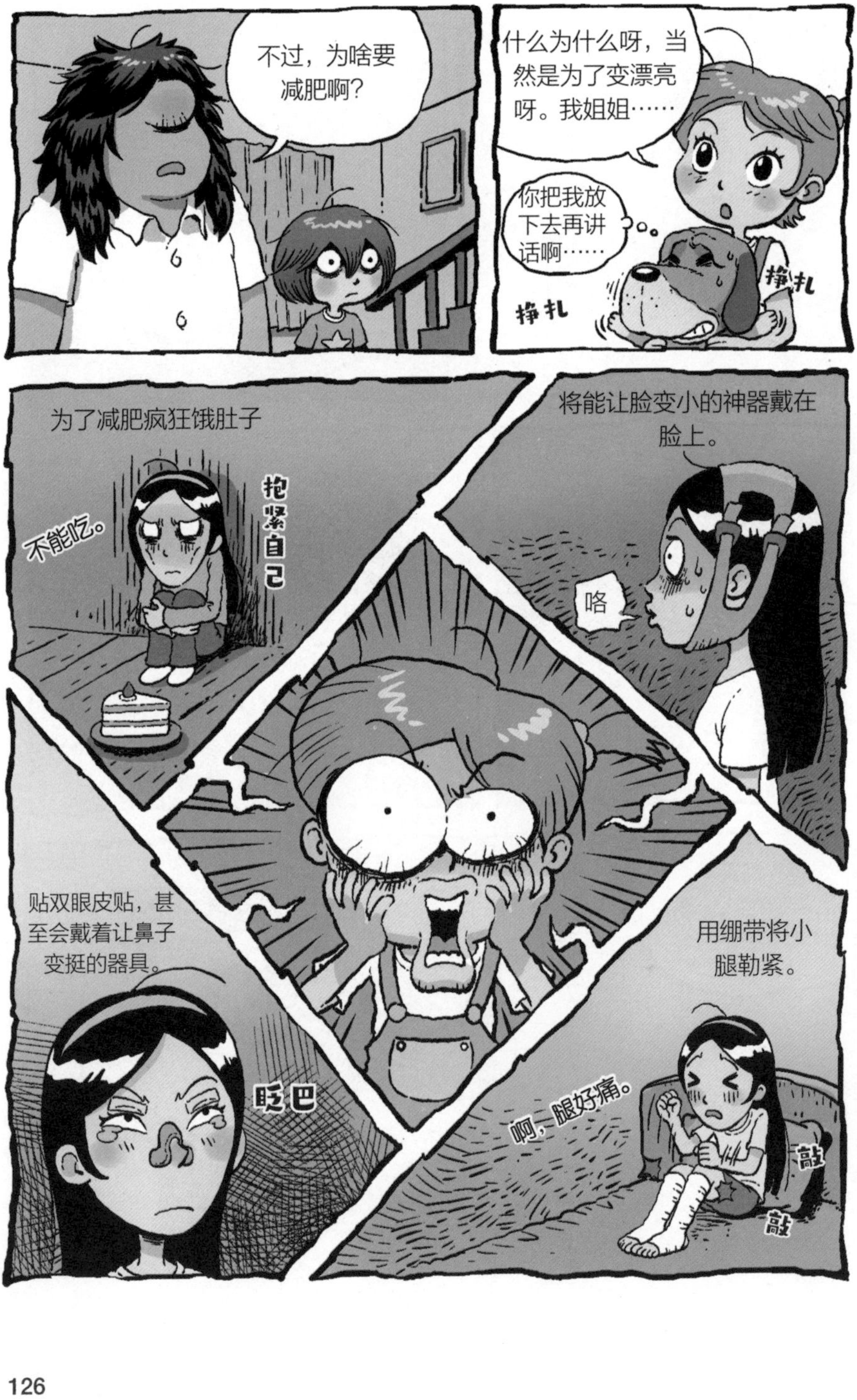

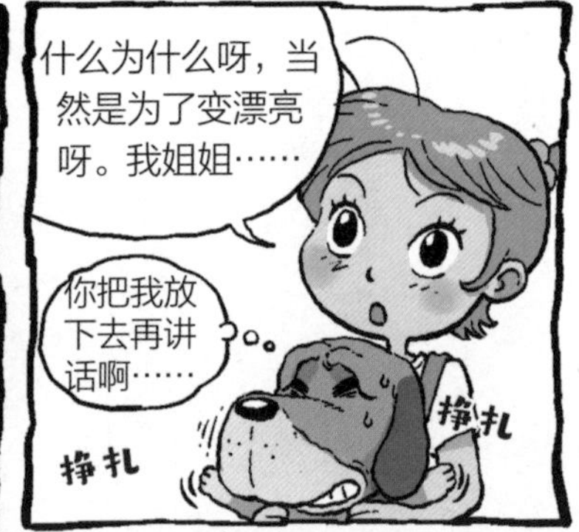

为了减肥疯狂饿肚子

不能吃。

抱紧自己

将能让脸变小的神器戴在脸上。

咯

贴双眼皮贴，甚至会戴着让鼻子变挺的器具。

眨巴

用绷带将小腿勒紧。

啊，腿好痛。

敲

敲

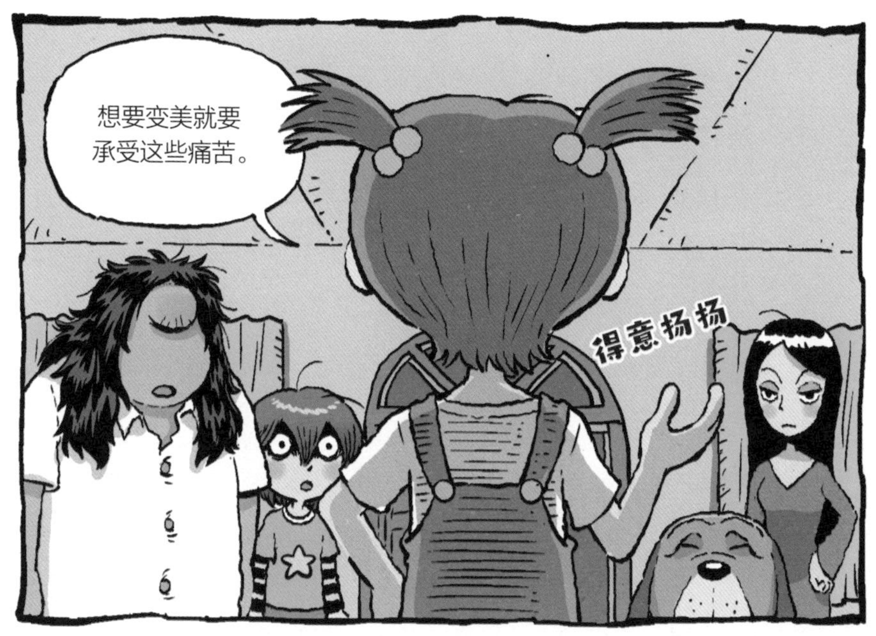


地球人非常重视外貌这一点，奥莱人已经很清楚了，但是没想到年幼的尤妮竟然为了外貌承受这样的痛苦。

“地球人都以自己为敌吗？”

“眼皮上的细皱纹有什么重要的？”

“骨头上长肉是理所当然，为什么肉多一点儿就不行？”

在奥莱人看来地球人长得都差不多，所以就更不能理解了。他们究竟是为了感受痛苦而变得和大部分人相似，还是因为讨厌相似，所以即使痛苦也要改变外貌，现在还无从知晓。

珊妮把炸鸡放在奥莱人的餐桌上，然后就回家了。所以现在出现了比理解地球人更棘手的问题，就是摆在他们面前的散发着难闻气味的死鸡！

“地球人真的喜欢吃这些食物吗？”

“难道我们做错了什么，是故意报复我们的？”

奥罗拉和拉胡德没有放松警惕。在收集了炸鸡相关的信息之后，阿萨摇了摇头。

“这不是用来攻击我们的，而是用来欢迎我们的。地球人至今还喜欢吃死动物的肉，他们认为这很好吃。”

拉胡德，
你先尝一口看看！
为啥是我啊？
你不是外星文明
探险家嘛！

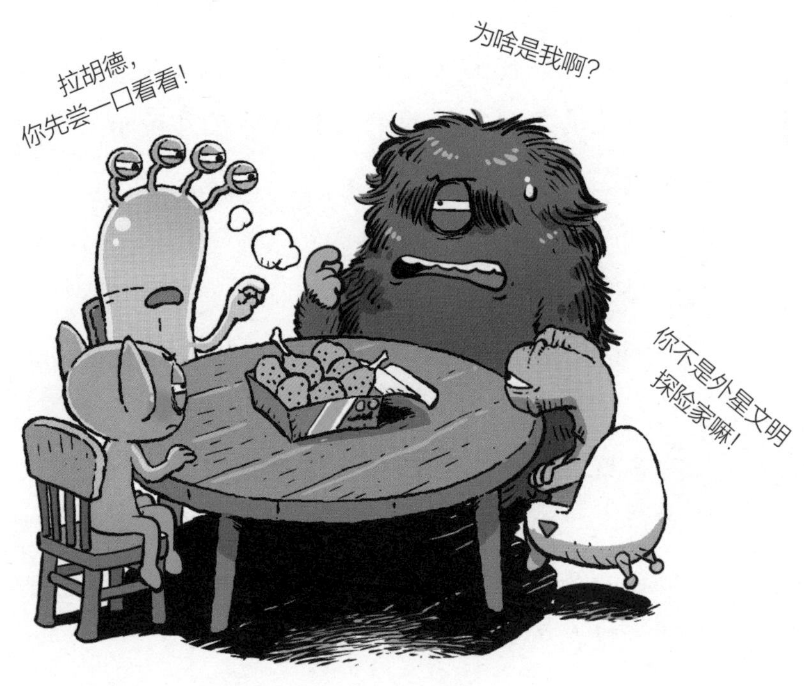

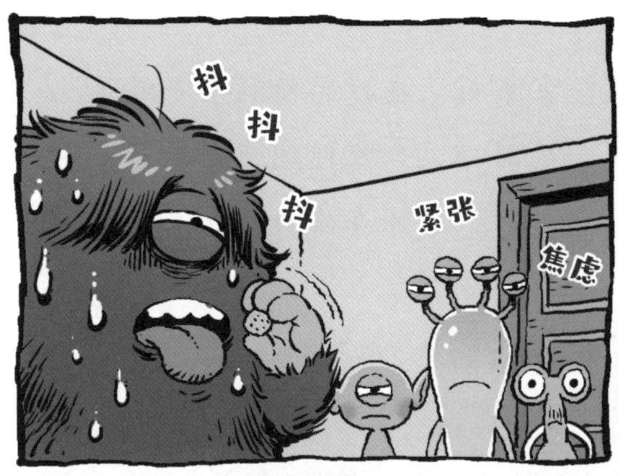
抖
抖
抖
紧张
焦虑
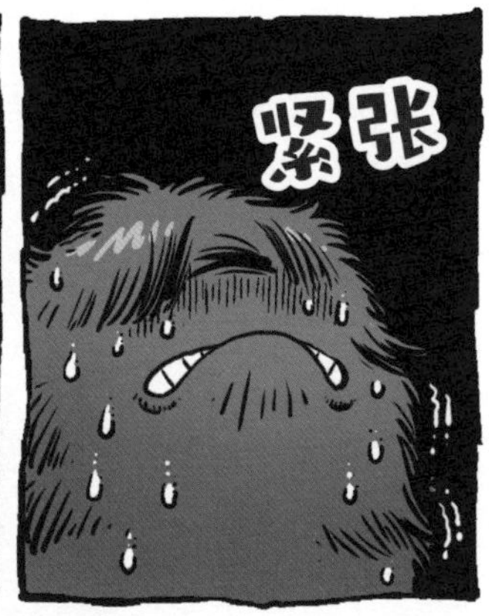
紧张
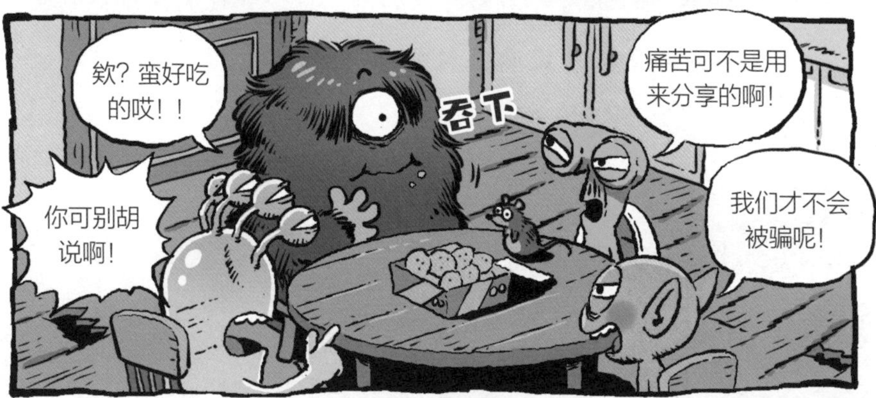
欸？蛮好吃的哎！！
吞下
痛苦可不是用来分享的啊！
你可别胡说啊！
我们才不会被骗呢！
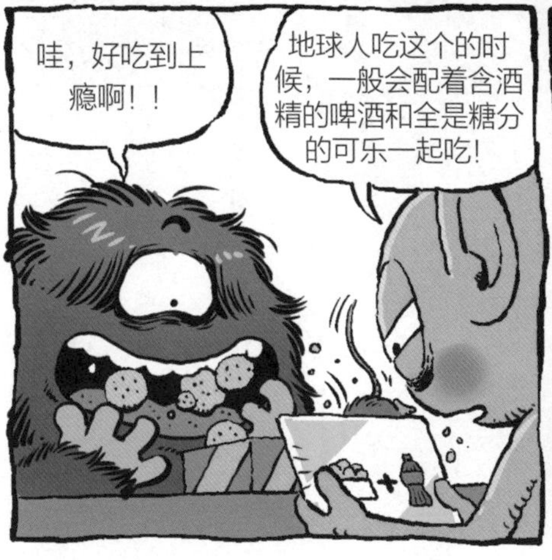
哇，好吃到上瘾啊！！
地球人吃这个的时候，一般会配着含酒精的啤酒和全是糖分的可乐一起吃！
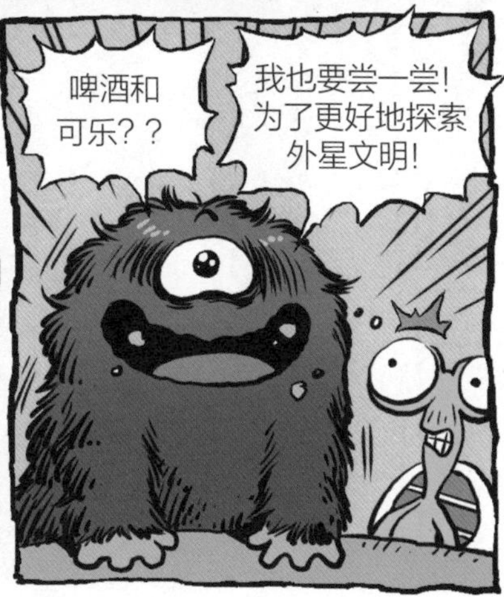
啤酒和可乐？？
我也要尝一尝！为了更好地探索外星文明！

对于外星文明探险家来说，夜晚的便利店充满了魅力，在商店全部关门的时候，只有便利店里摆着地球上的各种物品并且亮着灯，就像在吸引外星人快来似的。

拉胡德朝光线跑去。

“这儿有啤酒或可乐吗？”

“当然了！不卖啤酒和可乐的话，这还是便利店吗！”

路易用手指着装满饮料的冰箱说。

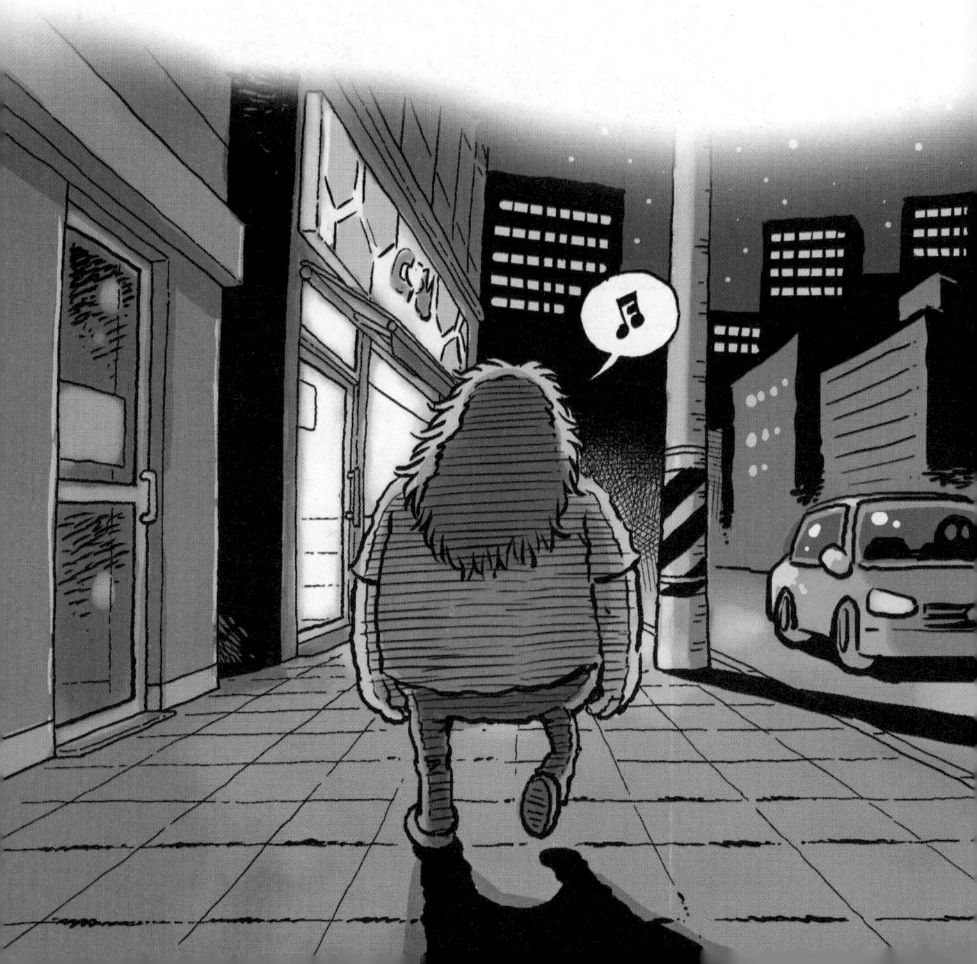

拉胡德正准备沿着路易手指的方向拿可乐时，突然停了下来。他脑海中闪现出一个奇怪的场面：为了减肥而痛苦挨饿的尤妮，是不是正在乱吃炸鸡和其他食物呢？

“尤妮……听说她最近正在减肥。”

“嘘！你就装作不知道吧！知道了不是什么好事。”

路易悄悄告诉拉胡德。

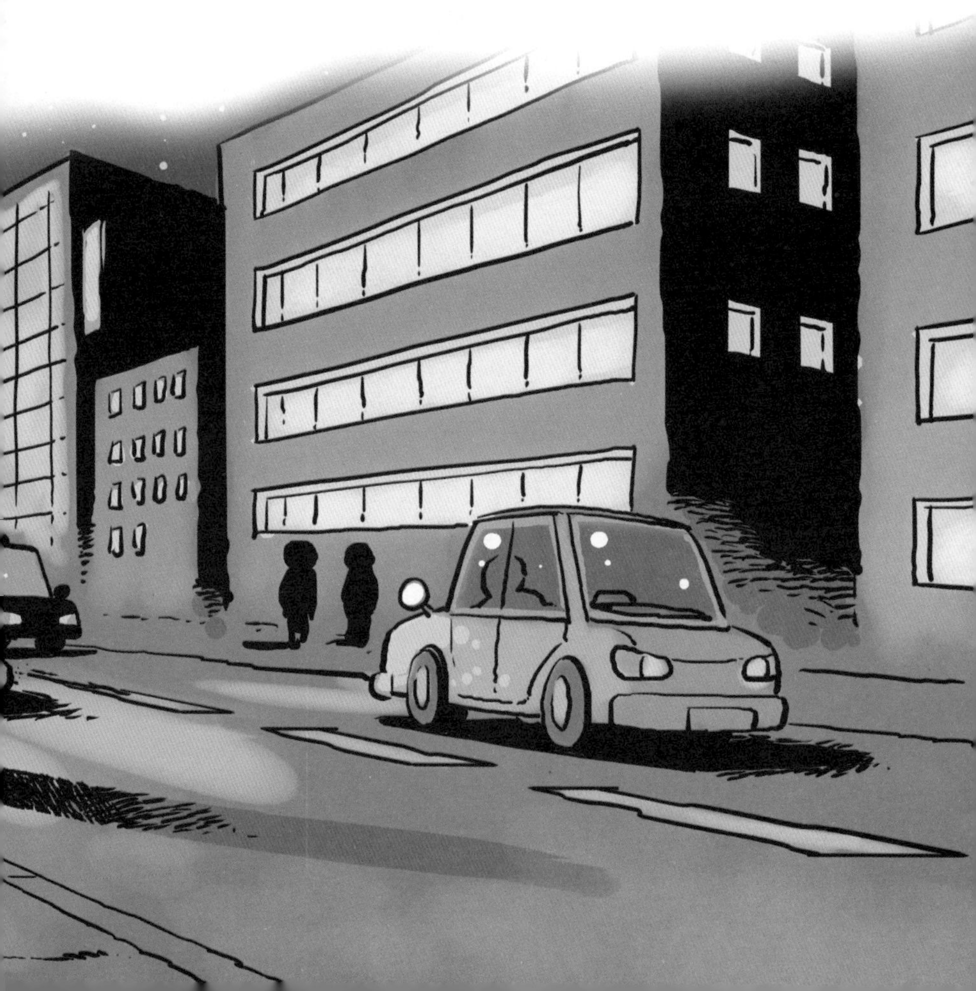

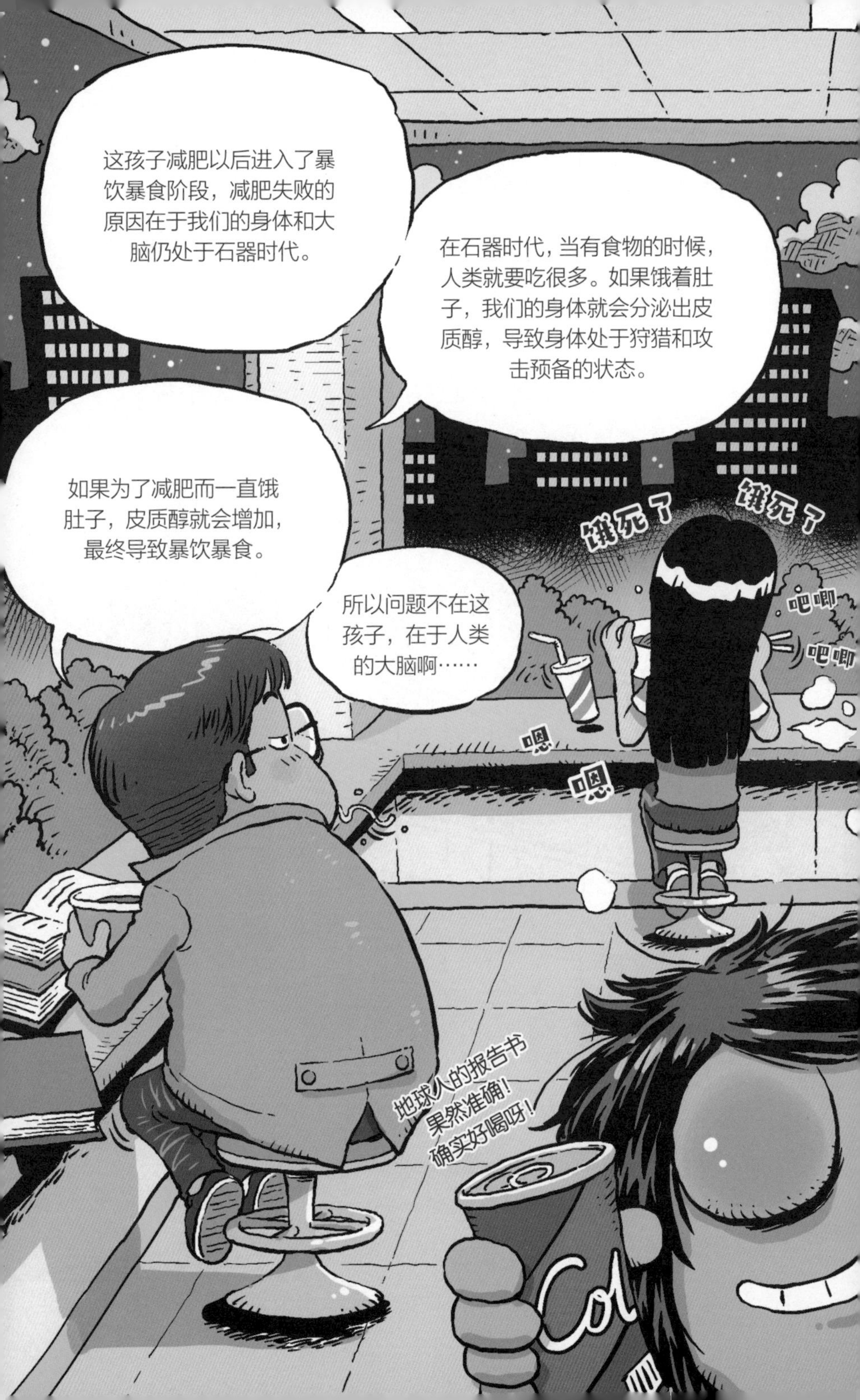
这孩子减肥以后进入了暴饮暴食阶段，减肥失败的原因在于我们的身体和大脑仍处于石器时代。
在石器时代，当有食物的时候，人类就要吃很多。如果饿着肚子，我们的身体就会分泌出皮质醇，导致身体处于狩猎和攻击预备的状态。
饿死了
饿死了
吧唧
吧唧
如果为了减肥而一直饿肚子，皮质醇就会增加，最终导致暴饮暴食。
所以问题不在这孩子，在于人类的大脑啊……
嗯
嗯
地球人的报告书果然准确！确实好喝呀！
Col

什么？您说减
肥失败不是我
的问题？
真的吗？！
没骗我吧？

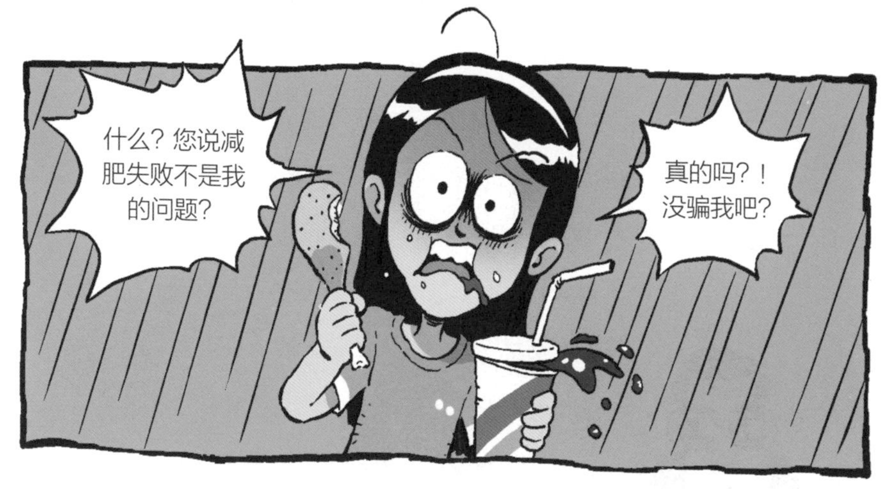

“那人又说什么呢？跟个外星人似的。”路易自言自语道。

怎么看都像个地球人，究竟哪里像外星人了？于是拉胡德不解地问道：“那个人哪里像外星人了？”

“一看就知道，虽然外表很正常，但精神上就像是从仙女座星系来的一样，讲话语气奇怪，只在晚上突然出现，每天看着夜空自言自语，就像是和外星人讲话一样。现在也一直在说着外星语。”

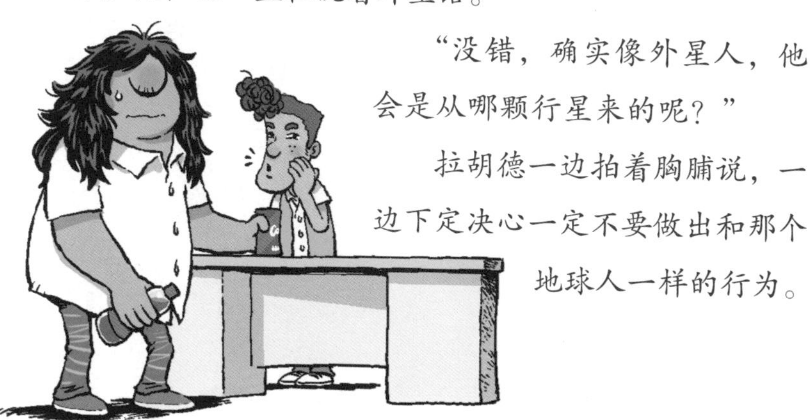

“没错，确实像外星人，他会是从哪颗行星来的呢？”

拉胡德一边拍着胸脯说，一边下定决心一定不要做出和那个地球人一样的行为。

“哪颗行星呀？外星人？谁呀，谁？”

一个走进便利店的黑衣地球人笑着问道。

路易用下巴颏指了指郑博士。

“那个大叔。你可以听一听他讲话。”

当黑衣地球人盯着被怀疑是外星人的男人时，真正的外星人拉胡德却蜷缩着身体。这个黑衣男子……很有可能是外星人追踪者！

“从脑科学角度看，减肥就是件不可能的事情。了解下丘脑的摄食中枢和饱腹中枢之间的关系的话……（此处省略一万字），多巴胺和摄食中枢……（此处省略一万字），血清素和饱腹中枢……（此处省略一万字），色氨酸不足，就会导致暴饮暴食。”

“不觉得奇怪吗？”路易摇摇头，又晃了晃身子。

“对了，那个男人是从色氨酸星球上来的吗？”

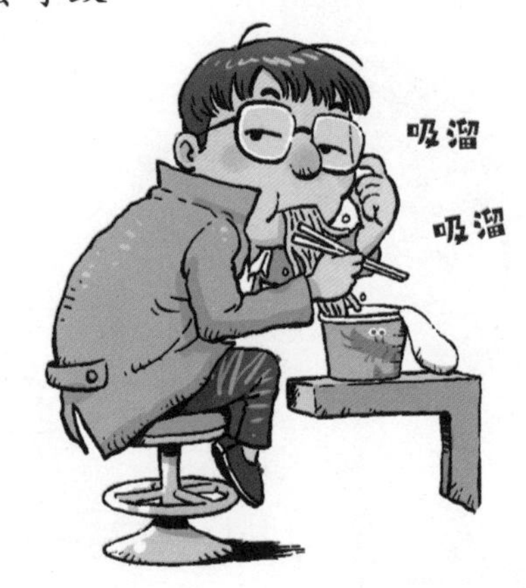

拉胡德想把对外星人的怀疑转移到那个男人身上。

但是身穿黑色衣服的地球人摇了摇头。

“虽然像怪人，但好像不是外星人。真正的外星人会隐藏在我们当中，完美变身为平凡的地球人，就像这位大叔一样。”

身穿黑色衣服的地球人看着拉胡德说道。

瞬间，拉胡德愣住了，他期盼这一瞬间赶快过去。

夜晚的便利店对于外星人来说真的好恐怖。

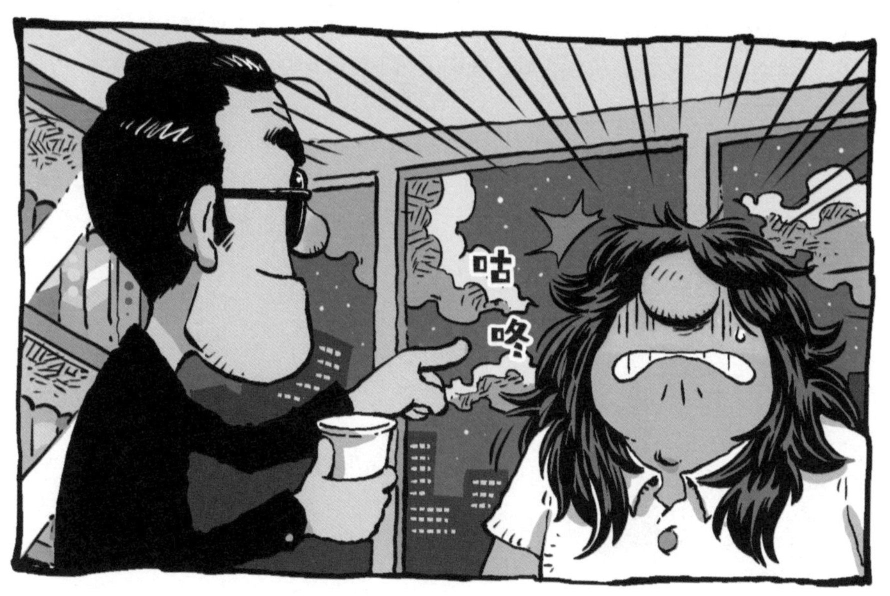

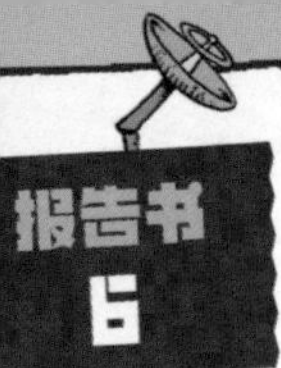

报告书 6

# 地球人眼中的外星人

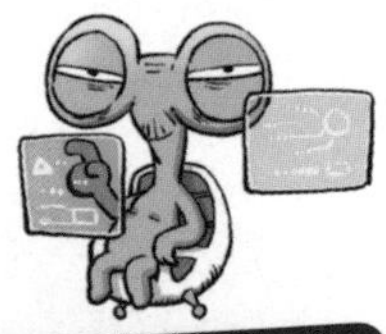

2019年5月25日 7385年18月68日 编辑人：巴巴

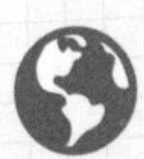

**地球情况概述**

*地球人在交流过程中经常提到“饮食”，邻居尤妮为了减肥和美容，有时干脆不吃东西，但嘴里依旧不停地说着食物。

*便利店是非常重要的地方。这里可以对饮食进行消费和讨论，今天拉胡德在便利店里了解到了地球人眼中的外星人是什么样子的。

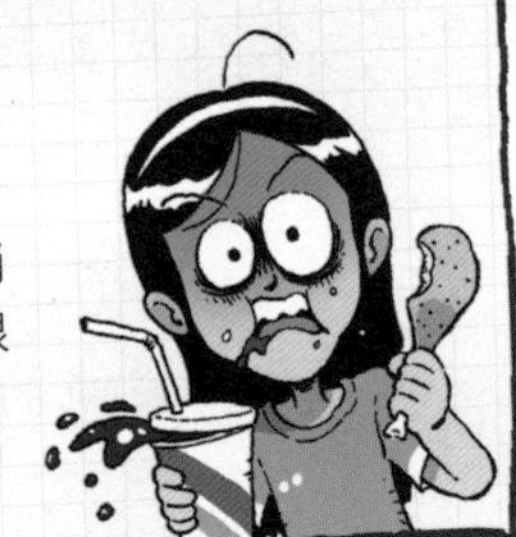

## 地球人对饮食和减肥很感兴趣

- 地球人一天吃三顿饭，但在我看来他们一整天都在吃东西。不吃东西的时候，会看电视或者直播里做饭或吃播的视频。令人惊讶的是，就算地球人这样到处寻找食物，他们依旧不希望长胖。这个想法可真是矛盾。
- 地球人总说自己要减肥或者正在减肥，但还是不停地吃东西。虽然不能发胖的想法很强烈，行动力却很弱。过胖的身材（他们称之为肥胖）会引发高血脂、糖尿病、高血压等各种疾病。

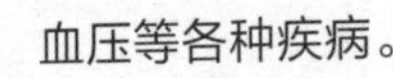


- 大部分地球人认为减肥的目的是保持苗条的身材，是一种“美容”。地球人真的非常重视外貌，这里的外貌不仅包括好看的脸，还包括苗条的身材。（任何一个地球人看到拉胡德都会想要劝他减肥。）
- 大部分地球女性认为自己很胖，瘦瘦的人也自认为是胖子，大概是因为他们没有看到拉胡德的真实面貌吧。

## 吃东西的样子和美食图片会使大脑“中毒”

地球人都喜欢吃，不仅自己吃，还喜欢看别人吃。最近，地球上很流行“吃播”。地球人的大脑连看个吃播都能“中毒”，看着别人吃东西的地球人看起来十分可怜。

❶看到美食，胃和胰腺就会分泌饥饿素。
❷饥饿素会促进食欲。
❸想吃东西！
如果重复这种过程，你就会上瘾。
所以在家看了吃播，我就不得不来便利店。


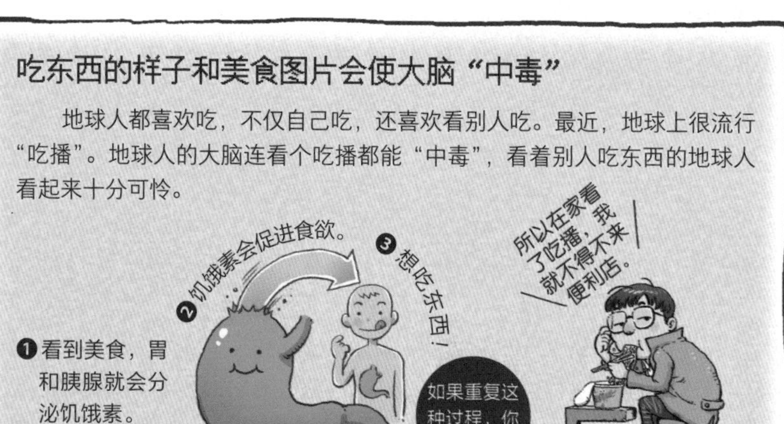

## 地球人眼中的外星人

- 在地球人使用的词中，有一个词是“外星人”。一开始我还以为是指我们，所以吓了一跳。但他们所说的“外星人”并不单纯指“来自外星的生命体”，还用来表示“行为举止十分奇怪的人”。
- 地球人很难理解与“自己（我们）”不同的“他们”，会认为“他们”是和自己不一样的存在。在难以理解的情况下，就会干脆断定他们是“外星人”。
- 便利店的郑博士和我们所见到的地球人没有太大的不同，他虽然比普通地球人讲话更有逻辑，但水平也没有到超越地球人的程度。可能是因为郑博士不像普通地球人那样讲话，所以便利店的路易就认为郑博士可能是外星人。
- 要想成为完美的地球人是非常困难的，但是地球上的外星人不被地球人发现似乎并不难。地球人非常愚蠢，也很奇怪。

你是谁呀？
外星人吗？

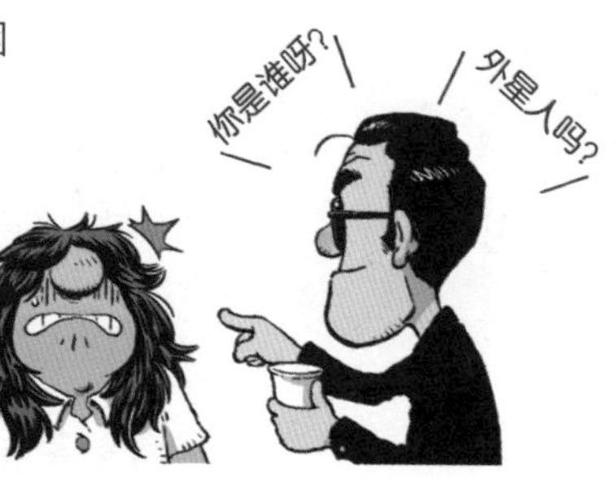

# 编写这本书的人们

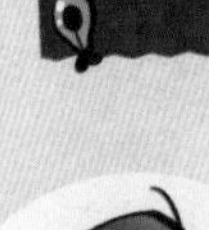

**郑在乘**
**（音译）编**

在韩国科学技术院学习物理学，并取得了学士、硕士、博士学位。
曾任耶鲁大学医学院精神科博士后研究员、高丽大学物理学系研究教授、哥伦比亚大学医学院精神科助理教授，现为韩国科学技术院生命科学及脑工程系教授。我们正在研究大脑如何进行选择，并利用这一点来研究如何让机器人进行思考，或像人类一样进行判断和选择的人工智能。著作有《郑在乘的科学演唱会》(2001)、《十二个脚印》(2018)等等。

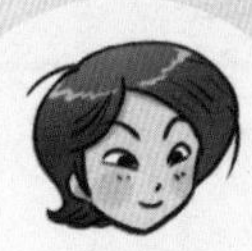

**郑在恩**
**（音译）著**

在进行项目的过程中，我不断在阿萨、拉胡德、奥罗拉和巴巴之间转换来进行编写。为了把未曾去过的奥莱行星和从未亲自打开过的地球人大脑写进故事里，我必须要更努力地学习。著作有《粉红基因侦察队》、《曼德尔叔叔家的豌豆菜园》、《神秘的数学幽灵》系列等多部儿童读物。
是一个头脑里的广阔宇宙能够无限延伸，充满创造力的作家。

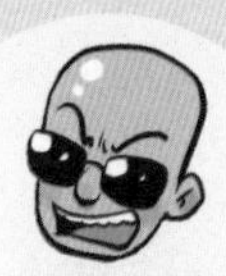

**金铉珉**
**（音译）绘**

把市场拓展到欧洲的韩国漫画家。在大学学习了产业设计专业后，为了找寻小时候的梦想成为漫画家。在法国昂古莱姆书展参展后，法国出版社开始制作名为《阿奇博尔德》(*Archibald*)的冒险漫画*。我喜欢有怪物或神奇角色的、能够激发想象力的漫画。虽然身体无法脱离地球，但脑海中总是浮现想要成为宇宙旅行者的想法。

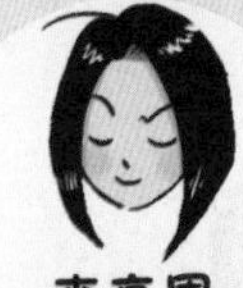

**李高恩**
**（音译）著**

喜欢并擅长将地球人的心理进行科学地解释说明的心理学家。在釜山大学学习心理学并取得了学士学位，学习认知心理学获得了硕士和博士学位，之后一直从事教学和研究工作。在科学网络杂志《科学》上连载《寻找心理实验》之后，开始在各种媒体上介绍心理学，是一个科学故事新星。著作有《心灵实验室》(2009)。

* 系列漫画，包括《福尔摩斯小学徒：怪物马戏团》《福尔摩斯小学徒：精灵地下城》和《福尔摩斯小学徒：深海冒险岛》，已在中国出版。——编者注

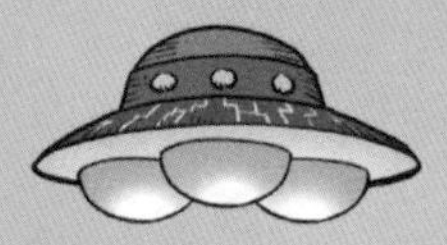

# 探秘制片室
# 第二部预告

好奇这本书是怎么制作的吗？
《大脑侦察团》制作室大公开！
让我们一起来看看吧。

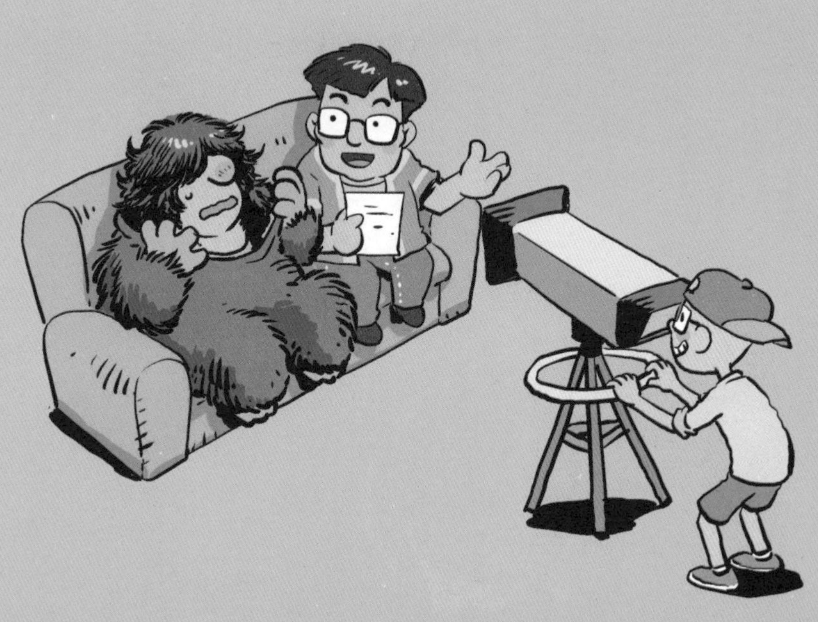

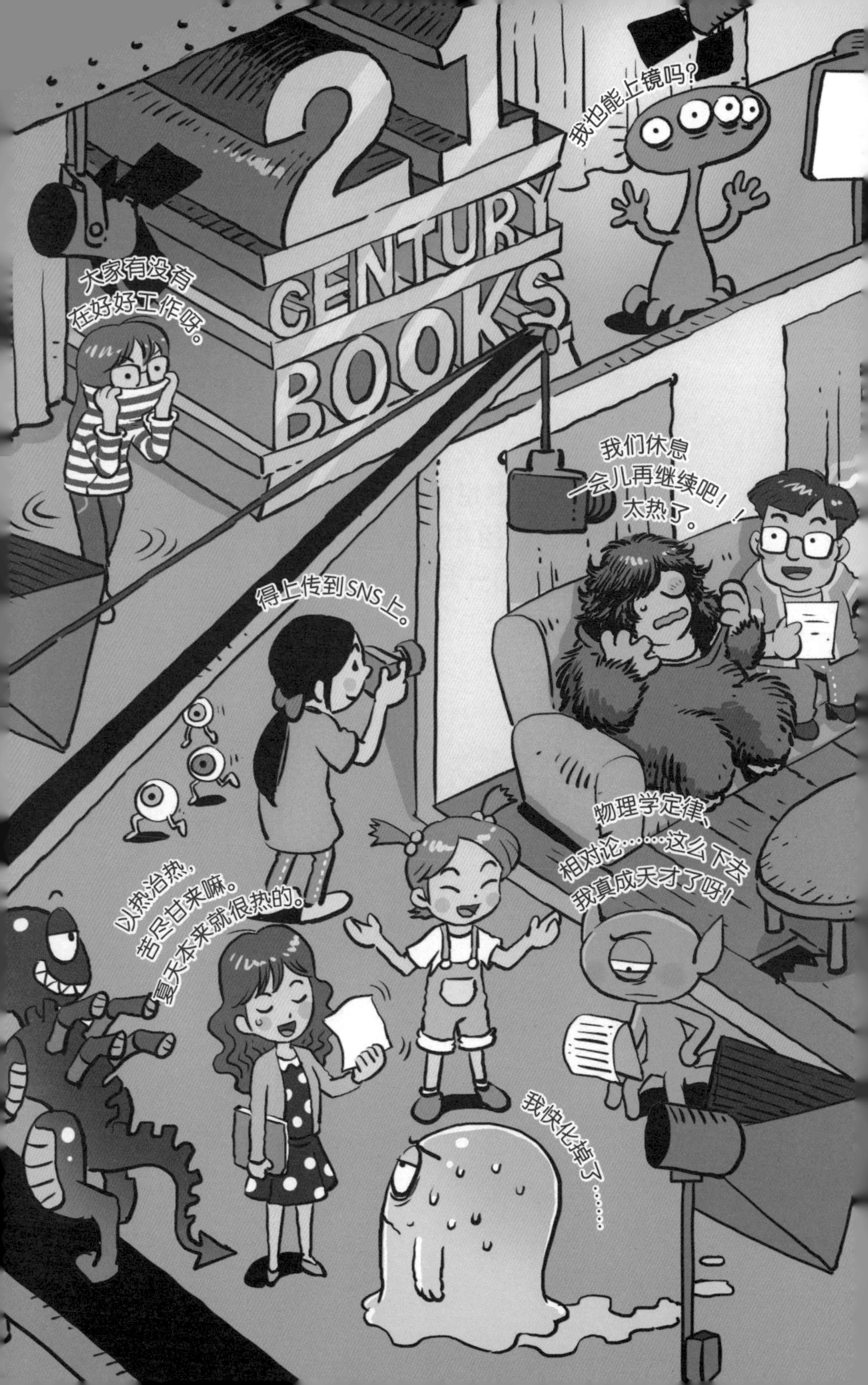
21
CENTURY
BOOKS
我也能上镜吗？
大家有没有
在好好工作呀。
我们休息
一会儿再继续吧！！
太热了。
得上传到SNS上。
物理学定律、
相对论……这么下去
我真成天才了呀！
以热治热，
苦尽甘来嘛。
夏天本来就很热的。
我快化掉了……

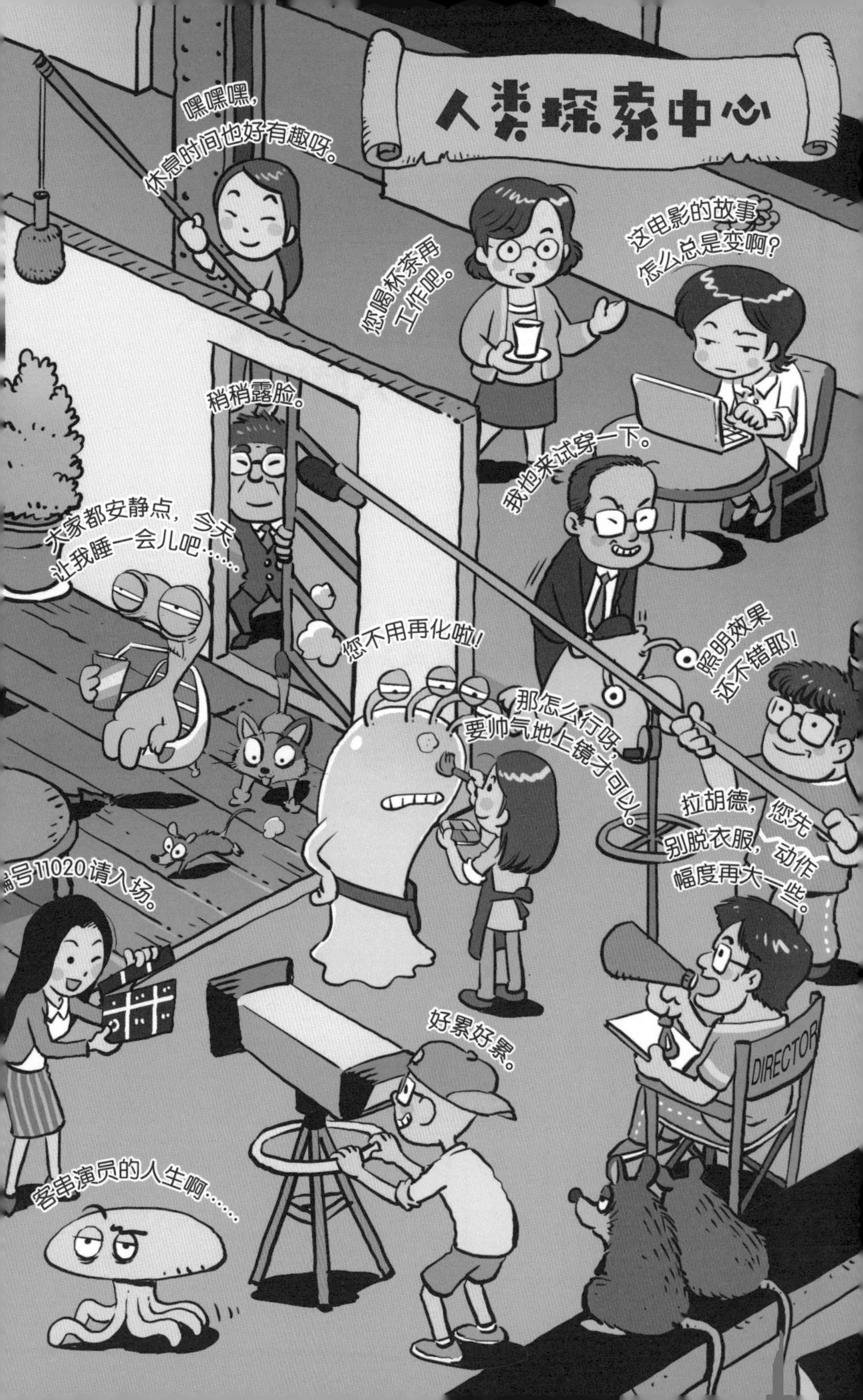
人类探索中心
嘿嘿嘿，
休息时间也好有趣呀。
您喝杯茶再
工作吧。
这电影的故事
怎么总是变啊？
稍稍露脸。
我也来试穿一下。
大家都安静点，今天
让我睡一会儿吧……
您不用再化啦！
照明效果
还不错耶！
那怎么行呀，
要帅气地上镜才可以。
拉胡德，您先
别脱衣服，动作
幅度再大一些。
编号11020请入场。
好累好累。
DIRECTOR
客串演员的人生啊……

# 越来越复杂的地球人
# 不要相信地球人的记忆！

成功潜入地球人当中的奥莱人，为了更像地球人，披着地球人外形衣，变身为地球人家庭，还会去学校上学上班。（自认为）无论是外貌上还是行动上，都表现得很完美。

然而他们周遭充斥着各种关于外星人的争论。

“虽然不知道是谁，但是我们小区里好像住着外星人。”

“妈呀，完蛋了！”

难道真实身份被发现了吗？为什么他们周围总能看到穿黑色西服的外星人追踪队呢？这么下去，地球人探索计划就无法正常进行了。最终，为了自由活动，他们决定进行“完美外星人计划”。

如今，奥莱人对于像地球人一样生活有了一定的自信。虽然天衣无缝地设计了“完美外星人计划”并开始实施，但好像都是在快要成功的时候就被地球人识破了。为了摆脱这种危急瞬间，

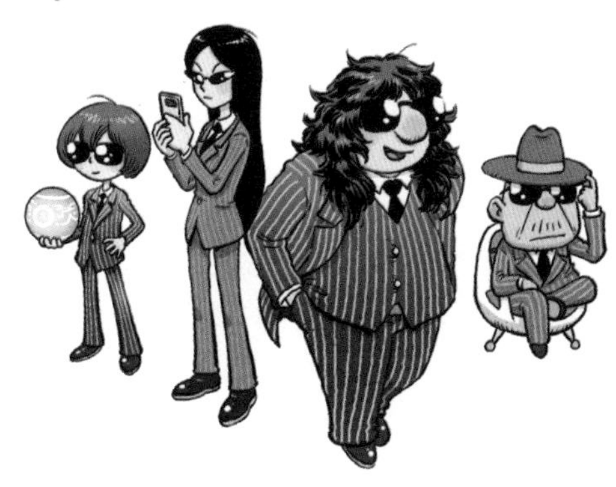

奥莱人又开始了另一项计划——“地球人记忆捏造”。

似乎没发生什么事的地球生活里实际上每时每刻都在发生事情，并且地球生活细腻且考究，这种想法不断地在理性的奥莱人脑海中来回荡漾。

“哎呀，哈拉哈拉不是丢了吗？怎么能忘记这个！难不成真的变成地球人了啊？”

奥莱人，打起精神！这么下去真要被发现了，而且与奥莱行星的通信也将被切断。受到大脑“玩笑”的影响而变得错综复杂的地球人记忆，还有跟着地球人变得疯疯癫癫的奥莱人，奥莱人侦察到的地球人“记忆篇”小故事即将展开……

## 图书在版编目（CIP）数据

大脑侦察团. 1，地球人的视觉奥秘 /（韩）郑在恩，（韩）李高恩著；（韩）金铉珉绘；（韩）郑在乘编；赵子媛译. — 北京 : 北京联合出版公司，2021.9

ISBN 978-7-5596-5359-8

Ⅰ. ①大… Ⅱ. ①郑… ②李… ③金… ④郑… ⑤赵… Ⅲ. ①脑科学—少儿读物 Ⅳ. ①R338.2-49

中国版本图书馆CIP数据核字（2021）第112962号

정재승의 인간탐구보고서 1권

Human Exploration Report vol.1



## 大脑侦察团1：地球人的视觉奥秘

作　　者：（韩）郑在恩　李高恩
编　　者：（韩）郑在乘
绘　　者：（韩）金铉珉
译　　者：赵子媛
出 品 人：赵红仕
出版监制：辛海峰　陈　江
责任编辑：郭佳佳
特约编辑：陈　曦
产品经理：卿兰霜
版权支持：张　婧
封面设计：人马艺术设计 · 储平
内文制作：任尚洁

---

北京联合出版公司出版
（北京市西城区德外大街83号楼9层　100088）
北京联合天畅文化传播公司发行
天津光之彩印刷有限公司印刷　新华书店经销
字数 80千字　880毫米 × 1230毫米　1/32　5.5印张
2021年9月第1版　2021年9月第1次印刷
ISBN 978-7-5596-5359-8
定价：42.00元

---


如发现图书质量问题，可联系调换。质量投诉电话：010-88843286/64258472-800

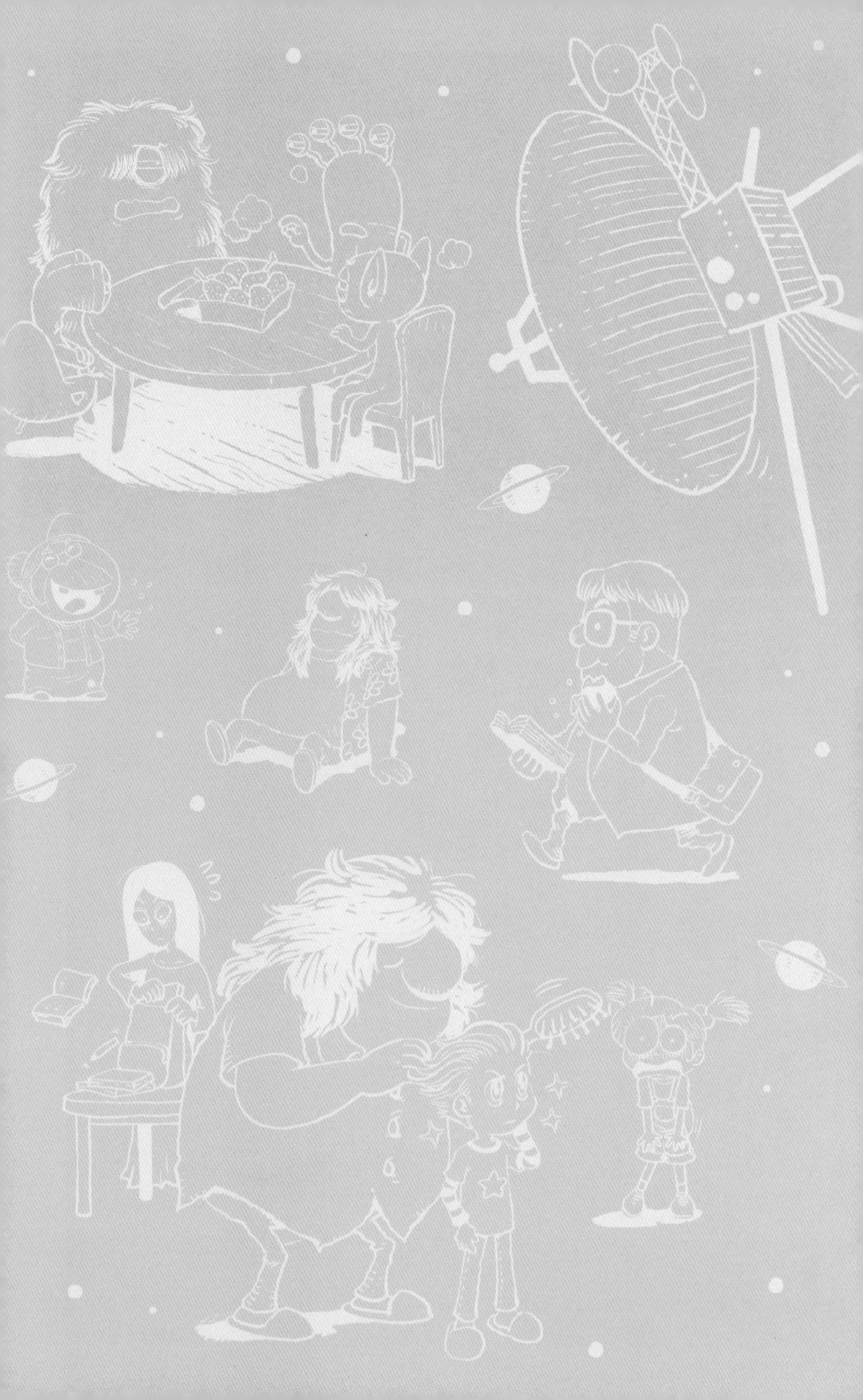